华北理工大学学术著作基金资助出版

基金支持：河北省科技厅课题（172777122）

新编呼吸系统疾病诊断与治疗

主　编　戈艳蕾　李　建　郑德松

副主编　刘聪辉　史宇平　付爱双

U0325536

天津出版传媒集团

天津科技翻译出版有限公司

图书在版编目（CIP）数据

新编呼吸系统疾病诊断与治疗 / 戈艳蕾, 李建, 郑
德松主编 . —天津 : 天津科技翻译出版有限公司 , 2018.6
（2024.4重印）

ISBN 978-7-5433-3855-5

Ⅰ . ①新… Ⅱ . ①戈… ②李… ③郑… Ⅲ . ①呼吸系
统疾病－诊疗 Ⅳ . ① R56

中国版本图书馆 CIP 数据核字（2018）第 134873 号

出　　　版：天津科技翻译出版有限公司
出　版　人：刘子嫒
地　　　址：天津市南开区白堤路 244 号
邮政编码：300192
电　　　话：022-87894896
传　　　真：022-87895650
网　　　址：www.tsttpc.com
印　　　刷：三河市华东印刷有限公司
发　　　行：全国新华书店
版本记录：787×1092　16 开本　15.25 印张　300 千字
　　　　　2018 年 6 月第 1 版　2024 年 4 月第 2 次印刷
　　　　　定价：95.00 元

（如有印装问题，可与出版社调换）

作 者 简 介

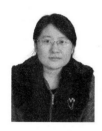

戈艳蕾，天津中医药大学博士生，主要研究方向：呼吸内科。自 2009 年北京大学第三医院研究生毕业后一直在呼吸内科工作，2013 年攻读博士。

专职从事呼吸内科疾病诊疗专业 8 年，并担任科研教学工作，有丰富的临床、教学经验，擅长呼吸系统及其相关疾病的诊疗，目前在核心期刊发表专业论文十余篇，获得河北省医学科技进步奖二等奖。

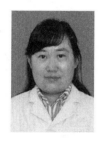

李建，华北理工大学附属医院超声科主治医师，自 2000 年大学本科毕业后一直从事超声专业工作，2015 年硕士研究生毕业。

专职从事超声诊断专业 11 年，并担任科研教学工作，有丰富的临床、教学经验，擅长腹部器官、浅表器官、妇产科、心脏及血管超声的诊治，目前在核心期刊发表专业论文十余篇，获得河北省医学科技进步奖二等奖两项。

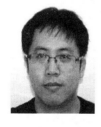

郑德松，毕业于湖南中医药大学针灸推拿学院，硕士研究生。主要研究方向：中医针灸推拿在疼痛及神经内科领域的应用。发表论文 5 篇，参与完成省、市级科研课题 4 项，并获市科技进步三等奖。

前　言

　　呼吸系统疾病是危害我国人民健康的常见病、多发病，是我国人群死亡率中的前 10 位病种之一。由于呼吸系统疾病种类繁多，临床表现不尽相同，临床医师在疾病诊断过程中难免会诊断不清，甚至诊断失误。近年来，临床医学取得了突飞猛进的发展，对呼吸系统疾病的认识和研究也上了一个新的台阶，新的诊疗技术和方法层出不穷，解决了许多以往无法克服的难题，为呼吸系统疾病的诊治提供了更多的选择。这就需要从事呼吸系统疾病的临床医务工作者不断学习、不断提高，才能适应这种挑战。为了更好地开展呼吸系统疾病诊断与治疗，提高呼吸系统疾病的临床医务工作者的诊断与治疗水平，提高呼吸系统疾病的诊断率与治愈率，编者在参考大量国内外文献资料的基础上，结合多年的临床工作经验，编写了这本《新编呼吸系统疾病诊治与治疗》。

　　全书共分为三章，详细介绍了常见疾病诊疗、超声诊断、中医诊疗等方面的内容。本书内容丰富、资料翔实、重点突出，同时又兼顾临床实用性，力求反映当前国内外有关呼吸系统诊断与治疗的最新进展，并着重阐述国内外最新公布的诊断标准。

　　但限于编者水平和知识的局限，书中难免存在不足，甚至错误，希望读者给予批评指正。

目　录

第一章 常见疾病诊疗

第一节 呼吸系统解剖与功能

呼吸系统由呼吸道、肺两部分组成。呼吸道包括鼻、咽、喉、气管和支气管等。呼吸系统在功能上与循环系统的关系密不可分。呼吸系统的两个主要功能即通气和换气，即为组织代谢提供氧气及排出代谢产生的二氧化碳。呼吸系统的次要功能包括嗅觉、发声、维持酸碱平衡、防御功能等。呼吸道以环状软骨下缘为界，通常分为上、下呼吸道两部分。

一、呼吸系统的解剖

（一）上呼吸道

上呼吸道由鼻、咽、喉构成，主要功能有引导空气至下呼吸道，保护下呼吸道免受外来异物的侵入，温暖、过滤和湿润吸入的空气等。

1. 鼻

鼻由外鼻、鼻腔和鼻窦三部分组成，既是呼吸道的起始部分，又是嗅觉器官。鼻腔位于硬腭上，由鼻中隔分为左右两部分。鼻腔侧壁有鼻甲的弯曲结构，具有鼻毛、富于血管和纤毛上皮的黏膜，起过滤、湿化、对吸入物加温的作用。在鼻腔的上方、上后方和两旁，由左右成对的鼻窦环绕，根据其所在颅骨又分为额窦、蝶窦、上颌窦和筛窦。

2. 咽

咽分为三部分，即鼻咽、口咽和喉咽，是消化道和呼吸道的共同通道。口咽位于软腭平面之上，会厌上缘的上方，前方直对口腔，软腭向下延续而形成舌腭弓及咽腭弓，扁桃体即位于两者之间的扁桃体窝内。

3. 喉

喉由许多软骨组合而成，连接咽部和气管，为呼吸要道和发音器官。成人喉部上界大约正对第4、5颈椎间盘，下界与第6颈椎体下缘附近齐平；小儿喉部位置较高。会厌软骨位于喉部之上，吞咽时，会厌封闭喉口，防止食物进入喉腔和气管内。

（二）下呼吸道

下呼吸道从气管开始，逐步分为主支气管、支气管、细支气管，直至肺泡，共分为24级。

气管和支气管在结构上都是由15～20个透明的C形软骨环做支架，内覆黏膜，外被结缔组织及平滑肌纤维，背面缺口部由平滑肌和纤维膜构成膜部，有伸缩性。气管切开一般在2～4软骨环处进行。气管上端起自环状软骨下缘，下至胸骨角平面（相当于第4、5胸椎），分为左、右主支气管，长11～13 cm。右支气管较左支气管短粗且走向陡直，异物易坠入右支气管，吸入性病变（如肺脓肿）也以右侧较多见，此外，行支气管镜检查或支气管插管也以右侧较容易。

左、右主支气管在肺门处分为叶支气管，左侧主支气管分为上、下叶支气管；右侧主支气管分为上、中、下叶支气管。依次又分为段支气管、细支气管、呼吸性细支气管。临床上将直径小于 2 mm 的细支气管称为小气道,该部分总截面积大,管壁无软骨支持,故具有气流阻力小、极易发生阻塞的特点,是呼吸系统患病的常见部位。

气管、支气管壁的黏膜均由假复层纤毛柱状上皮和无纤毛、分泌黏液的杯状细胞所组成。纤毛具有清除异物的重要作用,在病理情况下,如慢性气管炎或支气管炎,腺体过度分泌,纤毛不能有效摆动,黏液不能及时清除,易阻塞小气道而发生感染。

(三)肺

肺是呼吸系统进行气体交换的器官。

1. 肺的位置和结构

肺位于胸腔内,左、右两肺分居纵隔两侧、膈以上,肺大致呈圆锥形,具有肺尖、肺底、纵隔面、肋面,以及前、后、下三缘。脏层胸膜的斜裂深入肺组织将肺分为上、下两叶,右肺因水平裂而被分为上、中、下三叶。肺根为出入肺门诸结构的总称,包括支气管、血管(肺动脉、肺静脉及支气管动静脉)、淋巴管及神经等,由于肺的分叶、血管和支气管的不同,肺根的诸结构的位置有所不同,自上而下左肺根内依次为肺动脉、支气管与肺静脉;右肺根内为支气管、肺动脉与肺静脉。

肺泡是气体交换的场所,为多面型薄壁囊泡,总数为 3 亿~ 7.5 亿,总面积约 100 m²。肺泡上皮细胞包括 I 型细胞、II 型细胞。I 型细胞呈扁平型,占肺泡表面积 90% 以上;II 型细胞较少,分泌肺泡表面活性物质以降低肺泡表面张力,防止肺萎陷。成人患肺炎、肺血栓等疾病时,可因表面活性物质的减少而发生肺不张;新生儿也可因缺乏表面活性物质,发生肺不张和肺泡内表面透明膜形成,造成呼吸窘迫综合征,导致死亡。

2. 肺循环系统

肺由双重循环系统供血,一为肺循环,一为体循环。

(1)肺循环:为气体交换的功能性血管,主要由肺动脉干及其分支,毛细血管和肺静脉组成。肺泡毛细血管网非常丰富,整个肺约有 2800 亿根毛细血管段,总面积 60 ~ 100 m²,对气体交换十分有利。肺循环的压力约为体循环的 1/6,具有低压、低阻的特点。

(2)体循环:即体循环的支气管动、静脉,为气道和胸膜提供营养成分,起营养作用,包括支气管动、静脉等。支气管静脉与肺动脉、肺静脉之间存在交通支,某些疾病(如肝硬化)交通支开放增多,使患侧血流改善,得以代偿。

3. 肺神经

肺由迷走神经和交感神经支配。迷走神经影响着支气管平滑肌运动、肺血管舒张及黏液腺的活动;交感神经可影响支气管的扩张。

(四)胸膜及胸膜腔

胸膜分为脏层胸膜和壁层胸膜,两者汇合成一密闭的腔隙,即胸膜腔。胸膜腔内有少量浆液,具有润滑作用,呈负压状态,正常成人平静呼气末为 0.40 ~ 0.67 kPa(-5 ~ -3 cmH₂O),平静吸气末为 0.67 ~ 1.33 kPa(-10 ~ -5 cmH₂O)。

二、呼吸系统的功能

呼吸系统作为人体沟通外环境的重要器官,在维持机体新陈代谢和其他功能活动方面起着重要的作用。呼吸功能为呼吸系统的主要功能。呼吸过程由 3 个相互衔接并同时进行的环节来完成，即外呼吸 (包括肺通气和肺换气)、气体在血液中的运输及内呼吸。

(一) 呼吸功能

是肺的主要生理功能，为吸入外界的 O_2，排出血液内过剩的 CO_2。衡量呼吸功能的一个重要手段就是肺功能检查。临床上常规的检查项目主要是肺容量测定、肺通气功能测定和动脉血气分析。

1. 肺容量测定

肺容量测定包括潮气容积、补吸气容积、补呼气容积、残气容积、深吸气量、肺活量、功能残气量、肺总量 8 项指标；肺通气功能测定包括每分钟静息通气量、肺泡通气量、最大通气量、用力肺活量、呼气高峰流量等内容。

(1) 潮气容量 (VT)：指平静呼吸时，每次吸入或呼出的气量。

(2) 补吸气量 (IRV)：指平静吸气后再用力吸入的最大气量。

(3) 补呼气量 (ERV)：指平静呼气后再用力呼出的最大气量。

(4) 残气量 (RV)：为补呼气后，肺内不能呼出的残留气量。

(5) 深吸气量 (IC)：指平静呼气后能吸入的最大气量 (潮气量 + 补吸气量)。

(6) 肺活量 (VC)：最大吸气后能呼出的最大 (全部) 气量 (潮气量 + 补吸气量 + 补呼气量)。

(7) 功能残气量 (FRC)：指平静呼气后肺内所含气量 (补呼气量 + 残气量)。

(8) 肺总量 (TLC)：深吸气后肺内所含有的总气量 (肺活量 + 残气量)。

每个肺气量均由 2 个或 2 个以上的肺容积所组成，肺容积间彼此相互没有重叠。即：

深吸气量 = 补吸气容积 + 潮气容积

功能残气量 = 补呼气容积 + 残气容积

肺活量 = 补吸气容积 + 潮气容积 + 补呼气容积

肺总量 = 补吸气容积 + 潮气容积 + 补呼气容积 + 残气容积

2. 肺通气功能测定

肺通气是肺与外界环境之间的气体交换，通气动力来自呼吸肌的收缩、舒张引起胸廓的扩大和缩小，使气体有效地进入或排出肺泡。临床上常用以下指标来了解肺的通气功能。

(1) 每分通气量 (E)：是每分钟进或出肺的气体总量，为呼吸频率 (f) 与潮气量 (VT) 的乘积。MV 的降低表示呼吸次数或潮气量的减少。如 E > 10 L 为通气过度，< 3 L 为通气不足。

(2) 肺泡通气量 (VA)：是每分钟吸入肺泡进行气体交换的气量，又称有效通气量。

VA=(VT-VD)×f

VD 为生理无效腔，是解剖无效腔与肺泡无效腔之和。VA 能确切表明有效通气的增加或减少。当 VA 不足时，可产生低氧血症、高碳酸血症和呼吸性酸中毒；过度时，则产生低碳酸血症和呼吸性碱中毒。

(3) 最大通气量 (MVV)：为以最快速度和最大幅度的呼吸时所测的每分通气量。通常以 15 秒测值乘以 4 而得。MVV 一般可达 70 ～ 120 L，通过 MVH 和 MVV 可了解通气功能的贮备能力，以通气贮量百分比表示。

通气贮量百分比 =(最大通气量 − 每分通气量)÷ 最大通气量 ×100%

正常值为 ≥ 93%。MVV 减低常见于支气管哮喘、慢性阻塞性肺疾病、肺纤维化、肺水肿等疾病。

3. 气道通气功能

吸气状态下内径≤ 2 mm 的细支气管称小气道，小气道阻力在气道总阻力中仅占 20%。小气道功能损害常见于受大气污染、长期大量吸烟者，长期接触挥发性化学物质者，早期肺尘埃沉着病、细支气管病毒感染、哮喘缓解期、早期肺气肿、肺间质纤维化等患者。

4. 动脉血气分析

动脉血气分析是检测肺换气功能的重要项目，主要指标包括动脉血氧分压、动脉血二氧化碳分压、pH 值、标准碱、缓冲碱、剩余碱。根据上述指标可判断出有无缺氧及其程度，有无酸碱失衡及其失衡的类型、程度等，可为手术、麻醉、危重症的监护及抢救提供重要的依据。

5. 肺换气

指肺泡与血液之间的气体交换。气体交换是通过呼吸膜以弥散的方式进行的。呼吸膜由含肺泡表面活性物质的液体层、肺泡上皮细胞层、上皮基底膜、肺泡上皮和毛细血管膜之间很小的间隙、毛细血管的基膜和毛细血管内皮细胞层组成。

影响肺换气的主要因素为呼吸膜的面积和弥散功能；肺通气 / 血流比值；呼吸膜两侧的气体分压差。

(二) 呼吸系统的防御功能

呼吸系统是机体直接与外界持续进行物质交换，表面积最大的器官。为了防止有害物质的侵入，呼吸系统具有一套完善的防御机制：①吸入空气的调节和净化；②气道表面异物的排除；③反射性防御机制；④肺泡巨噬细胞在细支气管和肺泡的吞噬，可清除侵入肺泡的有害物质；⑤呼吸道分泌物中的中性粒细胞、免疫球蛋白、溶菌酶等对病毒和细菌的抑制及杀伤作用。

(三) 呼吸的调节

呼吸调节的目的在于为机体提供氧气、排出二氧化碳和稳定血液中的酸碱度。机体通过呼吸中枢、效应器和感受器来共同完成。

1. 中枢性调节

包括两个方面：一是受大脑皮层控制，调节随意的呼吸运动；二是受以脑干为主的神经结构控制，调节自主呼吸。基本呼吸节律产生于延髓，呼气和吸气两组神经元交替兴奋和抑制形成呼吸周期。

2. 反射性调节

为神经系统活动的一种方式，整个过程包括感受器、传入神经、中枢、传出神经和效应器等部分。

(1) 肺牵张反射：又称黑伯反射，是肺扩张或缩小引起的吸气抑制或兴奋的一种反射。属于一种负反馈调节机制，可使吸气不致过长，促使吸气动作向呼气转化，维持正常的呼吸节律。

(2) 呼吸肌本体感受性反射：肌梭是呼吸肌的本体感受器。当肌肉被拉长或肌肉两端固定而肌肉主动收缩时，感受器受刺激，反射性地引起受刺激肌梭所在肌肉的收缩，使呼吸道阻力增加，呼吸运动加强。

(3) 防御性呼吸反射：当异物突然进入气道黏膜受到机械刺激时，引起防御性呼吸反射，以清除激惹物，避免进入肺泡，如咳嗽反射、喷嚏反射、屏气反射、"J"感受器反射等。

3.化学性调节

化学因素对呼吸的调节也是一种呼吸的反射性调节，主要是动脉血或脑脊液中的 O_2、CO_2 和 H^+。机体通过呼吸调节血液中的 O_2、CO_2、H^+ 水平，动脉血中的 O_2、CO_2、H^+ 水平的变化又通过化学感受器调节着呼吸。根据感受器的不同将化学感受器分为中枢性和周围性两类。中枢化学感受器位于延髓的腹外侧浅表部位，对 CO_2 敏感。周围化学感受器有颈动脉体和主动脉体，动脉血中 PCO_2 增高、PCO_2 降低和 H^+ 增加都能不同程度地兴奋呼吸，增加通气量。CO_2 和 O_2 的调节是通过外周化学感受器来实现的。

（四）其他功能

随着越来越多的研究证实，肺不仅是一个气体交换的器官，还是一个具有多种代谢功能的内分泌器官。与肺代谢有关的主要细胞为肺泡Ⅰ型细胞、Ⅱ型细胞、内皮细胞、肺泡巨噬细胞、肥大细胞、Clara 细胞、纤毛细胞等。此外，呼吸系统还具有嗅觉和发声以及协调水与热平衡的功能。

（戈艳蕾 李建）

参考文献

[1] 戈艳蕾，李建，王红阳，等．维生素 D 治疗慢性阻塞性肺疾病急性加重期合并低钙血症患者疗效观察．中国老年学杂志．2014，34(08):2250-2251.

[2] 戈艳蕾，刘香玉，李建，等．丹红注射液及肝素雾化吸入治疗间质性肺炎疗效 [J]. 时珍国医国药．2013，24(7):1668-1669.

[3] 戈艳蕾，刘聪辉，曹书华，等．老年中重度慢性阻塞性肺病伴阻塞性睡眠呼吸暂停低参通气综合征患者认知障碍与相关因子水平 [J]. 中国老年学杂志．2014(19):5558-5559.

[4] 戈艳蕾，刘聪辉，崔紫阳，等．慢性阻塞性肺疾病合并阻塞性睡眠呼吸暂停综合征患者血清 Caspase-3 和 Caspase-9 水平与认知功能障碍的相关性研究 [J]. 中国现代医学杂志．2016，26(11):77-80.

[5] 戈艳蕾，李建，王红阳，等．乌司他丁联合大剂量氨溴索治疗重症肺炎疗效观察 [J]. 临床肺科杂志．2013，18(1):63-64.

[6] 李建，戈艳蕾，贾金红，等．γ-干扰素联合肝素治疗 IPF 的疗效观察 [J]. 河北医药．2013，35(9):1378-1378.

第二节　急性上呼吸道感染

急性上呼吸道感染简称上感，为外鼻孔至环状软骨下缘包括鼻腔、咽或喉部急性炎症的总称。主要病原体是病毒，少数是细菌。发病不分年龄、性别、职业和地区，免疫功能低下者易感。通常病情较轻、病程短、可自愈，预后良好。但由于发病率高，不仅可影响工作和生活，有时还可伴有严重并发症，并有一定的传染性，应积极防治。

一、病因和发病机制

（一）病因

1. 病毒

70%～80%的患者由病毒感染所致，常见的有鼻病毒、腺病毒、流感和副流感病毒，以及呼吸道合胞病毒、埃可病毒、柯萨奇病毒、麻疹病毒等。

2. 细菌

细菌感染占本病的20%～30%，其中以溶血性链球菌最多见，其次为流感嗜血杆菌、肺炎球菌、葡萄球菌等，偶可见到革兰阴性杆菌感染。

（二）诱因

各种能引起全身或呼吸道局部防御功能下降的因素，如受凉、淋雨、睡眠不足、过度劳累或紧张等均可诱发本病。

（三）发病机制

当机体或呼吸道局部防御功能降低时，原存于上呼吸道或从外界入侵的病毒和细菌即可迅速繁殖，引起本病的发生。其中尤其以年老体弱者、儿童及原有呼吸道疾患者更易患本病。

（四）流行病学特点

本病全年均可发病，但以冬、春季多发。多数为散发性，有时在气候突变时可造成局部或较大范围的流行。本病主要通过含有病毒的飞沫进行传播，也可因接触被病毒污染的手及用具被传染。由于病毒的表面抗原易发生变异，产生新的亚型，且不同亚型之间无交叉免疫，所以感染后不产生免疫力，同一患者可在一年内多次罹患本病，而且常在10年左右发生一次较大范围的流行。

二、病理

鼻腔、咽腔黏膜充血、水肿，有较多浆液性及黏液性炎性渗出，上皮细胞破坏，少量单核细胞浸润。合并细菌感染后，有中性粒细胞浸润及脓性分泌物。

三、临床表现

按病因和受感染部位及程度的不同，可分为以下几种类型。

（一）普通感冒

普通感冒(common cold)俗称"伤风"，以鼻咽部炎症为主要表现，多由鼻病毒感染所致，亦可因副流感病毒、呼吸道合胞病毒、埃可病毒等引起。起病急，早期有鼻咽部干、痒、烧灼感，可有喷嚏、鼻塞、流清水样鼻涕等症状；2～3天后鼻涕变稠，同时常伴有咽痛，部分患者可有流泪、听力减退、味觉迟钝、咳嗽、声音嘶哑等表现。一般病程5～7天，全身症状常较轻，可有低热、轻度畏寒及头痛。体检可发现鼻黏膜充血、水肿，有炎性分泌物、咽部轻度充血等。

（二）病毒性咽炎和喉炎

1. 急性病毒性咽炎

多由鼻病毒、腺病毒、流感病毒、副流感病毒等感染所致，亦可在病毒感染的基础上继发细菌感染。以咽部发痒、烧、灼感和疼痛为主要表现。体检可见咽部充血、水肿、淋巴滤泡增生，少数患者有颌下淋巴结肿大并伴触痛。合并急性病毒性咽鼓管炎症时，可出现暂时性听力减退。流感病毒和腺病毒感染时，可有发热、乏力，咽部明显充血、水肿，颌下淋巴结肿痛；

腺病毒感染时，常合并眼结膜炎；链球菌感染时，多有吞咽疼痛。

2. 急性病毒性喉炎

常由鼻病毒、甲型流感病毒、副流感病毒等感染所致。临床上以声音嘶哑、发音困难、咽痛、咳嗽和发热为主要表现。体检可见喉部水肿、充血，局部淋巴结肿大及压痛，部分患者可有喘鸣音。

（三）咽结膜热

多由腺病毒和柯萨奇病毒感染引起。临床上主要表现为咽痛、畏光、流泪、发热等。体检可见咽部及眼结膜明显充血。多发于夏季，常见于儿童，易在游泳者中传播。病程 4 ～ 6 天。

（四）疱疹性咽峡炎

多由 A 型柯萨奇病毒感染所致。临床上主要表现为发热及显著咽痛。体检可见咽部充血，软腭、腭垂、咽及扁桃体表面有灰白色疱疹和浅表溃疡，周围绕以红晕。多发于夏季，常见于儿童，偶可见于成年人。

（五）急性咽 - 扁桃体炎

主要由溶血性链球菌感染所致，亦可因流感嗜血杆菌、肺炎球菌及葡萄球菌等引起。临床上主要表现为急性起病、畏寒、发热（体温可高达 39℃ 以上），明显咽痛、吞咽困难等。体检可见咽部明显充血，扁桃体充血、肿大、表面有脓血性分泌物，颌下淋巴结肿大伴压痛，肺部检查无异常。

四、并发症

本病如治疗不及时，易于并发急性鼻窦炎、中耳炎、气管 - 支气管炎或肺炎。部分患者尚可并发风湿病、肾小球肾炎、病毒性心肌炎等严重并发症。

五、实验室检查和其他检查

（一）血液检查

病毒感染时白细胞计数可正常或稍偏低，淋巴细胞比例偏高；细菌性感染时白细胞总数及中性粒细胞比例增多，并有核左移现象。

（二）病原学检查

必要时，可用免疫荧光法、酶联免疫吸附检测法、血清学诊断方法或病毒分离和鉴定方法确定病毒的类型；细菌培养和药物敏感试验，有助于细菌感染的诊断和治疗。

（三）X 线检查

急性病毒性支气管炎患者胸部 X 线表现为两肺纹理增粗、增多，但无肺部浸润阴影。

六、诊断和鉴别诊断

（一）诊断

根据病史、疾病流行情况、鼻咽部的症状及体征，结合周围血常规及胸部 X 线检查可做出临床诊断。必要时进行细菌培养和病毒分离，或病毒血清学检查等，可确定病因诊断。

（二）鉴别诊断

1. 过敏性鼻炎

起病急骤、鼻腔发痒、喷嚏频繁、流清水样鼻涕，发作与环境或气温突变有关，部分患者异常气味亦可引起发作，历时数分钟到一两个小时。体检可见，鼻黏膜苍白、水肿，鼻分泌物涂片可见嗜酸性粒细胞增多。

2. 流行性感冒

常有明显的流行性，起病急，全身症状重，高热、全身肌肉酸痛，眼结膜炎症状突出，但鼻咽部症状较轻。取患者鼻洗液中黏膜上皮细胞的涂片标本，用荧光标记的流感病毒免疫血清进行染色，在荧光显微镜下检查，有助于早期诊断，行病毒分离或血清学诊断可供鉴别。

七、治疗

对本病的治疗目前尚无特效方法。临床上以对症处理和支持疗法为主，对部分感染病因明确者应用抗感染治疗。

（一）一般治疗

嘱患者多休息、多饮水，注意防寒保暖。保持室内空气流通，有条件时，可做空气消毒。

（二）对症治疗

对发热明显患者可用退热药物如百服宁、吲哚美辛等。对鼻塞等症状突出者可用麻黄素滴鼻，或服用康泰克、感冒通等药物。咽痛者可选用草珊瑚含片、金嗓子、西瓜霜含片等药物。

（三）抗感染治疗

早期应用抗病毒药有一定疗效。利巴韦林为广谱抗病毒药，对流感和副流感病毒以及呼吸道合胞病毒有较强的抑制作用；奥司他韦对甲、乙型流感病毒神经氨酸酶有强效抑制作用；也可选用金刚烷胺、吗啉胍及清热解毒液等抗病毒药物。对细菌感染者可根据患者具体情况选用青霉素、第一代头孢菌素类、大环内酯类或氟喹诺酮等。

（四）中医中药治疗

本病在中医学中称为伤风，分为风寒型和风热型。风寒型主要表现为畏寒、鼻涕清稀、舌苔薄白、脉搏浮或紧，可用麻黄桂枝汤等治疗，以辛温解表、祛风散寒为主；风热型主要表现为鼻涕黄稠、喜寒怕热、舌苔厚、脉搏浮数洪大，可选用银翘解毒片、桑菊感冒片等口服，以清凉解表、祛风清热为主。

八、预后

本病大部分病程短，能彻底痊愈，预后良好。少数患者可因并发风湿热、病毒性心肌炎、肾小球疾病等并发症而严重影响健康。

九、预防

对本病的预防以锻炼身体、增强体质为主。注意保持环境卫生和个人卫生。在流行季节尽量避免到公共场所（尤其是孕妇、婴幼儿、年老体弱者及其他易感者等）。在天气转冷时要注意保暖，平时注意劳逸结合，尽量避免诱因。对已患有本病的患者应注意隔离，避免传染。

（戈艳蕾　李建）

参考文献

[1] 戈艳蕾，李建，王红阳，等 . 维生素 D 治疗慢性阻塞性肺疾病急性加重期合并低钙血症患者疗效观察 . 中国老年学杂志 .2014，34(08):2250-2251.

[2] 戈艳蕾，刘香玉，李建，等 . 丹红注射液及肝素雾化吸入治疗间质性肺炎疗效 [J]. 时珍国医国药 .2013，24(7):1668-1669.

[3] 戈艳蕾，刘聪辉，曹书华，等 . 老年中重度慢性阻塞性肺病伴阻塞性睡眠呼吸暂停低参通气综合征患者认知障碍与相关因子水平 [J]. 中国老年学杂志 .2014(19):5558-5559.

[4] 戈艳蕾，刘聪辉，崔紫阳，等 . 慢性阻塞性肺疾病合并阻塞性睡眠呼吸暂停综合征患者血清 Caspase-3 和 Caspase-9 水平与认知功能障碍的相关性研究 [J]. 中国现代医学杂志 .2016，26(11):77-80.

[5] 戈艳蕾，李建，王红阳，等 . 乌司他丁联合大剂量氨溴索治疗重症肺炎疗效观察 [J]. 临床肺科杂志 .2013，18(1):63-64.

[6] 李建，戈艳蕾，王红阳 . 唐山地区老年患者超声心动图拟诊肺动脉高压现患率调查 [J]. 临床肺科杂志 .2013，18(8):1523-1523.

第三节 急性气管 – 支气管炎

急性气管 - 支气管炎 (acute trachea bronchitis) 是指发生在气管、支气管黏膜及其周围组织的急性炎症。该病是呼吸系统的常见疾病，可由感染、理化因素、过敏性因素引起。在寒冷季节或气候突变时高发，多由上呼吸道感染蔓延而来。临床上主要表现为咳嗽、咳痰等症状。

一、病因和发病机制

（一）微生物

病原体与上呼吸道感染类似。病毒常为腺病毒、流感病毒（甲、乙型）、冠状病毒、鼻病毒、单纯疱疹病毒、呼吸道合胞病毒和副流感病毒。细菌常为流感嗜血杆菌、肺炎链球菌、卡他莫拉菌等。近年来衣原体和支原体感染明显增加，在病毒感染的基础上继发细菌感染亦较多见。

（二）理化因素

冷空气、粉尘、刺激性气体或烟雾（如二氧化硫、二氧化氮、氨气、氯气等）吸入，可刺激气管 - 支气管黏膜引起急性损伤和炎症反应。

（三）过敏反应

机体对吸入性致敏原如花粉、有机粉尘、真菌孢了、动物毛皮及排泄物等过敏，或对细菌、蛋白质过敏。钩虫、蛔虫的幼虫在肺内移行也可引起气管 - 支气管急性炎症反应。

二、病理

气管、支气管黏膜充血水肿，淋巴细胞和中性粒细胞浸润，同时可伴纤毛上皮细胞损伤、脱落和黏液腺体肥大增生。合并细菌感染时，分泌物呈脓性。

三、临床表现

（一）症状

通常起病较急，全身症状较轻，可有发热。初为干咳或少量黏液痰，随后痰量增多，咳嗽加剧，偶伴痰中带血。咳嗽、咳痰可延续 2 ～ 3 周，如迁延不愈，可演变成慢性支气管炎。伴支气管痉挛时，可出现程度不等的胸闷气促。

（二）体征

可无明显阳性表现，或在两肺闻及散在干、湿性啰音，部位不固定，咳嗽后可减少或消失。

四、实验室检查和其他检查

（一）血液检查

周围血中白细胞计数和分类多无明显变化。细菌感染者病情较重时，白细胞总数和中性粒细胞明显增高，核左移。

（二）痰液检查

痰液涂片或培养可以发现致病菌，病毒分离有助于病毒感染的诊断。

（三）X 线检查

胸部 X 线仅有少数患者可见肺纹理增粗，炎症控制后，即可恢复正常。

五、诊断和鉴别诊断

（一）诊断

依据急性病史，咳嗽、咳痰等呼吸道症状，肺部检查呼吸音增粗、双下肺干湿性啰音等体征，结合血液检查、X 线检查即可做出临床诊断，同时可以进行病毒、细菌检查，以确定病因诊断。

（二）鉴别诊断

1. 急性上呼吸道感染病程短，常在 1 周左右痊愈，多无咳嗽、咳痰，肺部检查亦无异常体征。以鼻咽部症状为主。

2. 流行性感冒多有流行病史，起病急、发热较高，全身中毒症状如头痛、乏力、全身酸痛等明显，呼吸道症状较轻，依据病毒分离及血清学检查可以鉴别。

六、治疗

治疗原则以抗感染、祛痰止咳、对症治疗为主。

（一）一般治疗

嘱患者注意保暖，适当休息、多饮水，保持室内空气流通，有条件者可做空气消毒。

（二）抗感染

有细菌感染证据者，应及时给予抗菌药物控制感染。一般首选青霉素类、大环内酯类、氟喹诺酮类，必要时亦可应用第一代头孢菌素。常为口服或注射，病情严重时，也可以静脉滴注。

（三）对症治疗

1. 镇咳

对于干咳患者可用氢溴酸右美沙芬、苯丙哌林或可待因等镇咳剂。但对于有痰患者则不宜给予可待因等强力镇咳药物，以免影响痰液排除。可给予祛痰止咳药物，如复方甘草合剂等。

2. 祛痰

可选用复方氯化铵合剂、溴己新（必嗽平）等祛痰药物，也可用雾化吸入以辅助祛痰。亦可选用鲜竹沥等中成药以达祛痰目的。

3. 解痉、抗过敏

对于因过敏反应所致的支气管痉挛的患者，可给予解痉平喘及抗过敏药物，如氨茶碱、β_2 受体激动剂（如沙丁胺醇）和氯苯那敏（扑尔敏）等。

4. 其他

如发热可用解热镇痛剂等。

七、预后

本病患者多数预后良好，少数可因治疗延误或不当、反复发作等原因致使病情迁延，发展为慢性支气管炎。

八、预防

改善劳动卫生环境，防止空气污染；避免受凉、过度劳累，防止上呼吸道感染；避免吸入环境中的过敏原等，可预防本病的发生。进行适当的体育锻炼，增强体质，提高呼吸道局部的抵抗力可减少本病的发生。

（戈艳蕾 李建）

参考文献

[1] 戈艳蕾，李建，王红阳，等. 维生素 D 治疗慢性阻塞性肺疾病急性加重期合并低钙血症患者疗效观察. 中国老年学杂志 .2014，34(08):2250-2251.

[2] 戈艳蕾，刘香玉，李建，等. 丹红注射液及肝素雾化吸入治疗间质性肺炎疗效 [J]. 时珍国医国药，2013，24(7):1668-1669.

[3] 戈艳蕾，刘聪辉，曹书华，等. 老年中重度慢性阻塞性肺病伴阻塞性睡眠呼吸暂停低参通气综合征患者认知障碍与相关因子水平 [J]. 中国老年学杂志 .2014(19):5558-5559.

[4] 戈艳蕾，刘聪辉，崔紫阳，等. 慢性阻塞性肺疾病合并阻塞性睡眠呼吸暂停综合征患者血清 Caspase-3 和 Caspase-9 水平与认知功能障碍的相关性研究 [J]. 中国现代医学杂志 .2016，26(11):77-80.

[5] 李建，戈艳蕾，贾金红，等. γ - 干扰素联合肝素治疗 IPF 的疗效观察 [J]. 河北医药，2013，35(9):1378-1378.

第四节 重症哮喘

支气管哮喘 (简称哮喘) 是常见的慢性呼吸道疾病之一，近年来其患病率在全球范围内有逐年增加的趋势，参照全球哮喘防治创议 (GINA) 和我国 2008 年版支气管哮喘防治指南，将定义重新修订为哮喘是由多种细胞包括气道的炎性细胞和结构细胞 (如嗜酸性粒细胞、肥大细胞、T 淋巴细胞、中性粒细胞、平滑肌细胞、气道上皮细胞等) 和细胞组分参与的气道慢性炎症性疾病。这种慢性炎症导致气道高反应性，通常出现广泛多变的可逆性气流受限，并引起反复发作性的喘息、气急、胸闷或咳嗽等症状，常在夜间和 (或) 清晨发作、加剧，多数患者可自行缓解或经治疗缓解。如果哮喘急性发作，虽经积极吸入糖皮质激素 ($\leqslant 1000\,\mu g/d$) 和应用长效 β_2- 受体激动药或茶碱类药物治疗数小时，病情不缓解或继续恶化；或哮喘呈暴发性发作，哮喘发作后短时间内即进入危重状态，则称为重症哮喘。如病情不能得到有效控制，可迅速发展为呼吸衰竭而危及生命，故需住院治疗。

一、病因和发病机制

（一）病因

哮喘的病因还不十分清楚，目前认为同时受遗传因素和环境因素的双重影响。

（二）发病机制

哮喘的发病机制不完全清楚，可能是免疫-炎症反应，神经机制和气道高反应性及其之间的相互作用。重症哮喘目前已经基本明确的发病因素主要有以下几种。

1. 诱发因素的持续存在

诱发因素的持续存在使机体持续地产生抗原-抗体反应，发生气道炎症、气道高反应性和支气管痉挛，在此基础上，支气管黏膜充血水肿、大量黏液分泌并形成黏液栓，阻塞气道。

2. 呼吸道感染

细菌、病毒及支原体等的感染可引起支气管黏膜充血肿胀及分泌物增加，加重气道阻塞；某些微生物及其代谢产物还可以作为抗原引起免疫-炎症反应，使气道高反应性加重。

3. 糖皮质激素使用不当

长期使用糖皮质激素常常伴有下丘脑-垂体-肾上腺皮质轴功能抑制，突然减量或停用，可造成体内糖皮质激素水平的突然降低，造成哮喘的恶化。

4. 脱水、痰液黏稠、电解质紊乱

哮喘急性发作时，呼吸道丢失水分增加、多汗造成机体脱水，痰液黏稠不易咳出而阻塞大小气道，加重呼吸困难，同时由于低氧血症可使无氧酵解增加，酸性代谢产物增加，合并代谢性酸中毒，使病情进一步加重。

5. 精神心理因素

许多学者提出心理社会因素通过对中枢神经、内分泌和免疫系统的作用而导致哮喘发作，是使支气管哮喘发病率和死亡率升高的一个重要因素。

二、病理生理

重症哮喘的支气管黏膜充血水肿、分泌物增多，甚至形成黏液栓以及气道平滑肌的痉挛导致呼吸道阻力在吸气和呼气时均明显升高，小气道阻塞，肺泡过度充气，肺内残气量增加，加重吸气肌肉的负荷，降低肺的顺应性，内源性呼气末正压 (PEEPi) 增大，导致吸气功耗增大。小气道阻塞，肺泡过度充气，相应区域毛细血管的灌注减低，引起肺泡通气/血流 (V/Q) 比例的失调，患者常出现低氧血症，多数患者表现为过度通气，通常 $PaCO_2$ 降低，若 $PaCO_2$ 正常或升高，应警惕呼吸衰竭的可能性或是否已经发生了呼吸衰竭。重症哮喘患者，若气道阻塞不迅速解除，潮气量将进行性下降，最终将会发生呼吸衰竭。哮喘发作持续不缓解，也可能出现血液循环的紊乱。

三、临床表现

1. 症状

重症哮喘患者常出现极度严重的呼气性呼吸困难、被迫采取坐位或端坐呼吸，干咳或咳大量白色泡沫痰，不能讲话、紧张、焦虑、恐惧、大汗淋漓。

2. 体征

患者常出现呼吸浅快，呼吸频率 > 30/min，可有三凹征，呼气期两肺满布哮鸣音，也可哮鸣音不出现，即所谓的"寂静胸"，心率增快（ > 120/min)，可有血压下降，部分患者出现奇脉、胸腹反常运动、意识障碍，甚至昏迷。

四、实验室检查和其他检查

1. 痰液检查

哮喘患者痰涂片显微镜下可见到较多嗜酸性粒细胞、脱落的上皮细胞。

2. 呼吸功能检查

哮喘发作时，呼气流速指标均显著下降，第 1 秒钟用力呼气容积 (FEV$_1$)、第 1 秒钟用力呼气容积占用力肺活量比值 (FEV$_1$/FVC%，即 1 秒率) 以及呼气峰值流速 (PEF) 均减少。肺容量指标可见用力肺活量减少、残气量增加、功能残气量和肺总量增加，残气占肺总量百分比增高。大多数成人哮喘患者呼气峰值流速 < 50% 预计值则提示重症发作，呼气峰值流速 < 33% 预计值提示危重或致命性发作，需做血气分析检查以监测病情。

3. 血气分析

由于气道阻塞且通气分布不均，通气 / 血流比例失衡，大多数重症哮喘患者有低氧血症，PaO$_2$ < 8.0 kPa(60 mmHg)，少数患者 PaO$_2$ < 6.0 kPa(45 mmHg)，过度通气可使 PaCO$_2$ 降低，pH 值上升，表现为呼吸性碱中毒；若病情进一步发展，气道阻塞严重，可有缺氧及 CO$_2$ 潴留，PaCO$_2$ 上升，血 pH 值下降，出现呼吸性酸中毒；若缺氧明显，可合并代谢性酸中毒。PaCO$_2$ 正常往往是哮喘恶化的指标，高碳酸血症是哮喘危重的表现，需给予足够的重视。

4. 胸部 X 线检查

早期哮喘发作时可见两肺透亮度增强，呈过度充气状态。并发呼吸道感染时，可见肺纹理增加及炎性浸润阴影。重症哮喘要注意气胸、纵隔气肿及肺不张等并发症的存在。

5. 心电图检查

重症哮喘患者心电图常表现为窦性心动过速、电轴右偏，偶见肺性 P 波。

五、诊断

1. 哮喘的诊断标准

(1) 反复发作喘息、气急、胸闷或咳嗽，多与接触变应原、冷空气、物理、化学性刺激以及病毒性上呼吸道感染、运动等有关。

(2) 发作时双肺可闻及散在或弥漫性、以呼气相为主的哮鸣音，呼气相延长。

(3) 上述症状和体征可经治疗缓解或自行缓解。

(4) 除外其他疾病所引起的喘息、气急、胸闷和咳嗽。

(5) 临床表现不典型者 (如无明显喘息或体征)，应至少具备以下 1 项试验阳性：①支气管激发试验或运动激发试验阳性；②支气管舒张试验阳性，第 1 秒用呼气容积增加 ≥ 12%，且第 1 秒用呼气容积增加绝对值 ≥ 200 mL；③呼气峰值流速日内 (或 2 周) 变异率 ≥ 20%。符合 (1) ~ (4) 条或 (4) ~ (5) 条者，可以诊断为哮喘。

2. 哮喘的分期及分级

根据临床表现哮喘可分为急性发作期、慢性持续期和临床缓解期。急性发作是指喘息、气促、咳嗽、胸闷等症状突然发生，或原有症状急剧加重，常有呼吸困难，以呼气流量降低为其特征，常因接触变应原、刺激物或呼吸道感染诱发。

六、鉴别诊断

1. 左侧心力衰竭引起的喘息样呼吸困难

(1) 患者多有高血压、冠状动脉粥样硬化性心脏病、风湿性心脏病和二尖瓣狭窄等病史和体征。

(2) 阵发性咳嗽，咳大量粉红色泡沫痰，两肺可闻及广泛的湿啰音和哮鸣音，左心界扩大，心率增快，心尖部可闻及奔马律。

(3) 胸部 X 线及心电图检查符合左心病变。

(4) 鉴别困难时，可雾化吸入 β_2 受体激动药或静脉注射氨茶碱缓解症状后，进一步检查，忌用肾上腺素或吗啡，以免造成危险。

2. 慢性阻塞性肺疾病

(1) 中老年人多见，起病缓慢、病程较长，多有长期吸烟或接触有害气体的病史。

(2) 慢性咳嗽、咳痰，晨间咳嗽明显，气短或呼吸困难逐渐加重。有肺气肿体征，两肺可闻及湿啰音。

(3) 慢性阻塞性肺疾病急性加重期和哮喘区分有时十分困难，用支气管扩张药和口服或吸入激素做治疗性试验可能有所帮助。慢性阻塞性肺疾病也可与哮喘合并同时存在。

3. 上气道阻塞

(1) 呼吸道异物者有异物吸入史。

(2) 中央型支气管肺癌、气管支气管结核、复发性多软骨炎等气道疾病，多有相应的临床病史。

(3) 上气道阻塞一般出现吸气性呼吸困难。

(4) 胸部 X 线片、CT、痰液细胞学或支气管镜检查有助于诊断。

(5) 平喘药物治疗效果不佳。

此外，应和变态反应性肺浸润、自发性气胸等相鉴别。

七、急诊处理

哮喘急性发作的治疗取决于发作的严重程度以及对治疗的反应。对于具有哮喘相关死亡高危因素的患者，应给予高度重视。高危患者包括：①曾经有过气管插管和机械通气的濒于致死性哮喘的病史；②在过去 1 年中因为哮喘而住院或看急诊；③正在使用或最近刚刚停用口服糖皮质激素；④目前未使用吸入糖皮质激素；⑤过分依赖速效 β_2 受体激动药，特别是每月使用沙丁胺醇（或等效药物）超过 1 支的患者；⑥有心理疾病或社会心理问题，包括使用镇静药；⑦有对哮喘治疗不依从的历史。

（一）轻度和部分中度急性发作哮喘患者可在家庭中或社区中治疗

治疗措施主要为重复吸入速效 β_2 受体激动药，在第 1 小时每次吸入沙丁胺醇 100～200 μg 或特布他林 250～500 μg，必要时每 20 分钟重复 1 次，随后根据治疗反应，轻度调整为 3～4 小时再用 2～4 喷，中度 1～2 小时用 6～10 喷。如果对吸入性 β_2 受体激动药反应良好（呼吸困难显著缓解，呼气峰值流速占预计值＞80% 或个人最佳值，且疗效维持 3～4 小时），通常不需要使用其他药物。如果治疗反应不完全，尤其是在控制性治疗的基础上发生的急性发作，应尽早口服糖皮质激素（泼尼松龙 0.5 ~ 1 mg/kg 或等效剂量的其他激素），必要时到医院就诊。

（二）部分中度和所有重度急性发作均应到急诊室或医院治疗

1. 联合雾化吸入 β_2 受体激动药和抗胆碱能药物

β_2 受体激动药通过对气道平滑肌和肥大细胞等细胞膜表面的 β_2 受体的作用，舒张气道平滑肌、减少肥大细胞脱颗粒和介质的释放等，缓解哮喘症状。重症哮喘时应重复使用速效 β_2 受体激动药，推荐初始治疗时连续雾化给药，随后根据需要间断给药 (6/d)。雾化吸入抗胆碱药物，如溴化异丙托品（常用剂量为 50 ~ 125 μg，3 ~ 4/d）、溴化氧托品等可阻断节后迷走神经传出支，通过降低迷走神经张力而舒张支气管，与 β_2 受体激动药联合使用具有协同、互补作用，能够取得更好的支气管舒张作用。

2. 静脉使用糖皮质激素

糖皮质激素是最有效的控制气道炎症的药物，重度哮喘发作时应尽早静脉使用糖皮质激素，特别是对吸入速效 β_2 受体激动药初始治疗反应不完全或疗效不能维持者。如静脉及时给予琥珀酸氢化可的松（400 ~ 1000 mg/d）或甲泼尼龙（80 ~ 160 mg/d），分次给药，待病情得到控制和缓解后，改为口服给药（如静脉使用激素 2 ~ 3 天，继之以口服激素 3 ~ 5 天），静脉给药和口服给药的序贯疗法有可能减少激素用量和副作用。

3. 静脉使用茶碱类药物

茶碱具有舒张支气管平滑肌作用，并具有强心、利尿、扩张冠状动脉、兴奋呼吸中枢和呼吸肌等作用。临床上在治疗重症哮喘时静脉使用茶碱作为症状缓解药，静脉注射氨茶碱 [首次剂量为 4 ~ 6 mg/kg，注射速度不宜超过 0.25 mg/(kg·min)，静脉滴注维持剂量为 0.6 ~ 0.8 mg/(kg·h)]，茶碱可引起心律失常、血压下降，甚至死亡，其有效、安全的血药浓度范围应在 6 ~ 15 μg/mL，在有条件的情况下应监测其血药浓度，及时调整浓度和滴速。发热、妊娠，抗结核治疗可以降低茶碱的血药浓度；而肝疾患、充血性心力衰竭，以及合用西咪替丁（甲氰咪胍）、喹诺酮类、大环内酯类药物等可影响茶碱代谢而使其排泄减慢，增加茶碱的毒性作用，应引起重视，并酌情调整剂量。

4. 静脉使用 β_2 受体激动药

平喘作用较为迅速，但因全身副作用的发生率较高，国内较少使用。

5. 氧疗

使 $SaO_2 \geq 90\%$，吸氧浓度一般 30% 左右，必要时增加至 50%，如有严重的呼吸性酸中毒和肺性脑病，吸氧浓度应控制在 30% 以下。

6. 气管插管机械通气

重度和危重哮喘急性发作经过氧疗、全身应用糖皮质激素、β_2 受体激动药等治疗，临床症状和肺功能无改善，甚至继续恶化，应及时给予机械通气治疗，其指征主要包括意识改变、呼吸肌疲劳、$PaCO_2 \geq 6.0$ kPa(45 mmHg) 等。可先采用经鼻（面）罩无创机械通气，若无效应及早行气管插管机械通气。哮喘急性发作机械通气需要较高的吸气压，可使用适当水平的呼气末正压治疗。如果需要过高的气道峰压和平台压才能维持正常通气容积，可试用允许性高碳酸血症通气策略以减少呼吸机相关肺损伤。

（戈艳蕾 李建）

参考文献

[1] 戈艳蕾，李建，王红阳，等．维生素 D 治疗慢性阻塞性肺疾病急性加重期合并低钙血症患者疗效观察．中国老年学杂志．2014，34(08):2250-2251.

[2] 戈艳蕾，刘香玉，李建，等．丹红注射液及肝素雾化吸入治疗间质性肺炎疗效 [J]．时珍国医国药．2013，24(7):1668-1669.

[3] 戈艳蕾，刘聪辉，曹书华，等．老年中重度慢性阻塞性肺病伴阻塞性睡眠呼吸暂停低参通气综合征患者认知障碍与相关因子水平 [J]．中国老年学杂志．2014(19):5558-5559.

[4] 戈艳蕾，刘聪辉，崔紫阳，等．慢性阻塞性肺疾病合并阻塞性睡眠呼吸暂停综合征患者血清 Caspase-3 和 Caspase-9 水平与认知功能障碍的相关性研究 [J]．中国现代医学杂志．2016，26(11):77-80.

[5] 李建，曹海涛，王红阳，等．超声诊断感染性心内膜炎并发肺栓塞 1 例并文献学习 [J]．临床肺科杂志．2014，19(1):190-191.

第五节　肺炎

肺炎是指包括终末气道、肺泡腔及肺间质等在内的肺组织的炎症，是呼吸系统常见疾病。引起肺炎的病因很多，如病原微生物、物理化学、免疫和变态反应性病因等。肺炎可按病因或解剖部位进行分类。按解剖部位分为大叶性肺炎、小叶性 (或支气管性) 肺炎、间质性肺炎。肺炎按病因绝大多数为病原微生物，如细菌、病毒、立克次体、支原体、真菌、寄生虫等，以细菌性肺炎最常见，其中又以肺炎链球菌肺炎占多数。本节重点阐述临床上较常见的肺炎链球菌肺炎和小儿肺炎。少数可发生菌血症或感染性休克，末梢循环衰竭，称为休克型肺炎。

一、肺炎链球菌肺炎

(一) 病因和发病机制

肺炎链球菌为革兰阳性球菌，常成双或成链排列。菌体外有荚膜，荚膜多糖体具有特异抗原性。肺炎链球菌为上呼吸道的正常菌群，只有少数人当免疫力降低时才会致病。发病多在冬季和初春，青壮年多见。患者常先有上感、受寒、醉酒、全身麻醉等诱因，使呼吸道防御机能减弱。细菌侵入下呼吸道，在肺泡内繁殖。其致病力是细菌荚膜多糖体对组织的侵袭作用。肺炎球菌肺炎是纤维素性炎症。病变可累及一个肺叶或多个肺段，偶有波及两个大叶者。按病程发展可分为充血水肿期、红色肝样变期、灰色肝样变期、溶解消散期四期。在肝样变期，常累及胸膜，引起纤维素性胸膜炎，常随肺炎消散而被吸收。

(二) 临床表现

1. 症状

(1) 寒战高热：为本病的始发症状，大多数以寒战起病，数小时内体温升达 39℃～ 40℃，呈稽留热，伴有头疼、全身肌肉酸痛等中毒症状。

(2) 胸痛：因炎症波及胸膜而致，呈尖锐的刺痛，因咳嗽和深呼吸而加重，少数累及膈胸膜者，可有下胸部和上腹部疼痛，类似急腹症表现。

(3) 咳嗽咳痰：咳嗽频繁，早期呈刺激性干咳，或 1 ～ 2 天后可咳出具有特征性的铁锈色痰。

(4) 呼吸困难：由于病变部位的肺泡被大量渗出物所充满，肺泡通气不足，血液换气障碍，导致缺氧所致。

(5) 消化系统症状：部分患者可出现恶心呕吐、腹胀、腹泻，少数出现黄疸等。

(6) 神经系统症状：少数严重感染性休克者可有烦躁不安、谵妄、意识模糊、昏睡等。

2. 体征

患者呈急性病容。面色潮红或轻度发绀，部分患者口唇常有单纯性疱疹，极少数引起败血症者可有肝大、黄疸，皮肤黏膜有出血点。起病早期肺部可不明显。肺实变期呼吸运动减弱，语颤增强，叩诊浊音或实音，听诊主要为病理性支气管呼吸音或湿啰音；消散期可听到较多的湿啰音。病变累及胸膜时，触诊可有摩擦感，听诊有胸膜摩擦音。

3. 并发症

(1) 感染性休克：肺炎链球菌肺炎伴发严重毒血症时可引起感染中毒性休克，起病急，一般在发病 24 ～ 72 小时特别是在头 24 小时内，血压突然下降 10.7/6.7 kPa(80/50 mmHg)，并出现休克状态，表现为体温骤降、面色苍白、发绀、出冷汗、表情淡漠、四肢厥冷、脉细速、心音减弱、少尿或无尿等。

(2) 胸膜炎：病变累及胸膜时，触诊可有摩擦感，听诊有胸膜摩擦音。当胸膜腔积液增多时，则胸膜摩擦音不明显。

(3) 心肌炎：并发心肌炎时，可出现心脏扩大、心动过速、期前收缩、房室传导阻滞及奔马律等，肺炎控制后，多可逐渐恢复正常。

(三) 辅助检查

1. 血白细胞计数

白细胞总数显著增加，可有核左移或胞质内出现中毒颗粒及空泡，中性粒细胞多在 80% 以上。年老、体弱或有严重感染者，白细胞总数可不增高，或反而低于正常，但中性粒细胞仍增高。

2. 痰液检查

痰涂片可见革兰染色阳性球菌成对或呈短链排列。痰培养加药物敏感试验不但分离出致病菌，还可据此选用有效抗生素。

3. 休克型肺炎实验室检查

(1) 尿：休克时肾血灌流量明显减少，因而少尿甚至无尿，并可因肾小球毛细血管通透性增高而出现血尿、蛋白尿，肾小管受损时出现管型尿。

(2) 血尿素氮：肾功能不全时可增高。

(3) 血清电解质：引发肾功能不全时血清钾增高。

(4) 二氧化碳结合力：当出现代谢性酸中毒时，二氧化碳结合力降低。

4.X 线检查

肺炎充血期仅见受累部位肺纹理增粗，呈淡薄均匀阴影，并局限于一个肺段或肺叶；实变期可见大片均匀致密的阴影，按肺叶或肺段分布，有时在实变内部可见到充气的支气管影，一般为单叶性，同时累及两个或更多肺叶者较少见。近年来典型的大叶实变不多。消散期阴影密度逐渐减小，3～4周后可完全消散。

（四）诊断要点

对具有典型症状和体征的病例，诊断并不困难。主要根据：

(1) 突然起病，寒战高热、胸痛、咳嗽、咳铁锈色痰。

(2) 体检有典型的肺实变体征。

(3) 胸部 X 线显示呈肺叶或肺段分布的大片状均匀致密阴影。

(4) 末梢血白细胞计数增高，中性粒细胞百分比增加，可有核左移。

(5) 痰涂片及痰培养到肺炎链球菌有助于病因诊断。

其他病原微生物感染引起的肺炎，其诊断要点如下：①肺炎支原体肺炎：由肺炎支原体引起。起病缓慢，约 1/3 的病例无症状，或有低热、咳嗽、乏力等。体征不明显，X 线检查可见斑点状或片状均匀模糊阴影，可在 2～3 周内消散。实验室检查，白细胞正常或减少，有轻度淋巴细胞增多，鼻、咽拭子或痰可培养出支原体。红细胞冷凝集试验呈阳性。②金黄色葡萄球菌肺炎：常伴有败血症，临床表现凶险。血、痰培养可分离出金黄色葡萄球菌。X 线检查可见两肺有多处炎性阴影，阴影中有透亮区。③肺炎克雷白杆菌肺炎：多见于年老、体弱者。有发热、咳嗽、胸痛等症状。咳棕红色胶冻样痰或血痰，伴有气急、发绀。X 线检查有肺叶实变，其中有不规则透亮区，叶间隙下坠，有时伴少量胸腔积液。痰培养可分离出肺炎克雷白杆菌。

（五）治疗

1. 治疗原则

(1) 一般治疗：休息，保暖，供给高热量、高蛋白质及高维生素的易消化饮食，多饮水。对重病者观察呼吸、心率、血压及尿量，及时发现并发症及可能出现的休克。

(2) 对症治疗：咳嗽可用棕色合剂、喷托维林等；对发热、胸痛可用索米痛片或复方阿司匹林等；对气急、发绀患者可吸氧；对脱水者可静脉滴入 5% 葡萄糖液及适量生理盐水；对烦躁、谵妄者可给地西泮（安定）5 mg，肌内注射或水合氯醛 1 g，口服或灌肠。

(3) 抗菌药物治疗：首选青霉素 G。对青霉素过敏者可改用四环素类（多西环素、盐酸米诺环素）或大环内酯类（红霉素、麦迪霉素、交沙霉素等）。头孢菌素有时与青霉素有交叉变态反应，故用药时应慎重。

2. 药物治疗

(1) 首选青霉素 G：皮试阴性后用 80 万 U，肌内注射，每日 3～4 次，或 (1000～3000) 万 U/d，分 4 次静脉滴注（每次尽可能在 1 小时内滴完，以产生有效血浓度）。

(2) 大环内酯类；对青霉素过敏者可改用大环内酯类抗生素，轻者可用红霉素，每次 0.5 g，每日 4 次，或每日 1.5 g 静脉滴注。

(3) 头孢菌素类：如头孢拉定 2～4 g/d，分 2～3 次肌内注射或静脉注射，或头孢曲松三嗪 1～2 g/d，肌内注射或静脉注射。待病原菌确定后选用有效抗生素。

(4) 休克型肺炎治疗原则：①控制感染：可加大青霉素用量，(1000～3000) 万 U/d，分 4 次静脉滴注；或 2～3 种广谱抗生素联合应用；或用头孢菌素类；或待病原菌确定后选用有效抗生素。②补充血容量：如低分子右旋醣酐或 5%～10% 葡萄糖液、复方氯化钠液等。③血管活性药物：休克早期有微循环痉挛，在补充血容量的同时，适当给予血管扩张剂，如 α- 受体阻滞剂甲磺酸酚妥拉明 (苄胺唑啉)；β 受体兴奋剂硫酸异丙肾上腺素、盐酸多巴胺等。如血压仍难以回升，可适当加用重酒石酸间羟胺等。④糖皮质激素：经补液、血管活性药物应用后，血压仍不能回升至正常时，可考虑加用氢化可的松或地塞米松静脉滴入。⑤纠正水电解质及酸碱紊乱：在补液的同时，监测和纠正钾、钠、氯化物含量。因缺氧而致代谢性酸中毒时，可用5% 碳酸氢钠静脉滴入。⑥心功能不全时：减慢输液量，并用快速强心剂如毛花苷 C(西地兰)，或毒毛花苷 K。

二、小儿肺炎

(一) 病因和发病机制

小儿肺炎是小儿常见病，尤以婴幼儿多见，也是婴儿时期主要死亡。就全球而言，肺炎占5 岁以下小儿死亡总数的 1/4 ～ 1/3，一年四季均可发病，我国北方以冬、春季多见，常为上呼吸道感染和支气管炎蔓延的结果。营养不良、居住拥挤、维生素 D 缺乏性佝偻病、先天性心脏病及免疫功能低下均为诱发因素。小儿肺炎似支气管肺炎最常见，支气管肺炎又称小叶性肺炎，为小儿最常见的肺炎。

1. 内因

(1) 小儿呼吸道免疫特点：小儿呼吸道非特异性及特异性免疫功能均较差，婴幼儿咳嗽反射及气道平滑肌收缩功能差，黏液及纤毛的清除作用亦差，难以有效地防止病原微生物、尘埃、异物颗粒进入下呼吸道，同时，呼吸道分泌免疫球蛋白量较少，分泌溶菌酶、干扰素、补体等数量也不足，肺泡巨噬细胞吞噬功能减弱。这些因素都提示小儿免疫功能较差，易罹患呼吸道感染。

(2) 呼吸道解剖生理特点：婴幼儿气管和支气管各段距离短，管腔相对狭窄，软骨柔软，缺乏弹力组织，故支持作用薄弱；黏液腺发育不良，分泌不足，故呼吸道较干燥，黏膜纤毛运动较差，因此清除吸入病原微生物能力较差；肺间质发育旺盛而肺泡数量较少，肺弹力组织发育差，同时血管丰富，因此肺组织含血量丰富而含气量相对较少，故易发生感染，感染后易引起间质性炎症、肺不张及坠积性肺炎等；婴幼儿胸廓呈桶状，肋骨呈水平位，呼吸肌发育差，故呼吸时胸廓运动不充分，使肺的扩张受到限制。这些解剖生理特点使小儿呼吸道易受感染，易发生呼吸困难、发绀等，并促使炎症蔓延扩散。

2. 外因

病原微生物感染主要为细菌和病毒。常见细菌有肺炎链球菌、金黄色葡萄球菌、溶血性链球菌、大肠杆菌、肺炎杆菌、流感杆菌等。常见病毒有腺病毒、呼吸道合胞病毒、副流感病毒、流感病毒等。近年来由于抗生素广泛应用，肺炎的病原体已发生变化，肺炎链球菌肺炎虽然占重要地位，但革兰阴性杆菌肺炎呈上升趋势，支原体及真菌性肺炎亦逐渐增多。

3. 发病机制

支气管肺炎是以细支气管为中心的急性炎症。炎症蔓延可引起支气管周围炎，然后波及肺泡，或蔓延到细支气管所属肺泡管及肺泡，可累及多个小叶；病毒性肺炎以间质受累为主，亦可累及肺泡。临床上似支气管肺炎和间质性肺炎同时并存为常见。

（二）临床表现

一般有发热、咳嗽、气促、发绀、肺部小水泡音 5 个特征。根据临床表现分为：

1. 轻型

是最常见的类型。发热可达 38℃～40℃，热型不定，幼小体弱儿童体温可不升高或低于正常。患儿多伴有精神不振、烦躁、食欲缺乏、腹泻或呕吐等。呼吸系统症状有咳嗽、咳痰、呼吸加快。严重者有三四征，口唇发绀。肺部体征早期不明显，以后可有湿啰音，以背部两下肺较多。叩诊多正常。当病变融合扩大累及整个肺段时，局部叩浊音，语颤增强，呼吸音减弱，或有湿啰音。

2. 重型

多见于年龄较小儿童。病原毒力较强，肺部病变广泛。可高热不退，有明显的呼吸困难及发绀，并出现混合性酸中毒。伴有循环系统、神经系统、消化系统等方面的功能障碍。

(1) 循环系统：常出现中毒性心肌炎及心力衰竭。中毒性心肌炎表现为心动过速、心音低钝、心律不齐及心电图改变。心力衰竭诊断要点有：心率突然加快（＞180 次/分）；呼吸加速（＞60 次/分）；烦躁不安；明显发绀；面色青灰；肝迅速增大；心音低钝或有奔马律；颈静脉怒张；水肿；尿少。重症，特别是革兰阴性杆菌肺炎还可引起感染中毒性休克。

(2) 神经系统：可出现意识障碍、惊厥、呼吸不规则、瞳孔反应异常等；发生中毒性脑病或脑膜炎者可有脑膜刺激征，脑脊液检查大多正常，或压力稍高，或蛋白含量稍高，严重者可有中枢性呼吸衰竭，出现呼吸节律不整、呼吸暂停等。

(3) 消化系统：呕吐、腹泻、腹胀。严重者可呕吐咖啡样物，大便潜血阳性或排柏油样便。

（三）辅助检查

1. 病原学检查

(1) 病毒病原学检查：①病毒分离和鉴定：取鼻、咽拭子或气管分泌物做病毒分离；②血清学检查：在急性期和恢复期取血清做 IgG 抗体测定，两次间隔不少于 10 天，若恢复期抗体滴度较急性期升高 4 倍，可做出诊断；③快速诊断：直接测定标本中病毒抗原或病毒颗粒的检查方法有免疫荧光法、免疫酶标法、单克隆抗体法等；测定感染急性期出现的特异性 IgM 抗体以判定病原的方法有 IgM 抗体捕获法及间接免疫荧光法等。

(2) 细菌病原学检查：①气管吸出物、血液等细菌培养加药物敏感试验；②对流免疫电泳法检测肺炎链球菌多糖抗原；③酶联免疫吸附试验、放射免疫电泳等检测血清中特异性抗体、抗原均有助于细菌病原学的早期快速诊断；④对葡萄球菌肺炎可用对流免疫电泳法测定磷壁酸（葡萄球菌壁外层的一种含磷复杂多聚体）抗体，对诊断有高度特异性。

2. 血常规

病毒性肺炎时白细胞大多正常或降低；细菌性肺炎时白细胞总数升高，可达 $(15～30)\times10^9/L$，偶可达 $50\times10^9/L$，中性粒细胞达 0.6～0.9，并有核左移现象及胞质中可见中毒颗粒。

3. 血气分析

小儿肺炎严重者，可出现动脉血氧分压下降，伴或不伴动脉血二氧化碳分压升高。

4. X 线检查

表现为非特异性小斑片状阴影，以两肺下野、心膈角区及中内带较多。斑片影可融合成片状。由于支气管内分泌物和肺炎的渗出物阻塞；可产生肺气肿或肺不张。

5.C 反应蛋白

在细菌感染，C 反应蛋白 (CRP) 的阳性率可高达 96%，它不受其他因素的影响，即使反应低下、常规检查正常的患者，CRP 亦可呈阳性，并随感染的加重而升高。同时，CRP 还有助于细菌、病毒感染的鉴别，但需结合其他检查综合分析。

(四) 诊断要点

1. 早期体温多在 38℃～ 39℃，亦可高达 40℃左右，大多为弛张型热或不规则发热。弱小婴儿大多起病迟缓，发热不高，可见拒食、呛奶、呕吐或呼吸困难。

2. 咳嗽及咽部痰鸣音明显。呼吸困难及增快，可达 40 ～ 80 次 / 分，呼吸和脉搏的比例自 1：4 上升为 1：2 左右。严重者鼻翼扇动，口周及甲床发绀，并出现三凹症。

3. 胸部呼吸音变粗或减低，以后可听到湿啰音及管状呼吸音。叩诊可呈浊音。

4. 胸部 X 线检查可见斑片状浸润阴影，融合在一起可成为大片状阴影。

(五) 治疗

1. 治疗原则

(1) 一般治疗：加强护理。保持室内空气新鲜、室温 18℃～ 20℃为宜。勤翻身，及时清除鼻咽腔分泌物以保持呼吸道通畅。供应营养丰富的流质食物，少量多餐。必要时静脉输液。密切观察病情变化。

(2) 病原治疗：根据不同的病原微生物选用抗生素或抗病毒治疗。

(3) 对症治疗：如镇静、止咳平喘、供氧、强心、纠正水电解质紊乱等。

(4) 中医疗法：本病在中医学中属温热病，可按卫、气、营、血辨证施治。

2。药物治疗

(1) 抗菌治疗：细菌性肺炎应尽量查清病原菌，以选择敏感抗生素治疗。儿童普通型肺炎首选用青霉素、第一代头孢菌素、氨苄西林等。以上无效时改用哌拉西林、舒他西林等。对青霉素过敏者用大环内酯类。怀疑为支原体或衣原体肺炎时，首先用大环内酯类。抗生素应持续到体温恢复正常后 5 ～ 7 天，停药过早不能完全控制感染。

(2) 抗病毒治疗：病毒性肺炎可选用利巴韦林 (三氮唑核甙、病毒唑)、干扰素、聚肌胞、左旋咪唑等。

(3) 中医疗法：本病在中医 (祖国医学) 中属于温热病范畴。可按病情的不同阶段辨证施以银翘解毒汤、石膏知母汤、清营汤、犀角地黄汤 (现在用水牛角代替犀角)。

(4) 对症治疗：①吸氧；②保持呼吸道通畅：使用祛痰剂如乙酰半胱氨酸，支气管解痉剂如氨茶碱，保证液体摄入量，使痰稀释易咳出；③对心力衰竭使用去毛花苷 C 或毒毛花苷 K，或使用血管扩张剂如甲磺酸酚妥拉明、硝普钠等；④纠正水电解质、酸碱平衡；⑤使用肾上腺皮质激素：当中毒症状严重，出现呼吸衰竭、脑水肿、中毒性脑病、感染中毒性休克时，常使用地塞米松 2 ～ 5 mg，每日 2 次，3 ～ 5 日为一疗程。

参考文献

[1] 戈艳蕾，李建，王红阳，等 . 维生素 D 治疗慢性阻塞性肺疾病急性加重期合并低钙血症患者疗效观察 . 中国老年学杂志 .2014，34(08):2250-2251.

[2] 戈艳蕾，刘香玉，李建，等 . 丹红注射液及肝素雾化吸入治疗间质性肺炎疗效 [J]. 时珍国医国药 .2013，24(7):1668-1669.

[3] 戈艳蕾，刘聪辉，曹书华，等 . 老年中重度慢性阻塞性肺病伴阻塞性睡眠呼吸暂停低参通气综合征患者认知障碍与相关因子水平 [J]. 中国老年学杂志 .2014(19):5558-5559.

[4] 戈艳蕾，刘聪辉，崔紫阳，等 . 慢性阻塞性肺疾病合并阻塞性睡眠呼吸暂停综合征患者血清 Caspase-3 和 Caspase-9 水平与认知功能障碍的相关性研究 [J]. 中国现代医学杂志 .2016，26(11):77-80.

[5] 李建，曹海涛，王红阳，等 . 超声诊断感染性心内膜炎并发肺栓塞 1 例并文献学习 [J]. 临床肺科杂志 .2014，19(1):190-191.

第六节 慢性支气管炎

慢性支气管炎 (chronic bronchitis) 简称慢支，是气管、支气管黏膜及其周围组织的慢性非特异性炎症。临床上以咳嗽、咳痰为主要症状，或有喘息，每年发病持续 3 个月或更长时间，连续 2 年或 2 年以上，并排除具有咳嗽、咳痰、喘息症状的其他疾病。

一、病因与发病机制

本病的病因尚不完全清楚，可能是多种环境因素与机体自身因素长期相互作用的结果。

（一）吸烟

吸烟为最重要的环境发病因素，吸烟者慢性支气管炎的患病率比不吸烟者高 2 ～ 8 倍。烟草中的焦油、尼古丁和氢氰酸等化学物质具有多种损伤效应，如损伤气道上皮细胞和纤毛运动，使气道净化能力下降；促使支气管黏液腺和杯状细胞增生肥大，黏液分泌增多；刺激副交感神经而使支气管平滑肌收缩，气道阻力增加；使氧自由基产生增多，诱导中性粒细胞释放蛋白酶，破坏肺弹力纤维，诱发肺气肿形成等。

（二）职业粉尘和化学物质

接触职业粉尘及化学物质，如烟雾、变应原、工业废气及室内空气污染等，浓度过高或时间过长时，均可能促进慢性支气管炎发病。

（三）空气污染

大气中的有害气体，如二氧化硫、二氧化氮、氯气等，可损伤气道黏膜上皮，使纤毛清除功能下降，黏液分泌增加，为细菌感染增加条件。

（四）感染因素

病毒、支原体、细菌等感染是慢性支气管炎发生发展的重要原因之一。病毒感染以流感病毒、鼻病毒、腺病毒和呼吸道合胞病毒为常见。细菌感染常继发于病毒感染，常见病原体为肺炎链球菌、流感嗜血杆菌、卡他莫拉菌和葡萄球菌等。这些感染因素同样造成气管、支气管黏膜的损伤和慢性炎症。

（五）其他因素

免疫功能紊乱、气道高反应性、年龄增大等机体因素和气候等环境因素均与慢性支气管炎的发生和发展有关。如老年人肾上腺皮质功能减退，细胞免疫功能下降，溶菌酶活性降低，从而容易造成呼吸道的反复感染。寒冷空气可以刺激腺体增加黏液分泌，纤毛运动减弱，黏膜血管收缩，局部血循环障碍，有利于继发感染。

二、病理

支气管上皮细胞变性、坏死、脱落，后期出现鳞状上皮化生，纤毛变短、粘连、倒伏、脱失；各级支气管壁均有多种炎症细胞浸润，以中性粒细胞、淋巴细胞为主，急性发作期可见到大量中性粒细胞，严重者为化脓性炎症，黏膜充血、水肿；杯状细胞和黏液腺肥大和增生、分泌旺盛，大量黏液潴留；病情继续发展，炎症由支气管壁向其周围组织扩散，黏膜下层平滑肌束可断裂萎缩，黏膜下和支气管周围纤维组织增生；支气管壁的损伤，修复过程反复发生，进而引起支气管结构重塑，胶原含量增加，瘢痕形成；进一步发展成阻塞性肺气肿时，见肺泡腔扩大，肺泡弹性纤维断裂。

三、临床表现

（一）症状

缓慢起病，病程长，反复急性发作而病情加重。主要症状为咳嗽、咳痰，或伴有喘息。急性加重系指咳嗽、咳痰、喘息等症状突然加重。急性加重的主要原因是呼吸道感染，病原体可以是病毒、细菌、支原体和衣原体等。

1. 咳嗽

一般晨间咳嗽为主，睡眠时有阵咳或排痰。

2. 咳痰

一般为白色黏液和浆液泡沫性，偶可带血。清晨排痰较多，起床后或体位变动，可刺激排痰。

3. 喘息或气急

喘息明显者常称为喘息性支气管炎，部分可能伴发支气管哮喘。若伴肺气肿时可表现为劳动或活动后气急。

（二）体征

早期多无异常体征。急性发作期可在背部或双肺底听到干、湿啰音，咳嗽后，可减少或消失。如伴发哮喘可闻及广泛哮鸣音并伴呼气期延长。

（三）实验室和其他辅助检查

1. X 线检查

早期可无异常。反复发作者表现为肺纹理增粗、紊乱，呈网状或条索状、斑点状阴影，以双下肺野明显。

2. 呼吸功能检查

早期无异常。如有小气道阻塞时，最大呼气流速 - 容量曲线在 75% 和 50% 肺容量时流量明显降低。当使用支气管扩张剂后第一秒用力呼气容积 (FEV$_1$) 占用力肺活量 (FVC) 的比值

(FEV$_1$/FVC) ＜ 0.70 提示已发展为慢性阻塞性肺疾病。

3. 血液检查

细菌感染时偶可出现白细胞总数和 (或) 中性粒细胞增高。

4. 痰液检查

可培养出致病菌。涂片可发现革兰阳性菌或革兰阴性菌，或大量破坏的白细胞和杯状细胞。

四、诊断

依据咳嗽、咳痰，或伴有喘息，每年发病持续 3 个月，连续 2 年或 2 年以上，并排除其他可以引起类似症状的慢性疾病。

五、鉴别诊断

1. 支气管哮喘

部分哮喘患者以刺激性咳嗽为特征，灰尘、油烟、冷空气等容易诱发咳嗽，常有家庭或个人过敏疾病史。对抗生素治疗无效，支气管激发试验阳性。

2. 嗜酸性粒细胞性支气管炎

临床症状类似，X 线检查无明显改变或肺纹理增加，支气管激发试验多阴性，临床上容易误诊。诱导痰检查嗜酸性粒细胞比例增加 (≥ 3%) 可以诊断。

3. 肺结核

常有发热、乏力、盗汗及消瘦等症状。痰液查找抗酸杆菌及胸部 X 线检查可以鉴别。

4. 支气管肺癌

多数有数年吸烟史，顽固性刺激性咳嗽或过去有咳嗽史，近期咳嗽性质发生改变，常有痰中带血。有时表现为反复同一部位的阻塞性肺炎，经抗生素治疗未能完全消退。痰脱落细胞学、胸部 CT 及纤维支气管镜等检查可明确诊断。

5. 特发性肺纤维化

临床经过多缓慢，开始仅有咳嗽、咳痰，偶有气短。仔细听诊在胸部下后侧可闻爆裂音 (Velcro 啰音)。血气分析示动脉血氧分压降低，而二氧化碳分压可不升高。高分辨螺旋 CT 检查有助诊断。

6. 支气管扩张

典型者表现为反复大量咳脓痰或反复咯血。胸部 X 线片常见肺野纹理粗乱或呈卷发状。高分辨螺旋 CT 检查可确定诊断。

7. 其他

引起慢性咳嗽的疾病慢性咽炎、鼻后滴漏综合征、胃食管反流、某些心血管疾病 (如二尖瓣狭窄) 等均有其各自的特点。

六、治疗

(一) 急性加重期的治疗

1. 控制感染

多依据患者所在地常见病原菌经验性地选用抗生素，一般口服，病情严重时静脉给药。如左氧氟沙星 0.4 g，每日 1 次；罗红霉素 0.3 g，每日 2 次；阿莫西林 2 ～ 4 g/d，分 2 ～ 4 次口服；头孢呋辛 1.0 g/d，分 2 次口服；复方磺胺甲噁唑 (SMZ-co)，每次 2 片，每日 2 次。如果能培养出致病菌，可按药敏试验选用抗生素。

2. 镇咳祛痰

可试用复方甘草合剂 10 mL，每日 3 次；或复方氯化铵合剂 10 mL，每日 3 次；或溴己新 8 ～ 16 mg，每日 3 次；或盐酸氨溴索 30 mg，每日 3 次；或桃金娘油 0.3 g，每日 3 次。干咳为主者可用镇咳药物，如右美沙芬或其合剂等。

3. 平喘

有气喘者可加用支气管扩张剂，如氨茶碱 0.1 g，每日 3 次，或用茶碱控释剂；或 β_2 受体激动剂吸入。

（二）缓解期治疗

1. 戒烟，避免吸入有害气体和其他有害颗粒。

2. 增强体质，预防感冒。

3. 反复呼吸道感染者可试用免疫调节剂或中医中药，如流感疫苗、肺炎疫苗、卡介菌多糖核酸、胸腺素等，部分患者或可见效。

（戈艳蕾 李建）

参考文献

[1] 戈艳蕾，李建，王红阳，等 . 维生素 D 治疗慢性阻塞性肺疾病急性加重期合并低钙血症患者疗效观察 . 中国老年学杂志 .2014，34(08):2250-2251.

[2] 戈艳蕾，刘香玉，李建，等 . 丹红注射液及肝素雾化吸入治疗间质性肺炎疗效 [J]. 时珍国医国药 .2013，24(7):1668-1669.

[3] 戈艳蕾，刘聪辉，曹书华，等 . 老年中重度慢性阻塞性肺病伴阻塞性睡眠呼吸暂停低参通气综合征患者认知障碍与相关因子水平 [J]. 中国老年学杂志 .2014(19):5558-5559.

[4] 戈艳蕾，刘聪辉，崔紫阳，等 . 慢性阻塞性肺疾病合并阻塞性睡眠呼吸暂停综合征患者血清 Caspase-3 和 Caspase-9 水平与认知功能障碍的相关性研究 [J]. 中国现代医学杂志 .2016，26(11):77-80.

[5] 戈艳蕾，李建，王红阳，等 . 乌司他丁联合大剂量氨溴索治疗重症肺炎疗效观察 [J]. 临床肺科杂志 .2013，18(1):63-64.

[6] 李建，戈艳蕾，王红阳 . 唐山地区老年患者超声心动图拟诊肺动脉高压现患率调查 [J]. 临床肺科杂志 .2013，18(8):1523-1523.

第七节 慢性阻塞性肺疾病

慢性阻塞性肺疾病 (chronic obstructive pulmonary disease，COPD) 简称慢阻肺，是以持续气流受限为特征的可以预防和治疗的疾病，其气流受限多呈进行性发展，与气道和肺组织对香烟烟雾等有害气体或有害颗粒的异常慢性炎症反应有关。肺功能检查对确定气流受限有重要意义。在吸入支气管扩张剂后，第一秒用力呼气容积 (FEV_1)/ 用力肺活量 (FVC)(FEV_1/FVC) < 0.70

表明存在持续气流受限。

一、病因

1. 个体因素

某些遗传因素如 α_1 抗胰蛋白酶缺乏可增加 COPD 发病的危险性。重度 α_1 抗胰蛋白酶缺乏与非吸烟者的肺气肿形成有关。在我国 α_1 抗胰蛋白酶缺乏引起的肺气肿迄今尚未见正式报道。

2. 吸烟

吸烟是 COPD 最常见的致病因素，其发生率与烟的消耗量相关。长期吸烟影响呼吸道上皮纤毛运动，抑制肺泡巨噬细胞功能，导致黏液腺的增生和肥大。吸烟可以抑制抗蛋白酶活性，促使多核细胞快速释放蛋白水解酶。吸烟通过刺激黏膜下感受器经迷走神经介导促使平滑肌收缩而增加呼吸道阻力。被动吸烟也可引起咳嗽、气喘和咳痰。吸烟不但是慢性气道阻塞的最常见病因，而且可增加各种因素的致病作用。

3. 感染

呼吸道感染是 COPD 发病和加剧的另一个重要因素。肺炎链球菌和流感嗜血杆菌可能是 COPD 急性发作的主要病原菌。病毒也对 COPD 的发生和发展起重要作用，鼻病毒在发作期经常发现，严重病毒性肺炎也可导致以小气道为主的慢性气道阻塞。肺炎衣原体和肺炎支原体与 COPD 发病的直接关系仍有待进一步阐明。病原菌、支原体和其他病毒在发作期与发作间期均较少见。儿童期重度呼吸道感染和成年时的肺功能降低及呼吸系统症状发生有关。

4. 空气污染

化学气体如氯、氧化氮、二氧化硫等对支气管黏膜有刺激和细胞毒性作用。空气中的烟尘或二氧化硫明显增加时，COPD 急性发作显著增多。其他粉尘如二氧化硅、煤尘、棉尘等也刺激支气管黏膜，使气道清除功能遭受损害，为细菌入侵创造条件。COPD 的危险因素还可能与烹调时产生的大量油烟和燃料产生的烟尘有关。

5. 职业

当职业性粉尘及化学物质(烟雾、过敏原、工业废气及室内空气污染等)的浓度过大或接触时间过久，均可导致与吸烟无关的 COPD 发生。接触某些特殊的物质、刺激性物质、有机粉尘及过敏原能使气道反应性增加。

6. 遗传因素

尽管吸烟和 COPD 的发病关系密切，但是只有 15% ～ 20% 的吸烟者表现为 COPD。COPD 的家族聚集性说明吸烟易患性与遗传有关。

7. 社会经济地位

COPD 的发病与经济地位相关，这也许与室内外空气污染的程度不同、营养状况或其他和社会经济地位等差异有一定的内在联系。

二、发病机制

COPD 由气道炎症过程所致，而氧化剂活性增强伴抗氧化活性减弱，可促进炎症和 COPD 的发展。吸烟与 COPD 发病有关，这是因为吸烟诱发高浓度的氧自由基，包括过氧化物、过氧化氢和次氯酸；促进转铁蛋白中 Fe^{2+} 的释放，通过嗜酸性粒细胞、中性粒细胞和肺泡巨噬细

胞催化 O_2^- 和过氧化氢 (H_2O_2) 合成高度活性的羟自由基；香烟焦油含一氧化氮 (NO)，可诱发 NO 合酶的产生。存在氧化剂时，NO 转化为细胞毒性的羟基化合物过硝酸盐 (peroxynitrates)；吸烟也可作为化学诱导剂并上调黏附分子，延长中性粒细胞通过肺循环的时间，增加黏附和减少变形能力。为使弹性蛋白酶降解弹性蛋白，必须有 α_1-AT 的灭活。吸烟、氧化剂、激活的中性粒细胞和 II 型肺泡上皮细胞都可以灭活 α_1-AT。氧化应激可使黏膜过度分泌，吸烟和弹性蛋白酶都增加前炎症核转录因子 κB(NF-κB) 和白细胞介素 8(IL-8) 的表达。在 COPD 患者气道中 IL-8 水平升高，募集中性粒细胞、嗜碱性粒细胞、嗜酸性粒细胞和 T 细胞。COPD 患者小气道黏膜下层 CD8 淋巴细胞、嗜酸性粒细胞、巨噬细胞和肥大细胞的数量增加。有研究表明，吸烟者中性粒细胞增加，但数量与气流阻塞的程度不相关。慢性气流阻塞患者的髓过氧化物酶和嗜酸性细胞阳离子蛋白水平较无气流受限患者高。巨噬细胞和肥大细胞产生一种与纤维化有关的多肽 - 转化生长因子 β(TGF-β)，慢性气流阻塞患者的支气管肺泡灌洗液中 TGF-β 水平升高两倍，与 FEV1 成负相关。此外，吸烟也可以引起脂质过氧化反应和 DNA 的破坏。在肺癌和癌前病变的患者中，可以出现 p53 基因位点的多点突变，出现这些变化容易诱发肺癌。

三、病理

COPD 患者典型的肺实质破坏表现为小叶中央型肺气肿，涉及呼吸性细支气管的扩张和破坏。病情较轻时，这些破坏常发生于肺的上部区域，但病情发展，可弥漫分布于全肺，并有肺毛细血管床的破坏。由于遗传因素或炎症细胞和介质的作用，肺内源性蛋白酶和抗蛋白酶失衡，为肺气肿性肺破坏的主要机制，氧化作用和其他炎症后果也起作用。

COPD 肺血管的改变以血管壁的增厚为特征，这种增厚始于疾病的早期。内膜增厚是最早的结构改变，接着出现平滑肌增加和血管壁炎症细胞浸润。COPD 加重时，平滑肌、蛋白多糖和胶原的增多进一步使血管壁增厚。

四、病理生理

1. 气流受限

肺气肿，气道环状软骨牵拉力丧失后使得被动呼气时弹性回缩力减弱，导致小气道塌陷阻力增加，气流受限。

2. 过度充气

肺弹性回缩力减弱、残气量和功能残气量增高。此外，肺泡弹性回缩力减弱以及与阻塞有关的呼气延长，功能残气量动态性增加，肺泡压上升，产生内源性呼气末正压 (PEEPi)。因此，PEEPi 会增加自主呼吸功，并降低机械通气时的触发灵敏度。

3. 气体交换障碍

小气道狭窄导致远端肺泡通气减少，通气 / 血流比值下降，引起轻到中度的低氧血症。如果肺气肿所致肺泡壁破坏后减少肺泡毛细血管灌注，可维持通气 / 血流的匹配和 PaO_2 水平，肺内也可存在相对的低灌注区，增加无效腔通气量。

4. 肺循环异常

不仅涉及血流分布区域，还涉及压力流量关系异常。重度患者在休息时有不同程度的肺动脉高压，活动时心输出量即不成比例升高。肺气肿时的毛细血管床减少及缺氧 / 高碳酸血症时导致的肺血管收缩、继发性红细胞增多，增加血管阻力，引起肺动脉高压和肺心病。增加肺泡氧分压可以降低这种异常。

5. 肾脏和激素异常

慢性缺氧和高碳酸血症导致循环中去甲肾上腺素、肾素和醛固酮水平升高,血管升压素(抗利尿激素)水平下降。由于肾动脉功能异常,血流由皮质向髓质转移,影响肾储备功能。血流动力学和激素的紊乱会导致水、盐排泄障碍,甚至同时合并右心室功能不全和出现水肿。

五、临床表现

1. 症状

(1) 慢性咳嗽:通常为首发症状。初起咳嗽呈间歇性,早晨较重,以后早晚或整日均有咳嗽,但夜间咳嗽并不显著。少数病例咳嗽不伴咳痰,也有少数病例虽有明显气流受限但无咳嗽症状。

(2) 咳痰:咳嗽后通常咳少量黏液性痰,部分患者在清晨较多;合并感染时痰量增多,常有脓性痰。

(3) 气短或呼吸困难是 COPD 的标志性症状,早期仅于劳力时出现,后逐渐加重,晚期于日常活动甚至休息时也感气短。

2. 病史

COPD 患病过程应有以下特征:①吸烟史,多有长期较大量吸烟史;②职业性或环境有害物质接触史,如较长期粉尘、烟雾、有害颗粒或有害气体接触史:③家族史,COPD 有家族聚集倾向;④发病年龄及好发季节,多于中年以后发病,症状好发于秋冬寒冷季节;⑤慢性肺源性心脏病史,COPD 后期出现低氧血症和(或)高碳酸血症,可并发慢性肺源性心脏病和右心衰竭。

3. 体征

COPD 早期体征可不明显。随疾病进展,常有以下体征:①视诊及触诊胸廓呈桶状胸;有呼吸变浅,频率增快,辅助呼吸肌如斜角肌及胸锁乳突肌参加呼吸运动,重症可见胸腹矛盾运动、患者张口呼吸及前倾坐位;低氧血症者有黏膜及皮肤发绀,伴右心衰竭者可见下肢水肿、肝脏增大。②叩诊心浊音界缩小,肺肝界降低,肺呈过清音。③听诊两肺呼吸音可减低,呼气延长,平静呼吸时可闻干性啰音,两肺底或其他肺野可闻湿啰音;心音遥远,剑突部心音较清晰响亮。

六、实验室检查及特殊检查

1. 肺功能检查

肺功能检查是判断气流受限增高且重复性好的客观指标,对 COPD 的诊断、严重度评价、疾病进展、预后及治疗反应等均有重要意义。气流受限是以第 1 秒用力呼气容积 (FEV_1) 和 FEV_1 与用力肺活量 (FVC) 之比 (FEV_1/FVC) 降低来确定的。吸入支气管扩张剂后,$FEV_1 < 80\%$ 预计值且 $FEV_1/FVC < 70\%$ 者,可确定为不能完全可逆的气流受限。气流受限可导致肺过度充气,使肺总量 (TLC)、功能残气量 (FRC) 和残气容量 (RV) 增高、肺活量 (VC) 减低、RV/TLC 增高。

2. 胸部 X 线检查

X 线检查对确定肺部并发症及与其他疾病(如肺间质纤维化、肺结核等)鉴别有重要意义。早期胸部 X 线片可无明显变化,以后出现肺纹理增多、紊乱等非特征性改变;主要 X 线征为肺过度充气:肺容积增大,胸腔前后径增长,肋骨走向变平,肺野透亮度增高,横膈位置低平,心脏悬垂狭长，肺门血管纹理呈残根状，肺野外周血管纹理纤细稀少等，有时可见肺大疱形成。并发肺动脉高压和肺源性心脏病时，除右心增大的 X 线征外，还可有肺动脉圆锥膨隆，肺门血管影扩大及右下肺动脉增宽等。

3. 胸部 CT 检查

CT 检查一般不作为常规检查，但当诊断有疑问时，高分辨率 CT(HRCT) 有助于鉴别诊断。另外，HRCT 对辨别小叶中心型或全小叶型肺气肿及确定肺大疱的大小和数量，有很高的敏感性和特异性，对预计肺大疱切除或外科减容手术等的效果有一定价值。

4. 血气检查

血气检查对晚期患者十分重要。$FEV_1 < 40\%$ 预计值者及具有呼吸衰竭或右心衰竭临床征象者，均应做血气检查。血气异常首先表现为轻中度低氧血症。随疾病进展，低氧血症逐渐加重，并出现高碳酸血症。

5. 其他化验检查

并发感染时，痰涂片可见大量中性粒细胞。痰培养可检出各种病原菌，常见者为肺炎链球菌、流感嗜血杆菌、卡他摩拉菌、肺炎克雷白杆菌等。

七、诊断与鉴别诊断

COPD 的诊断应根据病史、危险因素接触史、体征及实验室检查等资料，综合分析确定。肺功能检查是诊断 COPD 的金标准。支气管扩张剂后 $FEV_1 < 80\%$ 预计值及 FE\UFVC < 70\% 可确定为不完全可逆性气流受限。

COPD 应与支气管哮喘、支气管扩张症、充血性心力衰竭、肺结核等鉴别。与支气管哮喘的鉴别有时存在一定的困难。COPD 多于中年后起病，哮喘则多在儿童或青少年期起病；COPD 症状缓慢进展，逐渐加重，哮喘则症状起伏大；COPD 多有长期吸烟史和 (或) 有害气体、颗粒接触史，哮喘则常伴过敏体质、过敏性鼻炎和 (或) 湿疹等，部分患者有哮喘家族史；COPD 时气流受限基本为不可逆性，哮喘时则多为可逆性。然而，部分病程长的哮喘患者已发生气道重塑，气流受限不能完全逆转，而少数 COPD 患者伴有气道高反应性，气流受限部分可逆。此时应根据临床及实验室所见全面分析，必要时做支气管激发试验、支气管扩张试验和 (或) 最大呼气流量 (PEF) 昼夜变异率进行鉴别。在少部分患者中，两种疾病可重叠存在。

八、治疗

(一) 稳定期治疗

1. 教育和劝导患者戒烟；因职业或环境粉尘、刺激性气体所致者，应脱离污染环境。

2. 支气管扩张剂

是现有控制症状的主要措施，可依据患者病情严重程度选用。

(1)β_2 肾上腺素受体激动剂：短效制剂如沙丁胺醇 (salbutamol) 气雾剂，每次 $100 \sim 200\,\mu g$ (1 ~ 2 喷)，定量吸入，疗效持续 4 ~ 5 小时，每 24 小时不超过 12 喷。特布他林 (terbutaline) 气雾剂亦有同样作用。长效 β_2 肾上腺素受体激动剂有沙美特罗 (salmeterol)、福莫特罗 (formoterol) 等，每日仅需吸入 2 次。

(2)抗胆碱能药：短效制剂如异丙托溴铵 (ipratropium) 气雾剂，定量吸入，起效较沙丁胺醇慢，持续 6 ~ 8 小时，每次 $40 \sim 80\,\mu g$，每天 3 ~ 4 次。长效抗胆碱能药有噻托溴铵，选择性作用

于 M_1、M_3 受体，每次吸入 18 μg，每天一次。

(3) 茶碱类药：茶碱缓释或控释片，0.2 g，每 12 小时 1 次；氨茶碱，0.1 g，每日 3 次。

3. 糖皮质激素

对高风险患者（C 组和 D 组患者），有研究显示长期吸入糖皮质激素与长效 β_2 肾上腺素受体激动剂的联合制剂可增加运动耐量、减少急性加重发作频率、提高生活质量。目前常用剂型有沙美特罗加氟替卡松、福莫特罗加布地奈德。

4. 祛痰药

对痰不易咳出者可应用。常用药物有盐酸氨溴索，30 mg，每日 3 次，N- 乙酰半胱氨酸，0.2 g，每日 3 次，或羧甲司坦，0.5 g，每日 3 次。

5. 长期家庭氧疗 (LTOT)

对慢阻肺并发慢性呼吸衰竭者可提高生活质量和生存率。对血流动力学、运动能力和精神状态均会产生有益的影响。使用 LTOT 的指征为：① $PaO_2 \leqslant 55$ mmHg 或 $SaO_2 \leqslant 88\%$，有或没有高碳酸血症。② PaO_2 55 ～ 60 mmHg，或 $SaO_2 < 89\%$，并有肺动脉高压、心力衰竭所致水肿或红细胞增多症（血细胞比容 > 0.55）。一般用鼻导管吸氧，氧流量为 1.0 ～ 2.0 L/min，吸氧时间为 10 ～ 15 h/d。目的是使患者在静息状态下，达到 $PaO_2 \geqslant 60$ mmHg 和 (或) 使 SaO_2 升至 90% 以上。

(二) 急性加重期治疗

慢阻肺急性加重是指咳嗽、咳痰、呼吸困难比平时加重或痰量增多，或咳黄痰，或者是需要改变用药方案。

1. 确定急性加重期的原因 (最多见的急性加重原因是细菌或病毒感染) 及病情严重程度，根据病情严重程度决定门诊或住院治疗。

2. 支气管扩张剂药物同稳定期。有严重喘息症状者可给予较大剂量雾化吸入治疗，如应用沙丁胺醇 500 μg 或异丙托溴铵 500 μg，或沙丁胺醇 1000 μg 加异丙托溴铵 250 ～ 500 μg，通过小型雾化器给患者吸入治疗以缓解症状。

3. 低流量吸氧发生低氧血症者可鼻导管吸氧，或通过文丘里 (Venturi) 面罩吸氧。鼻导管给氧时，吸入的氧浓度与给氧流量有关，估算公式为吸入氧浓度 (%)= 21 +4× 氧流量 (L/min)。一般吸入氧浓度为 28% ～ 30%，应避免吸入氧浓度过高引起二氧化碳潴留。

4. 抗生素当患者呼吸困难加重，咳嗽伴痰量增加、有脓性痰时，应根据患者所在地常见病原菌及其药物敏感情况积极选用抗生素治疗。门诊可用阿莫西林 / 克拉维酸、头孢唑肟 0.25 g 每日 3 次、头孢呋辛 0.5 g 每日 2 次、左氧氟沙星 0.4 g 每日 1 次、莫西沙星 0.4 g 每日 1 次；较重者可应用第三代头孢菌素，如头孢曲松钠 2.0 g 加于生理盐水中静脉滴注，每天 1 次。住院患者当根据疾病严重程度和预计的病原菌更积极地给予抗生素，如给予 β 内酰胺类 /β 内酰胺酶抑制剂、大环内酯类或喹诺酮类，一般多静脉滴注给药。如果找到确切的病原菌，应根据药敏结果选用抗生素。

5. 糖皮质激素对需住院治疗的急性加重期患者可考虑口服泼尼松龙 30 ～ 40 mg/d，也可静脉给予甲泼尼龙 40 ～ 80 mg，每日 1 次。连续 5 ～ 7 天。

6. 祛痰剂溴己新 8 ～ 16 mg，每日 3 次；盐酸氨溴索 30 mg，每日 3 次，酌情选用。

如患者有呼吸衰竭、肺源性心脏病、心力衰竭，具体治疗方法可参阅有关章节治疗内容。

（戈艳蕾 李建）

参考文献

[1] 戈艳蕾，李建，王红阳，等 . 维生素 D 治疗慢性阻塞性肺疾病急性加重期合并低钙血症患者疗效观察 . 中国老年学杂志 .2014，34(08):2250-2251.

[2] 戈艳蕾，刘香玉，李建，等 . 丹红注射液及肝素雾化吸入治疗间质性肺炎疗效 [J]. 时珍国医国药 .2013，24(7):1668-1669.

[3] 戈艳蕾，刘聪辉，曹书华，等 . 老年中重度慢性阻塞性肺病伴阻塞性睡眠呼吸暂停低参通气综合征患者认知障碍与相关因子水平 [J]. 中国老年学杂志 .2014(19):5558-5559.

[4] 戈艳蕾，刘聪辉，崔紫阳，等 . 慢性阻塞性肺疾病合并阻塞性睡眠呼吸暂停综合征患者血清 Caspase-3 和 Caspase-9 水平与认知功能障碍的相关性研究 [J]. 中国现代医学杂志 .2016，26(11):77-80.

[5] 戈艳蕾，李建，王红阳，等 . 丹红联合乙酰半胱氨酸治疗特发性间质性肺炎疗效观察 [J]. 临床肺科杂志 .2012，17(12):2172-2173.

第八节 支气管哮喘

支气管哮喘简称哮喘，是由多种细胞 (如嗜酸性粒细胞、肥大细胞、T 淋巴细胞、中性粒细胞、平滑肌细胞、气道上皮细胞等) 和细胞组分参与的气道慢性炎症性疾病。主要特征包括气道慢性炎症，气道对多种刺激因素呈现的高反应性，广泛多变的可逆性气流受限以及随病程延长而导致的一系列气道结构的改变，即气道重构。临床表现为反复发作的喘息、气急、胸闷或咳嗽等症状，常在夜间及凌晨发作或加重，多数患者可自行缓解或经治疗后缓解。根据全球和我国哮喘防治指南提供的资料，经过长期规范化治疗和管理，80% 以上的患者可以达到哮喘的临床控制。

支气管哮喘 (简称哮喘) 是一种常见病、多发病。近年来发病有增加趋势，在我国支气管哮喘的患病率为 0.5% ～ 6%。该病严重危害人类的健康，给社会造成了巨大的经济负担，是全世界共同面临的主要公共卫生问题之一。

由于对哮喘发病机制认识的不断深入，目前认为哮喘是由多种细胞 (如嗜酸性粒细胞、肥大细胞、T 淋巴细胞、嗜中性粒细胞、气道上皮细胞等) 和细胞组分参与的气道慢性炎症性疾患。这种慢性炎症导致气道反应性的增加，通常出现广泛多变的可逆性气流受限，并引起反复发作性的喘息、气急、胸闷或咳嗽等症状，常在夜间和 (或) 清晨发作、加剧，多数患者可自行缓解或经治疗缓解。治疗不当，也可产生气流不可逆性受限，因此，合理的防治至关重要。

一、病因和发病机制

(一) 病因

哮喘的病因还不十分清楚，大多认为是与多基因遗传有关的疾病，同时受遗传因素和环境因素的双重影响。

许多调查资料表明，哮喘的亲属患病率高于群体患病率，并且亲缘关系越近，患病率越高。哮喘患儿双亲大多存在不同程度气道反应性增高。目前，哮喘的相关基因尚未完全明确，但有研究表明存在有与气道高反应性、IgE 调节和特应性反应相关的基因，这些基因在哮喘的发病中起着重要的作用。

环境因素中主要包括某些激发因素，包括吸入物，如尘螨、花粉、真菌、动物毛屑、二氧化硫、氨气等各种特异和非特异性吸入物；感染，如细菌、病毒、原虫、寄生虫等；食物，如鱼、虾、蟹、蛋类、牛奶等；药物，如普萘洛尔 (心得安)、阿司匹林等；气候变化、运动、妊娠等都可能是哮喘的激发因素。

(二) 发病机制

哮喘的发病机制尚不完全清楚。多数人认为，哮喘与变态反应、气道炎症、气道反应性增高及神经机制等因素相互作用有关。

1.变态反应

当变应原进入具有特应性体质的机体后，可刺激机体通过 T 淋巴细胞的传递，由 B 淋巴细胞合成特异性 IgE，并结合于肥大细胞和嗜碱性粒细胞表面的高亲和性的 IgE 受体 ($Fc\varepsilon R_1$)；IgE 也能结合于某些 B 细胞、巨噬细胞、单核细胞、嗜酸性粒细胞、NK 细胞及血小板表面的低亲和性 Fca 受体 ($Fc\varepsilon R_2$)，但是 $Fc\varepsilon R_2$ 与 IgE 的亲和力比 $Fc\varepsilon R_2$ 低 10 ～ 100 倍。若变应原再次进入体内，可与结合在 FceR 上的 IgE 交联，使该细胞合成并释放多种活性介质导致平滑肌收缩、黏液分泌增加、血管通透性增高和炎症细胞浸润等。炎症细胞在介质的作用下又可分泌多种介质，使气道病变加重，炎症反应增加，产生哮喘的临床症状。根据变应原吸入后哮喘发生的时间，可分为速发型哮喘反应 (IAR)、迟发型哮喘反应 (LAR) 和双相型哮喘反应 (OAR)。IAR 几乎在吸入变应原的同时立即发生反应，15 ～ 30 分钟达高峰，2 小时后逐渐恢复正常。LAR 6 小时左右发病，持续时间长，可达数天。而且临床症状重，常呈持续性哮喘表现，肺功能损害严重而持久。LAR 的发病机制较复杂，不仅与 IgE 介导的肥大细胞脱颗粒有关，而且主要是气道炎症所致。现在认为哮喘是一种涉及多种炎症细胞和结构细胞相互作用，许多介质和细胞因子参与的一种慢性炎症疾病。LAR 是由于慢性炎症反应的结果。

2.气道炎症

气道慢性炎症被认为是哮喘的本质。表现为多种炎症细胞特别是肥大细胞、嗜酸性粒细胞和 T 淋巴细胞等多种炎症细胞在气道的浸润和聚集。这些细胞相互作用可以分泌出多种炎症介质和细胞因子，这些介质、细胞因子与炎症细胞和结构细胞相互作用构成复杂的网络，使气道反应性增高，气道收缩，黏液分泌增加，血管渗出增多。已知肥大细胞、嗜酸性粒细胞、中性粒细胞、上皮细胞、巨噬细胞和内皮细胞都可产生炎症介质。

3.气道高反应性 (AHR)

表现为气道对各种刺激因子出现过强或过早的收缩反应，是哮喘患者发生和发展的另外一个重要因素。目前普遍认为气道炎症是导致气道高反应性的重要机制之一，当气道受到变应原或其他刺激后，由于多种炎症细胞、炎症介质及细胞因子的参与，气道上皮和上皮内神经的损害等而导致气道高反应性。AHR 常有家族倾向，受遗传因素的影响，AHR 为支气管哮喘患者的共同病理生理特征，然而出现 AHR 者并非都是支气管哮喘，如长期吸烟、接触臭氧、病毒性上呼吸道感染、慢性阻塞性肺疾病 (COPD) 等也可出现 AHR。

4. 神经机制

神经因素也被认为是哮喘发病的重要环节。支气管受复杂的自主神经支配。除胆碱能神经、肾上腺素能神经外，还有非肾上腺素能非胆碱能 (NANC) 神经系统。支气管哮喘与 β 肾上腺素受体功能低下和迷走神经张力亢进有关，并可能存在有 α 肾上腺素神经的反应性增加。NANC能释放舒张支气管平滑肌的神经介质如血管活性肠肽 (VIP)、一氧化氮 (NO)，及收缩支气管平滑肌的介质如 P 物质、神经激肽，两者平衡失调，则可引起支气管平滑肌收缩。

二、病理

显微镜下可见纤毛上皮剥离、气道上皮下有肥大细胞、嗜酸性粒细胞、淋巴细胞与中性粒细胞浸润。气道黏膜下组织水肿，微血管通透性增加，杯状细胞增生及支气管分泌物增加，支气管平滑肌痉挛等病理改变。若哮喘长期反复发作，表现为支气管平滑肌肌层肥厚，气道上皮细胞下纤维化、黏液腺增生和新生血管形成等，导致气道重构。

三、临床表现

几乎所有的支气管哮喘患者都有长期性和反复发作性的特点，哮喘的发作与季节、周围环境、饮食、职业、精神心理因素、运动和服用某种药物有密切关系。

(一) 主要临床表现

1. 前驱症状

在变应原引起的急性哮喘发作前往往有打喷嚏、流鼻涕、眼痒、流泪、干咳或胸闷等前驱症状。

2. 喘息和呼吸困难

是哮喘的典型症状，喘息的发作往往较突然。呼吸困难呈呼气性，表现为吸气时间短，呼气时间长，患者感到呼气费力，但有些患者感到呼气和吸气都费力。当呼吸肌收缩克服气道狭窄产生的过高支气管阻力负荷时，患者即可感到呼吸困难。一般来说，呼吸困难的严重程度和气道阻力增高的程度呈正比。但有 15% 的患者当 FEV_1 下降到正常值的 50% 时仍然察觉不到气流受限，表明这部分患者产生了颈动脉窦的适应，即对持续的刺激反应性降低。这说明单纯依靠症状的严重程度来评估病情有低估的危险，需要结合其他的客观检查手段来正确评价哮喘病情的严重程度。

3. 咳嗽、咳痰

咳嗽是哮喘的常见症状，由气道的炎症和支气管痉挛引起。干咳常是哮喘的前兆，哮喘发作时，咳嗽、咳痰症状反而减轻，以喘息为主。哮喘发作接近尾声时，支气管痉挛和气道狭窄减轻，大量气道分泌物需要排出时，咳嗽、咳痰可能加重，咳出大量的白色泡沫痰。有一部分哮喘患者，以刺激性干咳为主要表现，无明显的喘息症状，这部分哮喘称为咳嗽变异性哮喘 (CVA)。

4. 胸闷和胸痛

哮喘发作时，患者可有胸闷和胸部发紧的感觉。如果哮喘发作较重，可能与呼吸肌过度疲劳和拉伤有关。突发的胸痛要考虑自发性气胸的可能。

5. 体征

哮喘的体征与哮喘的发作有密切的关系，在哮喘缓解期可无任何阳性体征。在哮喘发作期，根据病情严重程度的不同可有不同的体征。哮喘发作时支气管和细支气管进行性的气流受限可引起肺部动力学、气体交换和心血管系统一系列的变化。为了维持气道的正常功能，肺出现膨胀，伴有残气容积和肺总量的明显增加。由于肺的过度膨胀使肺内压力增加，产生胸腔内负压所需要的呼吸肌收缩力也明显增加。呼吸肌负荷增加的体征是呼吸困难、呼吸加快和辅助呼吸肌运动。在呼气时，肺弹性回缩压降低和气道炎症可引起显著的气道狭窄，在临床上可观察到喘息、呼气延长和呼气流速减慢。这些临床表现一般和第 1 秒用力呼气容积 (FEV_1) 和呼气高峰流量 (PEF) 的降低相关。由于哮喘患者气流受限并不均匀，通气的分布也不均匀，可引起肺通气 / 血流比值的失调，发生低氧血症，出现发绀等缺氧表现。在吸气期间肺过度膨胀和胸腔负压的增加对心血管系统有很大的影响。右心室受胸腔负压的牵拉使静脉回流增加，可引起肺动脉高压和室间隔的偏移。在这种情况下，受压的左心室需要将血液从负压明显增高的胸腔射到体循环，产生吸气期间的收缩压下降，称为奇脉。

(1) 一般体征：哮喘患者在发作时，精神一般比较紧张，呼吸加快、端坐呼吸，严重时可出现口唇和指 (趾) 发绀。

(2) 呼气延长和双肺哮鸣音：在胸部听诊时可听到呼气时间延长而吸气时间缩短，伴有双肺如笛声的高音调，称为哮鸣音。这是小气道梗阻的特征。两肺满布的哮鸣音在呼气时较明显，称呼气性哮鸣音。很多哮喘患者在吸气和呼气都可闻及哮鸣音。单侧哮鸣音突然消失要考虑发生自发性气胸的可能。在哮喘严重发作，支气管发生极度狭窄，出现呼吸肌疲劳时，喘鸣音反而消失，称为寂静肺，是病情危重的表现。

(3) 肺过度膨胀体征：即肺气肿体征。表现为胸腔的前后径扩大，肋间隙增宽，叩诊呈过清音，肺肝浊音界下降，心浊音界缩小。长期哮喘的患者可有桶状胸，儿童可有鸡胸。

(4) 奇脉：重症哮喘患者发生奇脉是吸气期间收缩压下降幅度 (一般不超过 1.33 kPa 即 10 mmHg) 增大的结果。这种吸气期收缩压下降的程度和气流受限的程度相关，它反映呼吸肌对胸腔压波动的影响的程度明显增加。呼吸肌疲劳的患者不再产生较大的胸腔压波动，奇脉消失。严重的奇脉 (不低于 3.33 kPa，即 25 mmHg) 是重症哮喘的可靠指征。

(5) 呼吸肌疲劳的表现：表现为呼吸肌的动用，肋间肌和胸锁乳突肌的收缩，还表现为反常呼吸，即吸气时下胸壁和腹壁向内收。

(6) 重症哮喘的体征：随着气流受限的加重，患者变得更窘迫，说话不连贯，皮肤潮湿，呼吸和心率增加。并出现奇脉和呼吸肌疲劳表现。呼吸频率不小于 25/min，心率不低于 110/min，奇脉不低于 3.33 kPa 是重症哮喘的指征。患者垂危状态时可出现寂静肺或呼吸乏力、发绀、心动过缓、意识恍惚或昏迷等表现。

(二) 重症哮喘的表现

1. 哮喘持续状态

指哮喘严重发作并持续24小时以上,通常被称为"哮喘持续状态"。这是指发作的情况而言,并不代表该患者的基本病情,但这种情况往往发生于重症的哮喘患者,而且与预后有关,是哮喘本身的一种最常见的急症。许多危重哮喘病例的病情常常在一段时间内逐渐加剧,所有重症哮喘患者在某种因素的激发下都有随时发生严重致命性急性发作的可能,而无特定的时间因素。其中一部分患者可能在哮喘急性发作过程中,虽经一段时间的治疗,但病情仍然逐渐加重。

2. 哮喘猝死

有一部分哮喘患者在经过一段相对缓解的时期后,突然出现严重急性发作,如果救治不及时,可在数分钟到数小时内死亡,称为哮喘猝死。哮喘猝死的定义为哮喘突然急性严重发作、患者在 2 小时内死亡。哮喘猝死的原因可能与哮喘突然发作或加重,引起严重气流受限或其他心肺并发症导致心搏和呼吸骤停有关。

3. 潜在性致死性哮喘

包括以下几种情况:①长期口服糖皮质激素类药物治疗;②以往曾因严重哮喘发作住院抢救治疗;③曾因哮喘严重发作而行气管切开、机械通气治疗;④既往曾有气胸或纵隔气肿病史;⑤本次发病过程中需不断超常规剂量使用支气管扩张药,但效果不明显。在哮喘发作过程中,还有一些征象值得高度警惕,如喘息症状频发,持续甚至迅速加重,气促 (呼吸频率超过 30/min),心率超过 140/min,体力活动和言语受限,夜间呼吸困难显著,取前倾位,极度焦虑、烦躁、大汗淋漓,甚至出现嗜睡和意识障碍,口唇、指甲发绀等。患者的肺部一般可以听到广泛哮鸣音,但若哮鸣音减弱,甚至消失,而全身情况不见好转,呼吸浅快,甚至神志淡漠和嗜睡,则意味着病情危重,随时可能发生心搏和呼吸骤停。此时的血气分析对病情和预后判断有重要参考价值。若动脉血氧分压 (PaO_2) 低于 8.0 kPa(60 mmHg) 和 (或) 动脉二氧化碳分压 ($PaCO_2$) 高于 6.0 kPa(45 mmHg),动脉血氧饱和度 (SaO_2) 低于 90%,pH 值小于 7.35,则意味患者处于危险状态,应加强监护和治疗。

4. 脆性哮喘 (BA)

正常人的支气管舒缩状态呈现轻度生理性波动,第 1 秒用力呼气容积 (FEV_1) 和高峰呼气流量 (PEF) 在晨间降至最低 (波谷),午后达最大值 (波峰)。哮喘患者这种变化尤其明显。有一类哮喘患者 FEV_1 和 PEF 在治疗前后或一段时间内大幅度地波动,称为 "脆性哮喘"。Ayres 在综合各种观点的基础上提出 BA 的定义和分型如下。

(1) I 型 BA:尽管采取了正规、有力的治疗措施,包括吸入糖皮质激素 (如吸入二丙酸倍氯米松 1500 μg/d 以上),或口服相当剂量糖皮质激素,同时联合吸入支气管舒张药,连续观察至少 150 天,半数以上观察日的 PEF 变异率超过 40%。

(2) II 型 BA:在基础肺功能正常或良好控制的背景下,无明显诱因突然急性发作的支气管痉挛,3 小时内哮喘严重发作伴高碳酸血症,可危及生命,常需机械通气治疗。月经期前发作的哮喘往往属于此类。

（三）特殊类型的哮喘

1. 运动诱发性哮喘 (EIA)

也称为运动性哮喘，是指达到一定的运动量后，出现支气管痉挛而产生的哮喘。其发作大多是急性的、短暂的，而且大多能自行缓解。运动性哮喘并非说明运动即可引起哮喘，实际上短暂的运动可兴奋呼吸，使支气管有短暂的舒张，其后随着运动时间的延长，强度增加，支气管发生收缩。运动性哮喘特点为：①发病均发生在运动后；②有明显的自限性，发作后经一定时间的休息后即可逐渐恢复正常；③一般无过敏性因素参与，特异性过敏原皮试阴性，血清 IgE 水平不高。

但有些学者认为，运动性哮喘常与过敏性哮喘共存，说明两者之间存在一些联系。临床上可进行运动诱发性试验来判断是否存在运动性哮喘。如果运动后 FEV_1 下降 20%～40%，即可诊断为轻度运动性哮喘；FEV_1 下降 40%～65%，即可诊断为中度运动性哮喘；FEV_1 下降 65% 以上可诊断为重度运动性哮喘。有严重心肺或其他影响运动疾病的患者不宜进行运动诱发性试验。

2. 药物性哮喘

由于使用某种药物导致的哮喘发作。常见的可能引起哮喘发作的药物有阿司匹林、β 受体阻滞药、血管紧张素转换酶抑制药 (ACEI)、局部麻醉药、添加剂（如酒石黄）、医用气雾剂中的杀菌复合物等。个别患者吸入支气管舒张药时，偶尔也可引起支气管收缩，可能与其中的氟利昂或表面活性剂有关。免疫血清、含碘造影剂也可引起哮喘发作。这些药物通常是以抗原、半抗原或佐剂的形式参与机体的变态反应过程，但并非所有的药物性哮喘都是机体直接对药物产生变态反应引起。如 β 受体阻滞药，它是通过阻断 β 受体，使 $β_2$ 受体激动药不能在支气管平滑肌的效应器上起作用，从而导致支气管痉挛。

阿司匹林是诱发药物性哮喘最常见的药物，某些患者可在服用阿司匹林或其他非甾体抗感染药数分钟或数小时内发生剧烈支气管痉挛。此类哮喘多发生于中年人，在临床上可分为药物作用相和非药物作用相。药物作用相指服用阿司匹林等解热镇痛药后引起哮喘持续发作的一段时间，潜伏期可为 5 分钟至 2 小时，患者的症状一般很重，常见明显的呼吸困难和发绀，甚至意识丧失、血压下降、休克等。药物作用相的持续时间不等，从 2～3 小时至 1～2 天。非药物作用相阿司匹林性哮喘指药物作用时间之外的时间，患者可因各种不同的原因发作哮喘。阿司匹林性哮喘的发病可能与其抑制呼吸道花生四烯酸的环氧酶途径，使花生四烯酸的脂氧酶代谢途径增强，产生过多的白三烯有关。白三烯具有很强的支气管平滑肌收缩能力。近年来研制的白三烯受体拮抗药，如扎鲁斯特和孟鲁斯特可以很好地抑制口服阿司匹林导致的哮喘发作。

3. 职业性哮喘

从广义上讲，凡是由职业性致喘物引起的哮喘统称为"职业性哮喘"。但从职业病学的角度，职业性哮喘应该有严格的定义和范围。

我国在 20 世纪 80 年代末制订了职业性哮喘诊断标准，致喘物规定为异氰酸酯类、苯酐类、多胺类固化剂、铂复合盐、剑麻和青霉素。职业性哮喘的发生率往往与工业的发展水平有关，发达的工业国家，职业性哮喘的发病率较高，美国的职业性哮喘的发病率估计为 15% 左右。

职业性哮喘的病史有如下特点：①有明确的职业史，本病只限于与致喘物直接接触的劳动者；②既往（从事该职业前）无哮喘史；③自开始从事职业至哮喘首次发作的"潜伏期"最少半年以上；④哮喘发作与致喘物的接触关系非常密切，接触则发病，脱离则缓解。

还有一些患者在吸入氯气、二氧化硫等刺激性气体时，出现急性刺激性干咳症状、咳黏痰、气急等症状，称为反应性气道功能不全综合征，可持续 3 个月以上。

四、实验室和其他检查

（一）痰液检查

部分患者痰涂片显微镜下可见较多嗜酸性粒细胞。

（二）肺功能检查

1. 通气功能检测

哮喘发作时呈阻塞性通气功能障碍表现，用力肺活量 (FVC) 正常或下降，1 秒钟用力呼气容积 (FEV_1)、1 秒率 (FEV_1/FVC%) 以及最高呼气流量 (PEF) 均下降；残气量及残气量与肺总量比值增加。其中以 FEV_1/FVC% < 70% 或 FEV_1 低于正常预计值的 80% 为判断气流受限的最重要指标。缓解期上述通气功能指标可逐渐恢复。病变迁延、反复发作者，其通气功能可逐渐下降。

2. 支气管激发试验 (BPT)

用以测定气道反应性。常用吸入激发剂为醋甲胆碱和组胺，其他激发剂包括变应原、单磷酸腺苷、甘露醇、高渗盐水等，也有用物理激发因素如运动、冷空气等作为激发剂。观察指标包括 FEV_1、PEF 等。结果判断与采用的激发剂有关，通常以使 FEV_1 下降 20% 所需吸入醋甲胆碱或组胺累积剂量 (PD20-FEV_1) 或浓度 (PC20-FEV_1) 来表示，如 FEV_1 下降 ≥ 20%，判断结果为阳性，提示存在气道高反应性。BPT 适用于非哮喘发作期、FEV_1 在正常预计值 70% 以上患者的检查。

3. 支气管舒张试验 (BDT)

用以测定气道的可逆性改变。常用的吸入支气管舒张剂有沙丁胺醇、特布他林。当吸入支气管舒张剂 20 分钟后重复测定肺功能，FEV_1 较用药前增加 ≥ 12%，且其绝对值增加 ≥ 200 mL，判断结果为阳性，提示存在可逆性的气道阻塞。

4. PEF 及其变异率测定

哮喘发作时 PEF 下降。由于哮喘有通气功能时间节律变化的特点，监测 PEF 日间、周间变异率有助于哮喘的诊断和病情评估。若昼夜 PEF 变异率 ≥ 20%，提示存在可逆性的气道改变。

（三）胸部 X 线 /CT 检查

哮喘发作时胸部 X 线可见两肺透亮度增加，呈过度通气状态，缓解期多无明显异常。胸部 CT 在部分患者可见支气管壁增厚、黏液阻塞。

（四）特异性变应原检测

外周血变应原特异性 IgE 增高，结合病史有助于病因诊断；血清总 IgE 测定对哮喘诊断价值不大，但其增高的程度可作为重症哮喘使用抗 IgE 抗体治疗及调整剂量的依据。体内变应原试验包括皮肤变应原试验和吸入变应原试验，前者可通过皮肤点刺等方法进行。

（五）动脉血气分析

严重哮喘发作时可出现缺氧。由于过度通气可使 $PaCO_2$ 下降，pH 值上升，表现为呼吸性碱中毒。若病情进一步恶化，可同时出现缺氧和 CO_2 滞留，表现为呼吸性酸中毒。当 $PaCO_2$ 较前增高，即使在正常范围内也要警惕严重气道阻塞的发生。

五、诊断

1. 反复发作喘息、气急、胸闷或咳嗽，多与接触变应原、冷空气、物理、化学性刺激、病毒性上呼吸道感染、运动等有关。

2. 发作时在双肺可闻及散在或弥漫性、以呼气相为主的哮鸣音，呼气相延长。

3. 上述症状可经平喘药物治疗后缓解或自行缓解。

4. 除外其他疾病所引起的喘息、气急、胸闷或咳嗽。

5. 临床表现不典型者（如无明显喘息或体征）应有下列三项中至少一项阳性：①支气管激发试验或运动试验阳性；②支气管舒张试验阳性；③昼夜 PEF 变异率 ≥ 20%。

符合 1 ～ 4 条或 4、5 条者，可以诊断为哮喘。

六、鉴别诊断

（一）左心衰竭引起的呼吸困难

过去称为心源性哮喘，发作时症状与哮喘相似，但其发病机制与病变本质则与哮喘截然不同，为避免混淆，目前已不再使用"心源性哮喘"一词。该病与重症哮喘症状相似，极易混淆。鉴别要点：患者多有高血压、冠状动脉粥样硬化性心脏病、风湿性心脏病等病史和体征，突发气急，端坐呼吸，阵发性咳嗽，常咳出粉红色泡沫痰，两肺可闻及广泛的湿啰音和哮鸣音，左心界扩大，心率增快，心尖部可闻及奔马律。胸部 X 线检查可见心脏增大、肺瘀血征。若一时难以鉴别，可雾化吸入 β_2 受体激动剂或静脉注射氨茶碱缓解症状后进一步检查。忌用肾上腺素或吗啡。

（二）慢性阻塞性肺疾病 (COPD)

多见于中老年人，多有长期吸烟或接触有害气体的病史和慢性咳嗽史，喘息长年存在，有加重期。体检双肺呼吸音明显下降，可有肺气肿体征，两肺或可闻及湿啰音。对中老年患者严格将慢阻肺和哮喘区分有时十分困难，用支气管舒张剂和口服或吸入激素做治疗性试验可能有所帮助。如患者同时具有哮喘和慢阻肺的特征，可以诊断哮喘合并慢阻肺或慢阻肺合并哮喘。

（三）上气道阻塞

中央型支气管肺癌、气管支气管结核、复发性多软骨炎等气道疾病或异物气管吸入，导致支气管狭窄或伴发感染时，可出现喘鸣或类似哮喘样呼吸困难，肺部可闻及哮鸣音。但根据病史，特别是出现吸气性呼吸困难，痰细胞学或细菌学检查，胸部影像、支气管镜检查，常可明确诊断。

（四）变态反应性支气管肺曲菌病 (ABPA)

常以反复哮喘发作为特征，可咳出棕褐色黏稠痰块或咳出树枝状支气管管型。痰嗜酸性粒细胞数增加，痰镜检或培养可查及曲菌。胸部 X 线呈游走性或固定性浸润病灶，CT 可显示近端支气管呈囊状或柱状扩张。曲菌抗原皮肤试验呈双相反应，曲菌抗原特异性沉淀抗体 (IgG) 测定阳性，血清总 IgE 显著升高。

七、治疗

目前尚无特效的治疗方法。治疗的目的为控制症状，防止病情恶化，尽可能保持肺功能正常，维持正常活动能力 (包括运动)，避免治疗副作用，防止不可逆气流阻塞，避免死亡。

(一) 脱离变应原

部分患者能找到引起哮喘发作的变应原或其他非特异刺激因素，应立即使患者脱离变应原。这是防治哮喘最有效的方法。

(二) 药物治疗

治疗哮喘药物主要分为两类。

1. 缓解哮喘发作 此类药的主要作用为舒张支气管，故也称支气管舒张药。

(1) 肾上腺素受体激动剂 (简称 β_2 受体激动剂)：β_2 受体激动剂主要通过作用于呼吸道的 β_2 受体，激活腺苷酸环化酶，使细胞内的环磷腺苷 (cAMP) 含量增加，游离 Ca^{2+} 减少，从而松弛支气管平滑肌，是控制哮喘急性发作症状的首选药物。常用的短效 β_2 受体激动剂有沙丁胺醇 (salbutamol)、特布他林 (terbutaline) 和非诺特罗 (fenoterol)，作用时间为 4 ～ 6 小时。长效 β_2 受体激动剂有福莫特罗 (formoterol)、沙美特罗 (salmeterol) 及丙卡特罗 (procaterol)，作用时间为 10 ～ 12 小时。长效 β_2 激动剂尚具有一定的抗气道炎症，增强黏液 - 纤毛运输功能的作用。肾上腺素、麻黄碱和异丙肾上腺素，因其心血管副作用多而已被高选择性的 β_2 激动剂所代替。

用药方法可采用吸入，包括定量气雾剂 (MDI) 吸入、干粉吸入、持续雾化吸入等，也可采用口服或静脉注射。首选吸入法，因药物吸入气道直接作用于呼吸道，局部浓度高，作用迅速，所用剂量较小，全身副作用少。常用剂量为沙丁胺醇或特布他林 MDI，每天 3 ～ 4 次，每次 1 ～ 2 喷。通常 5 ～ 10 分钟即可见效。可维持 4 ～ 6 小时，长效 β_2 受体激动剂如福莫特罗 4.5 μg，每天 2 次，每次 1 喷，可维持 12 小时。应教会患者正确掌握 MDI 吸入方法。儿童或重症患者可在 MDI 上加贮雾瓶 (spacer)，雾化释出的药物在瓶中停留数秒，患者可从容吸入，并可减少雾滴在口咽部沉积引起刺激。干粉吸入方法较易掌握，持续雾化吸入多用于重症和儿童患者，使用方法简单易于配合。如沙丁胺醇 5 mg 稀释在 5 ～ 20 mL 溶液中雾化吸入。沙丁胺醇或特布他林一般口服用法为 2.4 ～ 2.5 mg，每日 3 次，15 ～ 30 分钟起效，但心悸、骨骼肌震颤等副作用较多。β_2 激动剂的缓释型及控释型制剂疗效维持时间较长，用于防治反复发作性哮喘和夜间哮喘。注射用药用于严重哮喘，一般每次用量为沙丁胺醇 0.5 mg，滴速 2 ～ 4 μg /min，易引起心悸，只在其他疗法无效时使用。

(2) 抗胆碱药：吸入抗胆碱药如异丙托溴铵为胆碱能受体 (M 受体) 拮抗剂，可以阻断节后迷走神经通路，降低迷走神经兴奋性而起舒张支气管作用，并有减少痰液分泌的作用。与 β_2 受体激动剂联合吸入有协同作用，尤其适用于夜间哮喘及多痰的患者。可用 MDI，每日 3 次，每次 25 ～ 75 μg 或用 100 ～ 250 μg/mL 的溶液持续雾化吸入，约 10 分钟起效，维持 4 ～ 6 小时。副作用少，少数患者有口苦或口干感，近年发展的选择性 M_1、M_3 受体拮抗剂，如泰乌托品 (噻托溴铵) 作用更强，持续时间更久 (可达 24 小时)，副作用更少。

(3) 茶碱类：茶碱类除能抑制磷酸二酯酶，提高平滑肌细胞内的 cAMP 浓度外，还能拮抗腺苷受体；刺激肾上腺分泌肾上腺素，增强呼吸肌的收缩；增强气道纤毛清除功能和抗感染作用。是目前治疗哮喘的有效药物。茶碱与糖皮质激素合用具有协同作用。

口服给药：包括氨茶碱和控 (缓) 释茶碱，后者因其昼夜血药浓度平稳，副作用较少，且可维持较好的治疗浓度，平喘作用可维持 12 ～ 24 小时，可用于控制夜间哮喘。一般剂量每日为 6 ~ 10 mg/kg，用于轻、中度哮喘。静脉注射氨茶碱首次剂量为 4 ~ 6 mg/kg，注射速度不超过 0.25 mg/(kg·min)，静脉滴注维持量为 0.6 ~ 0.8 mg/(kg·h)，日注射量一般不超过 1.0 g。静脉给药主要应用于重、危症哮喘。

茶碱的主要副作用为胃肠道症状 (恶心、呕吐)、心血管症状 (心动过速、心律失常、血压下降) 及多尿，偶可兴奋呼吸中枢，严重者可引起抽搐乃至死亡，最好在用药过程中监测血浆茶碱浓度，其安全有效浓度为 6 ~ 15 μg/mL。发热、妊娠、小儿或老年，有肝、心、肾功能障碍及甲状腺功能亢进者尤须慎用。合用西咪替丁 (甲氰咪胍)、喹诺酮类、大环内酯类药物等可影响茶碱代谢而使其排泄减慢，应减少用药量。

2. 控制哮喘发作　此类药物主要治疗哮喘的气道炎症，亦称抗感染药。

(1) 糖皮质激素：由于哮喘的病理基础是慢性非特异性炎症，糖皮质激素是当前控制哮喘发作最有效的药物。主要作用机制是抑制炎症细胞的迁移和活化；抑制细胞因子的生成；抑制炎症介质的释放；增强平滑肌细胞 β_2 受体的反应性。可分为吸入、口服和静脉用药。

吸入治疗是目前推荐长期抗感染治疗哮喘的最常用方法。常用吸入药物有倍氯米松 (BDP)、布地奈德 (budesonide)、氟替卡松 (futicasone)、莫米松 (mometasone) 等。后两者生物活性更强，作用更持久。通常需规律吸入一周以上方能生效。根据哮喘病情，吸入剂量 (BDP 或等效量其他糖皮质激素) 在轻度持续者一般 200 ~ 500 μg/d，中度持续者一般 500 ~ 1000 μg/d，重度持续者一般 > 1000 μg/d(不宜超过 2000 μg/d)(氟替卡松剂量减半)。吸入治疗药物全身副作用少，少数患者可引起口咽念珠菌感染、声音嘶哑或呼吸道不适，吸药后用清水漱口可减轻局部反应和胃肠吸收。长期使用剂量较大 (> 1000 μg/d) 者应注意预防全身性副作用，如肾上腺皮质功能抑制、骨质疏松等。为减少吸入大剂量糖皮质激素的副作用，可与长效 β_2 受体激动剂、控释茶碱或白三烯受体拮抗剂等联合使用。

口服剂：有泼尼松 (强的松)、泼尼松龙 (强的松龙)。用于吸入糖皮质激素无效或需要短期加强的患者，起始 30 ~ 60 mg/d,症状缓解后逐渐减量至 ≤ 10 mg/d。然后停用，或改用吸入剂。

静脉用药：重度或严重哮喘发作时应及早应用琥珀酸氢化可的松，注射后 4 ~ 6 小时起作用，常用量 100 ~ 400 mg/d，或甲泼尼龙 (甲基泼尼松龙，80 ~ 160 mg/d) 起效时间更短 (2 ~ 4 小时)。地塞米松因在体内半衰期较长、副作用较多，宜慎用，一般为 10 ~ 30 mg/d。症状缓解后逐渐减量，然后改口服和吸入制剂维持。

(2)LT 调节剂：通过调节 LT 的生物活性而发挥抗炎作用。同时也具有舒张支气管平滑肌的作用。常用半胱氨酰 LT 受体拮抗剂，如扎鲁司特 (zafirlukast)20 mg，每日 2 次，或孟鲁司特 (montelukast)10 mg，每天 1 次。副作用通常较轻微，主要是胃肠道症状，少数有皮疹、血管性水肿、转氨酶升高，停药后可恢复正常。

(3) 色苷酸钠及尼多酸钠：是非糖皮质激素抗炎药物。可部分抑制 IgE 介导的肥大细胞释放介质，对其他炎症细胞释放介质亦有选择性抑制作用。能预防变应原引起速发和迟发反应，以及运动和过度通气引起的气道收缩。色苷酸钠雾化吸入 3.5 ~ 7 mg 或干粉吸入 20 mg，每日 3 ~ 4 次。本品体内无积蓄作用，少数病例可有咽喉不适、胸闷、偶见皮疹，孕妇慎用。

(4) 其他药物：酮替酚 (ketotifen) 和新一代组胺 H_1 受体拮抗剂阿司咪唑、曲尼斯特、氯雷他定在轻症哮喘和季节性哮喘有一定效果，也可与 β_2 受体激动剂联合用药。

(三) 急性发作期的治疗

急性发作的治疗目的是尽快缓解气道阻塞，纠正低氧血症，恢复肺功能，预防进一步恶化或再次发作，防止并发症。一般根据病情的分度进行综合性治疗。

1. 轻度

每日定时吸入糖皮质激素 (200～500 μg BDP)。出现症状时吸入短效 β_2 受体激动剂，可间断吸入。效果不佳时可加用口服 β_2 受体激动剂控释片或小量茶碱控释片 (200 mg/d)，或加用抗胆碱药如异丙托溴铵气雾剂吸入。

2. 中度

吸入剂量一般为每日 500～1000 μg BDP；规则吸入 β_2 受体激动剂或联合抗胆碱药吸入或口服长效 β_2 受体激动剂。亦可加用口服 LT 拮抗剂，若不能缓解，可持续雾化吸入 β_2 受体激动剂 (或联合用抗胆碱药吸入)，或口服糖皮质激素 (＜60 mg/d)。必要时可用氨茶碱静脉注射。

3. 重度至危重度

持续雾化吸入 β_2 受体激动剂，或合并抗胆碱药；或静脉滴注氨茶碱或沙丁胺醇，加用口服 LT 桔抗剂。静脉滴注糖皮质激素如琥珀酸氢化可的松或甲泼尼松或地塞米松 (剂量见前)。待病情得到控制和缓解后 (一般 3～5 天)，改为口服给药。注意维持水电解质平衡，纠正酸碱失衡，当 pH 值＜7.20，且合并代谢性酸中毒时，应适当补碱；给予氧疗，如病情恶化缺氧不能纠正时，进行无创或有创机械通气。如并发气胸时，机械通气需在胸腔引流气体条件下进行。

(四) 哮喘非急性发作期的治疗

一般哮喘经过急性期治疗症状得到控制，但哮喘的慢性炎症病理生理改变仍然存在，因此，必须制订哮喘的长期治疗方案。根据哮喘的控制水平选择合适的治疗方案 (表 1-1)。

表 1-1 哮喘的治疗方案

第1步	第2步	第3步	第4步	第5步
		哮喘教育、环境控制		
按需使用速效 β_2 受体激动		按需使用速效 β_2 受体激动		
	选择1种	选择1种	增加1种以上	增加1种或2种
	低剂量 ICS	低剂量 ICS 加长效 β_2 受体激动剂	中等剂量或高剂量 ICS 加长效 β_2 受体激动剂	口服糖皮质激素 (最低剂量)
控制哮喘的可选药物	白三烯调节剂	中等剂量 ICS 或高剂量 ICS	白三烯调节剂	抗 IgE 治疗
		低剂量 ICS 加白三烯调节剂	缓释茶碱	
		低剂量 ICS 加缓释茶碱		

对哮喘患者进行哮喘知识教育和控制环境、避免诱发因素贯穿于整个治疗阶段。对于大多数未经治疗的持续性哮喘患者，初始治疗应从第 2 级治疗方案开始。如果初始评估提示哮喘处于严重未控制，治疗应从第 3 级方案开始。从第 2 步到第 5 步的治疗方案中都有不同的哮喘控制药物可供选择。而在每一步中缓解药物都应该按需使用，以迅速缓解哮喘症状。

每 3 个月左右对病情进行一次评估，然后根据病情进行调整治疗方案，或升级或降级治疗。如果使用该级治疗方案不能够使哮喘得到控制，治疗方案应该升级治疗，直至达到哮喘控制。当哮喘控制并维持至少 3 个月后，治疗方案可考虑降级。若患者使用最低剂量控制药物达到哮喘控制 1 年，可考虑停用药物治疗。

上述方案为基本原则，必须个体化，联合应用，以最小量、最简单的联合，副作用最少，效果最佳为原则。

（五）免疫疗法

分为特异性和非特异性两种，前者又称脱敏疗法（或称减敏疗法）。由于有 60% 以上的哮喘发病与特异性变应原有关，采用特异性变应原（如螨、花粉、猫毛等）做定期反复皮下注射，剂量由低至高，以产生免疫耐受性，使患者脱（减）敏。例如采用标化质量 (standard quality, SQ) 单位的变应原疫苗，起始浓度为 100 SQ-U/mL，每周皮下注射一次，15 周达到维持量，治疗 1～2 年，若治疗反应良好，可坚持 3～5 年。脱敏治疗的局部反应发生率为 5%～30%(皮肤红肿、风团、瘙痒等)，全身反应包括荨麻疹、结膜炎 / 鼻炎、喉头水肿、支气管痉挛以致过敏性休克等，有个别报道死亡者（死亡率 1/10 万以下)，因而脱敏治疗需要在有抢救措施的医院进行。

除常规的脱敏疗法外，季节前免疫法，对于一些季节性发作的哮喘患者（多为花粉致敏），可在发病季节前 3～4 个月开始治疗，除皮下注射以外，目前已发展了口服或舌下（变应原）免疫疗法，但尚不成熟。

非特异性免疫疗法，如注射卡介苗、转移因子、疫苗等生物制品抑制变应原反应的过程。有一定辅助的疗效。目前采用基因工程制备的人重组抗 IgE 单克隆抗体治疗中重度变应性哮喘，已取得较好效果。

（戈艳蕾 李建）

参考文献

[1] 戈艳蕾，李建，王红阳，等 . 维生素 D 治疗慢性阻塞性肺疾病急性加重期合并低钙血症患者疗效观察 . 中国老年学杂志 .201434(08):2250-2251.

[2] 戈艳蕾，刘香玉，李建等 . 丹红注射液及肝素雾化吸入治疗间质性肺炎疗效 . 时珍国医国药 .2013，24(7):1668-1669.

[3] 戈艳蕾，刘聪辉，曹书华，等 . 老年中重度慢性阻塞性肺病伴阻塞性睡眠呼吸暂停低参通气综合征患者认知障碍与相关因子水平 [J]. 中国老年学杂志 .2014(19):5558-5559.

[4] 戈艳蕾，刘聪辉，崔紫阳，等 . 慢性阻塞性肺疾病合并阻塞性睡眠呼吸暂停综合征患者血清 Caspase-3 和 Caspase-9 水平与认知功能障碍的相关性研究 [J]. 中国现代医学杂志 .2016，26(11):77-80.

[5] 李建，曹海涛，王红阳，等.超声诊断感染性心内膜炎并发肺栓塞 1 例并文献学习.临床肺科杂志.2014，19(1):190-191.

第九节 支气管扩张症

支气管扩张症 (bronchiectasis) 多见于儿童和青年。大多继发于急、慢性呼吸道感染和支气管阻塞后，反复发生支气管炎症，致使支气管壁结构破坏，引起支气管异常和持久性扩张。临床表现主要为慢性咳嗽、咳大量脓痰和 (或) 反复咯血。近年来随着急、慢性呼吸道感染的恰当治疗，其发病率有减少趋势。

一、病因和发病机制

支气管扩张的主要发病因素是支气管、肺组织感染和支气管阻塞，两者互为因果，促使支气管扩张的发生和发展。支气管扩张也可能由先天发育缺损及遗传因素引起，但较少见。另有约 30% 的支气管扩张患者病因未明，可能与机体免疫功能失调等因素有关。

(一) 支气管 - 肺组织感染和阻塞

婴幼儿百日咳、麻疹、支气管肺炎是支气管，肺组织感染所致支气管扩张最常见的原因。由于儿童支气管管腔较细，管壁薄弱，易阻塞，反复感染破坏支气管壁各层组织，尤其是平滑肌和弹性纤维遭破坏，削弱了管壁的支撑作用。或细支气管周围肺组织纤维化，牵拉管壁，致使支气管变形扩张。呼吸道阻塞也可能是肿瘤、异物吸入或管外肿大淋巴结压迫的后果，它们都可导致远端支气管，肺组织感染。支气管阻塞致肺不张，由于失去肺泡弹性组织的缓冲，胸腔内负压直接牵拉支气管管壁，致使支气管扩张。右肺中叶支气管细长，周围有多簇的淋巴结，常因非特异性或结核性淋巴结炎而肿大压迫支气管，引起右中叶不张，称为中叶综合征，是支气管扩张的好发部位。肺结核纤维组织增生和收缩牵拉，或因支气管内膜结核引起管腔狭窄、阻塞，均可导致支气管扩张。另外，吸入腐蚀性气体、支气管曲霉菌感染等均可损伤支气管壁并反复继发感染也可引起支气管扩张。

(二) 先天性发育缺损和遗传因素

支气管先天性发育障碍而致支气管扩张症，如支气管软骨发育不全或弹性纤维不足，导致局部管壁薄弱或弹性较差，常伴有鼻窦炎及内脏转位 (右位心)，被称为卡塔格内综合征 (kartagener syndrome)。有右位心者伴支气管扩张发病率为 15% ～ 20%，远高于一般人群，说明该综合征与先天性因素有关。

与遗传因素有关的肺囊性纤维化，由于支气管黏液腺分泌大量黏稠黏液，血清内可含有抑制支气管柱状上皮细胞纤毛活动物质 (囊性纤维化跨膜传导调节蛋白，CFTR)，致分泌物潴留在支气管内，引起阻塞、肺不张和继发感染，反复支气管炎症可发生支气管扩张。另外，部分遗传性 α_1 抗胰蛋白酶缺乏症患者也伴有支气管扩张。

(三) 机体免疫功能失调

近年来由于胸部 CT，尤其是高分辨率 CT(HRCT) 的临床应用，能显示常规胸部 X 线片难以查见的支气管扩张病变影像。目前已发现类风湿关节炎、Crohn 病、溃疡性结肠炎、系统性红斑狼疮、支气管哮喘和泛细支气管炎等疾病可同时伴有支气管扩张。有些不明原因的支气管扩张患者体液免疫和 (或) 细胞免疫功能有不同程度的异常,提示支气管扩张可能与机体免疫功能失调有关。

二、病理

继发于支气管,肺组织感染性病变的支气管扩张多见于下叶。左下叶支气管细长,与主气管的夹角大,且受心脏血管压迫,引流不畅,易发生感染,故左下叶支气管扩张更多见。左舌叶支气管开口接近下叶背段支气管,易受下叶感染所累及,故左下叶与舌叶支气管常同时发生扩张。

支气管扩张形状可分为柱状和囊状两种,亦常混合存在。典型的病理改变为支气管壁组织的破坏所致的管腔变形扩大,并可凹陷,腔内含有多量分泌物。黏膜表面常有慢性溃疡及呈急慢性炎症征象,柱状纤毛上皮常被鳞状上皮所替代,杯状细胞和黏液腺增生,支气管周围结缔组织常受损或丢失,并有微小脓肿。常伴毛细血管扩张,或支气管动脉和肺动脉的终末支扩张与吻合,形成血管瘤,可出现反复大量咯血。

支气管扩张发生反复感染,炎症可蔓延到邻近肺实质,引起不同程度的肺炎、小脓肿或肺小叶不张,以及伴有慢性支气管炎的病理改变。

三、临床表现

发病呈慢性经过。多数患者在童年有麻疹、百日咳或支气管肺炎迁延不愈病史,以后常有反复发作的下呼吸道感染。其典型症状为慢性咳嗽伴大量脓痰和 (或) 反复咯血。

(一) 症状

1. 慢性咳嗽伴大量脓痰

咳嗽、咳脓性痰为最常见的症状,痰量与体位改变有关,由于夜间呼吸道分泌物积聚,咳痰通常在清晨较明显,或夜间转动体位时咳嗽、咳痰量增多。临床症状轻重与支气管病变轻重、感染程度有关。感染急性发作时,黄绿色脓痰量每日数毫升至数百毫升。若伴有厌氧菌感染,则痰有臭味。感染时痰液收集于玻璃瓶中静置后出现分层的特征:上层泡沫,下悬脓性成分;中间为混浊黏液;底层为坏死组织沉淀物,由脓细胞、细胞残骸、纤维素、支气管栓等构成。常见的致病菌为铜绿假单胞菌、金黄色葡萄球菌、肺炎链球菌、流感嗜血杆菌和卡他莫拉菌等。

2. 反复咯血

50% ~ 70% 的患者反复咯血,程度不等,从痰中带血至大量咯血,咯血量与病情严重程度、病变范围有时不一致。部分患者以反复咯血为唯一症状,平时无咳嗽、咳脓痰等症状,临床上称为"干性支气管扩张"。病变多位于引流良好的上叶支气管。

3. 全身表现

反复肺部感染可引起全身中毒症状,如间歇发热或高热、乏力、食欲减退、消瘦、贫血等,严重者可出现气促与发绀。

(二) 体征

早期或干性支气管扩张可无异常肺部体征,病变重或继发感染时,常可闻及下胸部、背部固定的持久的较粗湿啰音,有时可闻及哮鸣音,部分慢性支气管扩张患者伴有杵状指 (趾)。

四，实验室检查和其他检查

（一）血液检查

无感染时，白细胞计数多正常。继发感染时，白细胞总数和中性粒细胞比例可增高。

（二）痰液检查

痰涂片革兰染色、细菌培养及药物敏感试验有助于病原菌诊断及指导治疗。

（三）影像学检查

早期轻症患者胸部 X 线片显示一侧或双侧下肺纹理局部增多及增粗现象；典型的 X 线表现为粗乱肺纹理中有多个不规则的蜂窝状透亮阴影或沿支气管的卷发状阴影，感染时阴影内出现液平面。体层摄片还可发现不张肺内支气管扩张和变形的支气管充气征。胸部 CT 检查显示管壁增厚的柱状扩张或成串成簇的囊样改变。通过纤维支气管镜检查，或做局部支气管造影，可明确出血、扩张或阻塞部位，还可进行局部灌洗，取冲洗液做涂片及做细菌学、细胞学检查，有助于诊断与治疗。

过去支气管造影作为诊断支气管扩张的金标准，可明确支气管扩张的部位、形态、范围和病变严重程度，是外科手术治疗的重要依据。近年来由于胸部 CT 技术的发展，尤其是高分辨率 CT(HRCT)，具有无创伤、方便、易重复和诊断准确性高等优点，已经取代支气管造影。

五、诊断与鉴别诊断

（一）诊断

根据慢性咳嗽、大量脓痰、反复咯血和肺部感染，结合童年呼吸道感染病史、肺部固定而持久局限性湿啰音和胸部 X 线片符合支气管扩张的影像学改变等，可做出诊断；对临床怀疑支气管扩张，而胸部 X 线片无明显异常者，行胸部 CT，尤其是高分辨率 CT 检查可做出诊断。

（二）鉴别诊断

1. 慢性支气管炎多发生于中老年吸烟者，在天气多变的冬春季节咳嗽、咳痰明显，多为白色黏液痰，急性发作时可出现脓性痰。查体可发现两肺底有散在细的干湿啰音。

2. 肺脓肿起病急，有高热、咳嗽、大量脓臭痰；X 线检查可见局部浓密炎症阴影，内有空腔液平面。急性肺脓肿经有效抗生素治疗后，炎症可完全吸收消退。若为慢性肺脓肿则以往有急性肺脓肿的病史。

3. 肺结核常有低热、盗汗等结核性全身中毒症状，干湿啰音多位于上肺局部，胸部 X 线片和痰结核菌检查可做出诊断。

4. 先天性肺囊肿 X 线检查可见多个边界纤细的圆形或椭圆形阴影，壁较薄，周围组织无炎症浸润，胸部 CT 检查和支气管造影可助诊断。

5. 弥漫性泛细支气管炎有慢性咳嗽、咳痰、活动时呼吸困难及慢性鼻窦炎，胸部 X 线片和 CT 上有弥漫分布的边界不太清楚的小结节影，类风湿因子、抗核抗体、冷凝集试验可阳性。确诊需病理学证实，大环内酯类抗生素持续治疗 2 个月以上有显效。

六、治疗

支气管扩张的主要内科治疗措施是清除气道分泌物和控制感染，必要时应考虑手术切除。

（一）清除气道分泌物

1. 祛痰剂

通过祛痰剂稀释脓痰，促进排痰。祛痰剂可服氯化铵 0.3～0.6 g，溴己新 8～16 mg，3 次/天。

2. 支气管舒张剂

部分病例由于支气管反应性增高或炎症的刺激，可出现支气管痉挛，影响痰液排出。在不咯血情况下，可口服氨茶碱 0.1 g，3～4 次/天，或其他缓释茶碱制剂。必要时，可加入支气管舒张药，喷雾吸入。

3. 体位引流和胸拍背体位引流

是根据病变的部位采取不同的体位，原则上应使患肺处于高位，引流支气管开口朝下，以利于痰液流入大支气管和气管排出。2～4 次/天，每次 15～30 分钟。体位引流时，间歇做深呼吸后用力咳痰，同时由他人用手叩击背部可提高引流效果。

4. 纤维支气管镜吸痰

如体位引流痰液仍难排出，可经纤维支气管镜吸痰，并用生理盐水冲洗稀释痰液，也可局部滴入抗生素。

（二）控制感染

控制感染是支气管扩张急性感染期的主要治疗措施。应根据症状、体征、痰液性状，最好参考细菌培养及药物敏感试验结果选用抗生素。轻症可口服氨苄西林、阿莫西林、头孢菌素或氟喹诺酮类药物，磺胺类药物也有一定疗效。重症患者特别是假单孢属细菌感染，常需静脉联合用药，第三代头孢菌素加氨基糖苷类药有协同作用。如有厌氧菌混合感染，加用甲硝唑或替硝唑。

（三）咯血的处理

少量咯血或痰中带血主要是控制感染和卧床休息，可选用氨基己酸、氨甲苯酸（止血芳酸）、酚磺乙胺（止血敏）等止血药物。过于紧张的患者可适当应用镇静剂，但应注意避免抑制咳嗽反射，引起窒息。咯血较多时，可选用垂体后叶素 5～10 U 加入 5% 葡萄糖注射液 40 mL 中静脉注射，一般控制在 15～20 分钟；然后将垂体后叶素 10～20 U 加入 5% 葡萄糖注射液 250～500 mL 中按 0.1 U/(kg·h) 滴速静脉滴注。高血压、冠心病、心功能不全者和孕妇等禁用。如经过内科治疗未能控制，可进行支气管动脉造影，对出血的小动脉定位，然后注入吸收性明胶海绵或聚乙烯醇栓，或导入钢圈进行栓塞止血。

（四）手术治疗

手术适应证有：①病变局限，症状重（严重咳嗽、脓痰、反复肺炎），患者相对年轻；②合并大咯血，保守治疗无效或反复发生大咯血者。

禁忌证有：①全身情况差，心肺功能不全；②合并其他严重疾病，不能耐受开胸手术；③双侧、广泛病变或无法确定病变部位者。

（戈艳蕾 李建）

参考文献

[1] 戈艳蕾，李建，王红阳，等．维生素 D 治疗慢性阻塞性肺疾病急性加重期合并低钙血症患者疗效观察．中国老年学杂志．2014，34(08):2250-2251.

[2] 戈艳蕾，刘香玉，李建，等.丹红注射液及肝素雾化吸入治疗间质性肺炎疗效 [J]. 时珍国医国药 .2013，24(7):1668-1669.

[3] 戈艳蕾，刘聪辉，曹书华，等 . 老年中重度慢性阻塞性肺病伴阻塞性睡眠呼吸暂停低参通气综合征患者认知障碍与相关因子水平 [J]. 中国老年学杂志 .2014(19):5558-5559.

[4] 戈艳蕾，刘聪辉，崔紫阳，等 . 慢性阻塞性肺疾病合并阻塞性睡眠呼吸暂停综合征患者血清 Caspase-3 和 Caspase-9 水平与认知功能障碍的相关性研究 [J]. 中国现代医学杂志 .2016，26(11):77-80.

[5] 李建，戈艳蕾，王红阳 . 唐山地区老年患者超声心动图拟诊肺动脉高压现患率调查 [J]. 临床肺科杂志 .2013，18(8):1523-1523.

第十节 肺结核

肺结核 (pulmonary tuberculosis) 在 21 世纪仍然是严重危害人类健康的主要传染病，是全球关注的公共卫生和社会问题，也是我国重点控制的主要疾病之一。

一、流行病学

全球结核病流行状况严重，现有活动性肺结核患者 2000 万，结核菌感染人数 20 亿，今后 10 年还将有 3 亿人受到结核菌感染。我国是全球 23 个结核病高负担国家之一，居全球第二，仅次于印度。2000 年的结核病感染率为 0.72%，有 4 亿～ 5 亿人已受结核分枝杆菌感染，现有肺结核患者约 590 万，每年因结核病死亡人数高达 25 万。

二、病因和发病机制

肺结核的致病菌是结核杆菌，可侵犯全身多个脏器，但以肺结核最为常见。

（一）结核菌

结核杆菌属于分枝杆菌属，因涂片染色具有抗酸性又称抗酸杆菌。结核杆菌分为人型、牛型、马型、鼠型等。对人致病者主要是人型菌，牛型菌感染较少见。牛型结核菌可经饮用未消毒的带菌牛乳引起肠道结核感染。

结核杆菌经抗酸染色呈红色微弯细长杆状，对外界抵抗力较强，干燥痰内可存活 6 ～ 8 个月，在阴湿处能生存 5 个月以上；但在烈日曝晒 2 小时，液体中加热至 70℃ 10 分钟，95℃ 1 分钟，接触 70% 乙醇 2 分钟。5% ～ 12% 煤酚皂溶液 2 ～ 12 小时均能被杀灭。将痰吐在纸上直接焚烧是最简易的灭菌方法。

结核杆菌的致病性受许多因素影响，但其菌体成分可能是致病性的物质基础。

菌体成分有：①类脂质：其中糖脂衍生的索状因子可能与其致病力有关，磷脂可增强菌体蛋白的致敏作用，使结核病变发生干酪样坏死；②蛋白质：菌体蛋白是结核菌素的主要成分，菌体蛋白与蜡质 D 结合能引起强烈变态反应；③多糖体：是引起特异性免疫反应的抗原物质的主要成分。

结核杆菌易产生耐药性，其主要原因是化疗方案不合理，服药不正规及单一用药等。以往未用过某种抗结核药，结核杆菌对该药却具有耐药性，称为原始耐药。敏感菌株接触抗结核药物后产生变异形成耐药，称继发耐药。耐药机制可能是结核菌在繁殖过程中，由于染色体上基因突变，出现极少量天然耐药菌，单一用药可杀灭大量敏感菌，但天然耐药菌却不受影响，继续生长繁殖，最终菌群中便以耐药菌为主，致抗结核药物失效。耐药性形成的另一机制是药物与结核菌接触后，有些菌发生诱导变异，逐渐适应在含药环境中继续生存。

结核病灶中菌群常包括数种不同生长速度的结核菌。代谢旺盛不断繁殖的结核菌 (A 群) 致病力强，传染性大，也易被抗结核药物 (异烟肼、利福平、链霉素) 所杀灭；在吞噬细胞内酸性环境中受抑制的结核菌 (B 群) 和偶尔繁殖菌 (C 群) 只对少数药物敏感 (吡嗪酰胺、利福平)，可为日后复发的根源；休眠菌 (D 群) 一般耐药，逐渐被吞噬细胞所消灭。

结核菌在不适宜环境下可以不同程度地产生适应，改变代谢环节，并在形态毒力、抗原性及药物敏感性等方面发生变异，形成 L 型菌。L 型菌的致病力尚有争论，常在慢性空洞和治疗不佳的病灶中发现，推测它可能与久治不愈或病情反复有关。L 型菌在常规培养基上不生长。当 L 型菌在体内隐伏，病变不能愈合时，常规培养阴性并不代表细菌真正转阴。条件适宜时，L 型菌可复归为强毒力的亲代结核菌，造成病变复发或恶化。

（二）感染途径

结核菌主要通过呼吸道传播，排菌的肺结核患者是重要传染源。健康人吸入患者咳嗽、打喷嚏时喷出的带菌飞沫，可引起肺部结核菌感染。传染的次要途径是经消化道进入体内。少量毒力弱的结核菌多能被人体防御功能杀灭，只有受大量毒力强的结核菌侵袭而人体免疫力低下时，感染后才能发病。

（三）人体的反应性

结核杆菌侵入体内形成结核感染，无论发病与否均要产生免疫反应与变态反应。人体对结核菌的自然免疫力是非特异性的，接种卡介苗或经过结核菌感染后所获得的免疫力具有特异性，能将入侵的结核菌杀死或包围，制止其扩散，使病灶愈合。获得性免疫强于自然免疫，但两者对防止结核病的保护作用都是相对的。人体感染结核菌后由于免疫的存在而不发病，称为结核感染。反之，当机体患糖尿病、艾滋病、硅沉着病 (矽肺) 或使用免疫抑制剂、糖皮质激素时，免疫削弱，容易感染而发病，或引起原已稳定的病灶重新活动。

结核病的免疫主要是细胞免疫，表现在淋巴细胞的致敏和吞噬细胞作用的增强。入侵的结核杆菌被吞噬细胞吞噬后，经处理加工将抗原信息传递给 T 淋巴细胞使之致敏，当再次接触结核菌时，便释放出一系列的淋巴因子，使巨噬细胞聚集在细菌周围，吞噬并杀灭细菌，转变为类上皮细胞和朗汉斯巨细胞，最终形成结核结节使病变恶化。

结核菌侵入人体后 4～8 周，机体组织对结核菌及其代谢产物所发生的敏感反应称为变态反应。若反应强烈将引起组织细胞损伤，呈现局部渗出炎症、浸润进展、干酪样坏死、空洞形成。临床表现为结核中毒症状加重、结核性风湿性关节炎、皮肤结节性红斑、疱疹性结膜炎、结核菌素试验强阳性。

结核杆菌首次 (常为小儿) 侵入肺内即发病，此时机体无特异性免疫，亦无变态反应，此种肺结核称为原发性肺结核；当机体已形成变态反应及特异性免疫反应时 (已受过轻微结核感染或接种过卡介苗) 发病，称为继发性肺结核。

三、病理

（一）结核病的基本病变

主要有渗出、增生和变质 3 种。

1. 渗出性病变

发生于肺结核早期或病变恶化阶段。表现为充血、水肿和白细胞浸润，此时病灶和吞噬细胞内易找到结核杆菌。渗出性病变可以完全消散吸收。

2. 增生性病变

典型表现为结核结节形成，是结核病特征性病变，往往发生在菌量少、人体细胞免疫占优势的情况下。结核结节中不易找到结核菌。

3. 变质性病变

常发生在渗出或增生性病变基础上。当人体抵抗力降低或菌量过多，变态反应过于强烈时，上述渗出性病变与结核结节，连同原有组织结构一起坏死，形成干酪样坏死。当干酪样坏死液化后，结核杆菌繁殖迅速，液化物经支气管、气管咳出形成空洞；结核杆菌还可经支气管扩散到其他肺组织形成新的病灶；干酪性病灶周围形成纤维包膜呈球形故称结核球，直径多在 2～4 cm。干酪样坏死液化经支气管扩散形成小叶或大叶性干酪性肺炎。

上述 3 种基本病变可同时存在于一个病灶中，多以某一病变为主，且可相互转变。

（二）结核病变的转归

主要取决于机体免疫力、变态反应及细菌的致病力几种力量的对比，如前者占优势，病灶则可吸收、缩小、纤维化、钙化，趋于稳定和治愈。相反，则病灶扩散、增多、溶解、干酪样坏死、空洞形成。

（三）肺结核播散途径

1. 支气管播散

最常见，可引起干酪性肺炎，支气管内膜结核，并可导致大小不同的新病灶出现。

2. 淋巴管播散

常导致肺门淋巴结、支气管淋巴结结核。

3. 血行播散

病灶侵蚀血管，大量结核菌进入血液循环，引起急性、亚急性和慢性血行播散型肺结核或全身粟粒型结核。

4. 直接播散

病灶向邻近肺组织或胸膜蔓延，或使病灶扩大，或引起结核性胸膜炎。当大量痰结核菌被咽入消化道，也可引起肠结核、腹膜结核。

四、临床表现

（一）症状

早期或轻度肺结核可无症状。典型肺结核起病缓，病程经过较长，有低热、乏力、食欲缺乏、咳嗽、少量咯血。

1. 全身中毒症状

表现为午后低热、盗汗乏力、食欲减退、体重减轻。一般不伴畏寒，多有全身不适。在血行播散时，可有高热，妇女可有月经失调或闭经。

2. 呼吸系统症状

常见症状有：①咳嗽、咳痰：常为干咳或少量黏液性痰，伴继发感染时，可有大量脓痰，支气管内膜结核咳嗽剧烈呈呛咳；②咯血：约半数患者有不同程度咯血，炎性病灶毛细血管通透性增高，引起痰中带血；小血管损伤可有中等量咯血；空洞壁动脉瘤破裂可发生大量咯血；有时钙化的结核病灶因硬结机械性损伤血管，或因结核性支气管扩张而咯血；③胸痛：病变累及壁层胸壁时，相应胸壁有刺痛，一般并不剧烈，部位固定，随呼吸和咳嗽而加重；④呼吸困难：病变范围广泛，肺功能减退，可出现呼吸困难；并发气胸或大量胸腔积液，则有急骤出现的呼吸困难。

（二）体征

中毒症状较明显时，可见面颊潮红；大咯血后患者面色苍白；久病者可有贫血、消瘦、营养不良。胸部检查早期病灶小或位于肺组织深部，多无异常体征；若病变范围较大、纤维化或胸膜增厚粘连时，患侧胸廓凹陷，肋间隙变窄，呼吸运动减弱，气管移位；若病变大而浅，叩诊呈浊音，听诊呼吸音减弱，或有支气管肺泡呼吸音、湿啰音。若锁骨上下、肩胛间区叩诊略浊，咳嗽后闻及湿啰音，对诊断有参考意义。

（三）特殊表现

1. 变态反应性表现

临床表现类似风湿热，亦称结核性风湿症。多见于青少年女性。多发性关节痛或关节炎，以累及四肢大关节为主。皮肤损害表现为结节性红斑及环形红斑，前者多见，好发于四肢伸侧面及踝关节附近，间歇出现，常伴低热。水杨酸制剂治疗无效。

2. 无反应性结核

是一种严重的网状内皮系统结核病，又名结核性败血症，见于极度免疫抑制患者。临床呈持续高热、骨髓抑制或类白血病反应，肺部为血行播散型结核表现，但症状与X线表现常不典型或缺如。

五、肺结核诊断

（一）诊断方法

1. 病史和症状体征

(1) 症状体征情况：明确症状的发展过程对结核病诊断有参考意义。体征对肺结核的诊断意义有限。

(2) 诊断治疗过程：确定患者是新发现还是已发现病例。记录首次诊断情况特别是痰排菌情况、用药品种、用药量和时间、坚持规律用药情况等，这对将来确定治疗方案有重要价值。如果是复发患者，治疗史对判断耐药情况有参考意义。

(3) 肺结核接触史：主要是家庭内接触史，对邻居、同事、宿舍等有无肺结核患者也应了解。记录接触患者的病情、排菌情况、治疗方案和用药规律情况、接触时间、接触密切程度等。

2. 影像学诊断

胸部X线检查是诊断肺结核的常规首选方法。计算机X线摄影(CR)和数字X线摄影(DR)等新技术广泛应用于临床，可增加层次感和清晰度。胸部X线检查可以发现早期轻微的结核病变，确定病变范围、部位、形态、密度、与周围组织的关系、病变阴影的伴随影像；判断病变性质、有无活动性、有无空洞、空洞大小和洞壁特点等。肺结核病影像特点是病变多发生在上叶的尖后段、下叶的背段和后基底段，呈多态性，即浸润、增生、干酪、纤维钙化病变可同时存在，密度不均匀、边缘较清楚和病变变化较慢，易形成空洞和播散病灶。诊断最常用的摄影方法是正、侧位胸部 X 线片，常能将心影、肺门、血管、纵隔等遮掩的病变以及中叶和舌叶的病变显示清晰。

CT 能提高分辨率，对病变细微特征进行评价，减少重叠影像，易发现隐匿的胸部和气管、支气管内病变，早期发现肺内粟粒阴影和减少微小病变的漏诊；能清晰显示各型肺结核病变特点和性质，与支气管关系，有无空洞以及进展恶化和吸收好转的变化；能准确显示纵隔淋巴结有无肿大。常用于对肺结核的诊断以及与其他胸部疾病的鉴别诊断，也可用于引导穿刺、引流和介入性治疗等。

3.痰结核分枝杆菌检查

是确诊肺结核病的主要方法，也是制订化疗方案和考核治疗效果的主要依据。每一个有肺结核可疑症状或肺部有异常阴影的患者都必须查痰。

(1) 痰标本的收集：肺结核患者的排菌具有间断性和不均匀性的特点，所以要多次查痰。通常初诊者至少要送 3 份痰标本，包括清晨痰、夜间痰和即时痰，复诊者每次送两份痰标本。无痰患者可采用痰诱导技术获取痰标本。

(2) 痰涂片检查：是简单、快速、易行和可靠的方法，但欠敏感。每毫升痰中至少含 5000 ～ 10 000 个细菌时，可呈阳性结果。除常采用的齐－尼 (Ziehl-Neelsen) 染色法外，目前 WHO 推荐使用 LED 荧光显微镜检测抗酸杆菌，具有省时、方便的优点，适用于痰检数量较大的实验室。痰涂片检查阳性只能说明痰中含有抗酸杆菌，不能区分是结核分枝杆菌还是非结核性分枝杆菌，由于非结核性分枝杆菌致病的机会非常少，故痰中检出抗酸杆菌对诊断肺结核有极重要的意义。

(3) 培养法：结核分枝杆菌培养为痰结核分枝杆菌检查提供准确可靠的结果，灵敏度高于涂片法，常作为结核病诊断的"金标准"。同时也为药物敏感性测定和菌种鉴定提供菌株。沿用的改良罗氏法 (Lowenstein-Jensen) 结核分枝杆菌培养费时较长，一般为 2 ～ 8 周。近期采用液体培养基和测定细菌代谢产物的 BACTEC-TB 960 法，10 日可获得结果并提高 10% 分离率。

(4) 药物敏感性测定：主要是初治失败、复发以及其他复治患者应进行药物敏感性测定，为临床耐药病例的诊断、制订合理的化疗方案以及流行病学监测提供依据。WHO 把比例法作为药物敏感性测定的"金标准"。由于采用 BACTEC-TB 960 法以及显微镜观察药物敏感法和噬菌体生物扩增法等新生物技术，使药物敏感性测定时间明显缩短，准确性提高。

(5) 其他检测技术：如 PCR、核酸探针检测特异性 DNA 片段、色谱技术检测结核硬脂酸和分枝菌酸等菌体特异成分以及采用免疫学方法检测特异性抗原和抗体、基因芯片法等，使结核病快速诊断取得一些进展，但这些方法仍在研究阶段，尚需改进和完善。

4.纤维支气管镜

纤维支气管镜检查常应用于支气管结核和淋巴结支气管瘘的诊断，支气管结核表现为黏膜充血、溃疡、糜烂、组织增生、形成瘢痕和支气管狭窄，可以在病灶部位钳取活体组织进行病理学检查和结核分枝杆菌培养。对于肺内结核病灶，可以采集分泌物或冲洗液标本做病原体检查，也可以经支气管肺活检获取标本检查。

5. 结核菌素试验

结核菌素试验广泛应用于检出结核分枝杆菌的感染，而非检出结核病。结核菌素试验对儿童、少年和青年的结核病诊断有参考意义。由于许多国家和地区广泛推行卡介苗接种，结核菌素试验阳性不能区分是结核分枝杆菌的自然感染还是卡介苗接种的免疫反应。因此，在卡介苗普遍接种的地区，结核菌素试验使结核分枝杆菌感染的检出受到很大限制。目前 WHO 推荐使用的结核菌素为纯蛋白衍化物 (purified protein derivative，PPD) 和 PPD-RT23。

结核分枝杆菌感染后需 4 ~ 8 周才建立充分的变态反应，在此之前，结核菌素试验可呈阴性；营养不良、HIV 感染、麻疹、水痘、癌症、严重的细菌感染包括重症结核病如粟粒性结核病和结核性脑膜炎等，结核菌素试验结果则多为阴性和弱阳性。

6. γ- 干扰素释放试验 (interferon-gamma release assays，IGRAs)

通过特异性抗原 ESAT-6 和 GFP-10 与全血细胞共同孵育，然后检测 γ- 干扰素水平或采用酶联免疫斑点试验 (ELISPOT) 测量计数分泌 γ- 干扰素的特异性 T 淋巴细胞，可以区分结核分枝杆菌自然感染与卡介苗接种和大部分非结核分枝杆菌感染，因此诊断结核感染的特异性明显高于 PPD 试验，但由于成本较高等原因，目前多用于研究评价工作，尚未广泛推行。

(二) 肺结核的诊断程序

1. 可疑症状患者的筛选

大约 86% 的活动性肺结核患者和 95% 的痰涂片阳性肺结核患者有可疑症状。主要可疑症状为：咳嗽、咳痰持续 2 周以上和咯血，其次是午后低热、乏力、盗汗、月经不调或闭经，有肺结核接触史或肺外结核。上述情况应考虑到肺结核病的可能性，要进行痰抗酸杆菌和胸部 X 线检查。

2. 是否为肺结核

凡 X 线检查肺部发现有异常阴影者，必须通过系统检查确定病变性质是结核性或其他性质。如一时难以确定，可经 2 周左右观察后复查，大部分炎症病变会有所变化，肺结核则变化不大。

3. 有无活动性

如果诊断为肺结核，应进一步明确有无活动性，因为结核活动性病变必须给予治疗。活动性病变在胸部 X 线片上通常表现为边缘模糊不清的斑片状阴影，可有中心溶解和空洞，或出现播散病灶。胸部 X 线片表现为钙化、硬结或纤维化，痰检查不排菌，无任何症状，为无活动性肺结核。

4. 是否排菌

确定活动性后还要明确是否排菌，是确定传染源的唯一方法。

5. 是否耐药

通过药物敏感性试验确定是否耐药。

6. 明确初、复治病史

询问明确初、复治患者，两者治疗方案迥然不同。

(三) 结核病分类标准

我国实施的结核病分类标准 (WS196-2001) 突出了对痰结核分枝杆菌检查和化疗史的描述，取消按活动性程度及转归分期的分类，使分类法更符合现代结核病控制的概念和实用性。

1. 结核病分类和诊断要点

(1) 原发型肺结核：含原发复合征及胸内淋巴结结核。多见于少年儿童，无症状或症状轻微，多有结核病家庭接触史，结核菌素试验多为强阳性，胸部 X 线片表现为哑铃型阴影，即原发病灶、引流淋巴管炎和肿大的肺门淋巴结，形成典型的原发复合征。原发病灶一般吸收较快，可不留任何痕迹。若胸部 X 线片只有肺门淋巴结肿大，则诊断为胸内淋巴结结核。肺门淋巴结结核可呈团块状、边缘清晰和密度高的肿瘤型或边缘不清、伴有炎性浸润的炎症型。

(2) 血行播散型肺结核：含急性血行播散型肺结核 (急性粟粒型肺结核) 及亚急性、慢性血行播散型肺结核。急性粟粒型肺结核多见于婴幼儿和青少年，特别是营养不良、患传染病和长期应用免疫抑制剂导致抵抗力明显下降的小儿，多同时伴有原发型肺结核。成人也可发生急性粟粒型肺结核，起病急，持续高热，中毒症状严重。身浅表淋巴结肿大，肝 (脾) 大，有时可发现皮肤淡红色粟粒疹，可出现颈项强直等脑膜刺激征，眼底检查约 1/3 的患者可发现脉络膜结核结节。胸部 X 线片和 CT 检查开始为肺纹理重，在症状出现两周左右可发现由肺尖至肺底呈大小、密度和分布在均匀的粟粒状结节阴影，结节直径为 2 mm 左右。亚急性、慢性血行播散型肺结核起病较缓，症状较轻，胸部 X 线片呈双上、中肺野为主的大小不等、密度不同和分布不均的粟粒状或结节状阴影，新鲜渗出与陈旧硬结和钙化病灶共存。

(3) 继发型肺结核：继发型肺结核含浸润性肺结核、纤维空洞性肺结核和干酪样肺炎等。临床特点如下：①浸润性肺结核：浸润渗出性结核病变和纤维干酪增生病变多发生在肺尖和锁骨下，影像学检查表现为小片状或斑点状阴影，可融合和形成空洞。渗出性病变易吸收，而纤维干酪增生病变吸收很慢，可长期无改变。②空洞性肺结核：空洞形态不一，多由干酪渗出病变溶解形成洞壁不明显的、多个空腔的虫蚀样空洞；伴有周围浸润病变的新鲜的薄壁空洞，当引流支气管壁出现炎症半堵塞时，因活瓣形成，而出现壁薄的、可迅速扩大和缩小的张力性空洞，以及肺结核球干酪样坏死物质排出后形成的干酪溶解性空洞。空洞性肺结核多有支气管播散病变，临床症状较多，发热、咳嗽、咳痰和咯血等。空洞性肺结核患者痰中经常排菌。应用有效的化学治疗后，出现空洞不闭合，但长期多次查痰阴性，空洞壁由纤维组织或上皮细胞覆盖，诊断为"净化空洞"。但有些患者空洞还残留一些干酪组织，长期多次查痰阴性，临床上诊断为"开放菌阴综合征"，仍须随访。③结核球：多由干酪样病变吸收和周边纤维膜包裹或干酪空洞阻塞性愈合而形成。结核球内有钙化灶或液化坏死形成空洞，同时 80% 以上的结核球有卫星灶，可作为诊断和鉴别诊断的参考。直径为 2～4 cm，多小于 3 cm。④干酪性肺炎：多发生在机体免疫力和体质衰弱，又受到大量结核分枝杆菌感染的患者，或有淋巴结支气管瘘，淋巴结中的大量干酪样物质经支气管进入肺内而发生。大叶性干酪性肺炎 X 线影像呈大叶性密度均匀磨玻璃状阴影，逐渐出现溶解区，呈虫蚀样空洞，可出现播散病灶，痰中能查出结核分枝杆菌。小叶性干酪性肺炎的症状和体征都比大叶性干酪性肺炎轻，X 线影像呈小叶斑片播散病灶，多发生在双肺中下部。⑤纤维空洞性肺结核：纤维空洞性肺结核的特点是病程长，反复进展恶化，肺组织破坏重，肺功能严重受损，双侧或单侧出现纤维厚壁空洞和广泛的纤维增生，造成肺门抬高和肺纹理呈垂柳样，患侧肺组织收缩，纵隔向患侧移位，常见胸膜粘连和代偿性肺气肿。结核分枝杆菌长期检查阳性且常耐药。在结核病控制和临床上均为老大难问题，关键在最初治疗中给予合理化学治疗，以预防纤维空洞性肺结核的发生。

(4) 结核性胸膜炎：含结核性干性胸膜炎、结核性渗出性胸膜炎、结核性脓胸。

(5) 其他肺外结核：按部位和脏器命名，如骨关节结核、肾结核、肠结核等。

(6) 菌阴肺结核：菌阴肺结核为三次痰涂片及一次培养阴性的肺结核，其诊断标准为：①典型肺结核临床症状和胸部 X 线表现；②抗结核治疗有效；③临床可排除其他非结核性肺部疾患；④ PPD(5 IU) 强阳性，血清抗结核抗体阳性；⑤痰结核菌 PCR 和探针检测呈阳性；⑥肺外组织病理证实结核病变；⑦支气管肺泡灌洗 (BAL) 液中检出抗酸分枝杆菌；⑧支气管或肺部组织病理证实结核病变。具备①～⑥中 3 项或⑦～⑧中任何 1 项可确诊。

2. 痰菌检查记录格式以涂 (+)、涂 (−)、培 (+)、培 (−) 表示。当患者无痰或未查痰时，则注明 (无痰) 或 (未查)。

3. 治疗状况记录

(1) 初治：有下列情况之一者谓初治：①尚未开始抗结核治疗的患者；②正进行标准化疗方案用药而未满疗程的患者；③不规则化疗未满 1 个月的患者。

(2) 复治：有下列情况之一者为复治：①初治失败的患者；②规则用药满疗程后痰菌又复阳的患者；③不规则化疗超过 1 个月的患者；④慢性排菌患者。

(四) 肺结核的记录方式

按结核病分类、病变部位、范围、痰菌情况、化疗史程序书写。如：原发型肺结核右中涂 (−)，初治。继发型肺结核双上涂 (+)，复治。血行播散型肺结核可注明急性或慢性；继发型肺结核可注明浸润型、纤维空洞性等。并发症 (如自发性气胸、肺不张等)、并存病 (如硅沉着病、糖尿病等)、手术 (如肺切除术后、胸廓成形术后等) 可在化疗史后按并发症、并存病、手术等顺序书写。

六、鉴别诊断

(一) 肺炎

主要与继发型肺结核鉴别。各种肺炎因病原体不同而临床特点各异，但大都起病急，伴有发热、咳嗽、咳痰明显，血白细胞和中性粒细胞增高。胸部 X 线片表现密度较淡且较均匀的片状或斑片状阴影，抗菌治疗后体温迅速下降，1 ～ 2 周阴影有明显吸收。

(二) 慢性阻塞性肺疾病

多表现为慢性咳嗽、咳痰，少有咯血。冬季多发，急性加重期可以有发热。肺功能检查为阻塞性通气功能障碍。胸部影像学检查有助于鉴别诊断。

(三) 支气管扩张

慢性反复咳嗽、咳痰，多有大量脓痰，常反复咯血。轻者胸部 X 线片无异常或仅见肺纹理增粗，典型者可见卷发样改变，CT 特别是高分辨 CT 能发现支气管腔扩大，可确诊。

(四) 肺癌

肺癌多有长期吸烟史，表现为刺激性咳嗽、痰中带血、胸痛和消瘦等症状。胸部 X 线或 CT 表现肺癌肿块常呈分叶状，有毛刺、切迹。癌组织坏死液化后，可以形成偏心厚壁空洞。多次痰脱落细胞和结核分枝杆菌检查和病灶活体组织检查是鉴别的重要方法。

（五）肺脓肿

多有高热，咳大量脓臭痰。胸部 X 线片表现为带有液平面的空洞伴周围浓密的炎性阴影。血白细胞和中性粒细胞增高。

（六）纵隔和肺门疾病

原发型肺结核应与纵隔和肺门疾病相鉴别。小儿胸腺在婴幼儿时期多见，胸内甲状腺多发生于右上纵隔，淋巴系统肿瘤多位于中纵隔，多见于青年人，症状多，结核菌素试验可呈阴性或弱阳性。皮样囊肿和畸胎瘤多呈边缘清晰的囊状阴影，多发生于前纵隔。

（七）其他疾病

肺结核常有不同类型的发热，需与伤寒、败血症、白血病等发热性疾病鉴别。伤寒有高热、白细胞计数减少及肝（脾）大等临床表现，易与急性血行播散型肺结核混淆。但伤寒常呈稽留热，有相对缓脉，皮肤玫瑰疹，血、尿、便的培养检查和肥达试验可以确诊。败血症起病急，寒战及弛张热型，白细胞及中性粒细胞增多，常有近期感染史，血培养可发现致病菌。急性血行播散型肺结核有发热、肝（脾）大，偶见类白血病反应或单核细胞异常增多，需与白血病鉴别。后者多有明显出血倾向，骨髓涂片及动态胸部 X 线片随访有助于诊断。

七、结核病的化学治疗

（一）化学治疗的原则

肺结核化学治疗的原则是早期、规律、全程、适量、联合。整个治疗方案分强化和巩固两个阶段。

（二）化学治疗的主要作用

1. 杀菌作用

迅速地杀死病灶中大量繁殖的结核分枝杆菌，使患者由传染性转为非传染性，减轻组织破坏，缩短治疗时间，可早日恢复工作，临床上表现为痰菌迅速转阴。

2. 防止耐药菌产生

防止获得性耐药变异菌的出现是保证治疗成功的重要措施，耐药变异菌的发生不仅会造成治疗失败和复发，而且会造成耐药菌的传播。

3. 灭菌彻底

杀灭结核病变中半静止或代谢缓慢的结核分枝杆菌是化学治疗的最终目的，使完成规定疗程治疗后无复发或复发率很低。

（三）化学治疗的生物学机制

1. 药物

对不同代谢状态和不同部位的结核分枝杆菌群的作用。结核分枝杆菌根据其代谢状态分为A、B、C、D4 个菌群。A 菌群：快速繁殖，大量的 A 菌群多位于巨噬细胞外和肺空洞干酪液化部分，占结核分枝杆菌群的绝大部分。由于细菌数量大，易产生耐药变异菌。B 菌群：处于半静止状态，多位于巨噬细胞内酸性环境中和空洞壁坏死组织中。C 菌群：处于半静止状态，可有突然间歇性短暂的生长繁殖，许多生物学特点尚不十分清楚。D 菌群：处于休眠状态，不繁殖，数量很少。抗结核药物对不同菌群的作用各异。抗结核药物对 A 菌群作用强弱依次为异烟肼＞链霉素＞利福平＞乙胺丁醇；对 B 菌群依次为吡嗪酰胺＞利福平＞异烟肼；对 C 菌群依次为利福平＞异烟肼。随着药物治疗作用的发挥和病变变化，各菌群之间也互相变化。通常大多数抗结核药物可以作用于 A 菌群，异烟肼和利福平具有早期杀菌作用，即在治疗的 48 小时内迅速杀菌，使菌群数量明显减少，传染性减少或消失，痰菌阴转。这显然对防止获得性耐药的产生有重要作用。B 和 C 菌群由于处于半静止状态，抗结核药物的作用相对较差，有"顽固菌"之称。杀灭 B 和 C 菌群可以防止复发。抗结核药物对 D 菌群无作用。

2. 耐药性

耐药性是基因突变引起的药物对突变菌的效力降低。治疗过程中如单用一种敏感药，菌群中大量敏感菌被杀死，但少量的自然耐药变异菌仍存活并不断繁殖，最后逐渐完全替代敏感菌而成为优势菌群。结核病变中结核菌群数量愈大，则存在的自然耐药变异菌也愈多。现代化学治疗多采用联合用药，通过交叉杀菌作用防止耐药性产生。联合用药后中断治疗或不规律用药仍可产生耐药性。其产生机制是各种药物开始早期杀菌作用速度的差异，某些菌群只有一种药物起灭菌作用，而在菌群再生长期间和菌群延缓生长期药物抑菌浓度存在差异所造成的结果。因此，强调在联合用药的条件下，也不能中断治疗，短程疗法最好应用全程督导化疗。

3. 间歇化学治疗

间歇化学治疗的主要理论基础是结核分枝杆菌的延缓生长期。结核分枝杆菌接触不同的抗结核药物后产生不同时间的延缓生长期。如接触异烟肼和利福平 24 小时后分别可有 6 ～ 9 日和 2 ～ 3 日的延缓生长期。药物使结核分枝杆菌产生延缓生长期，就有间歇用药的可能性，而氨硫脲没有延缓生长期，就不适于间歇应用。

4. 顿服抗结核药物

血中高峰浓度的杀菌作用要优于经常性维持较低药物浓度水平的情况。每日剂量一次顿服要比一日 2 次或 3 次分服所产生的高峰血浓度高 3 倍左右。临床研究已经证实顿服的效果优于分次口服。

（四）常用抗结核病药物

1. 异烟肼 (isoniazid，INH，H)

异烟肼是单一抗结核药物中杀菌力，特别是早期杀菌力最强者。INH 对巨噬细胞内外的结核分枝杆菌均具有杀菌作用。最低抑菌浓度为 0.025 ～ 0.05 g/mL。口服后迅速吸收，血中药物浓度可达最低抑菌浓度的 20 至 100 余倍。脑脊液中药物浓度也很高。用药后经乙酰化而灭活，乙酰化的速度决定于遗传因素。成人剂量每日 300 mg，顿服；儿童为每日 5 ～ 10 mg/kg，最大剂量每日不超过 300 mg。结核性脑膜炎和血行播散型肺结核的用药剂量可加大，儿童 20 ～ 30 mg/kg，成人 10 ～ 20 mg/kg。偶可发生药物性肝炎，肝功能异常者慎用，需注意观察。如果发生周围神经炎可服用维生素 B_6(吡哆醇)。

2. 利福平 (rifampicin，RFP，R)

最低抑菌浓度为 0.06 ～ 0.25 μg/mL，对巨噬细胞内外的结核分枝杆菌均有快速杀菌作用，特别是对 C 菌群有独特的杀菌作用。INH 与 RFP 联用可显著缩短疗程。口服 1 ～ 2 小时后达血高峰浓度，半衰期为 3 ～ 8 小时，有效血浓度可持续 6 ～ 12 小时，药量加大持续时间更长。口服后药物集中在肝脏，主要经胆汁排泄，胆汁药物浓度可达 200 μg/mL。未经变化的药物可再经肠吸收，形成肠肝循环，能保持较长时间的高峰血浓度，故推荐早晨空腹或早饭前半小时服用。利福平及其代谢物为橘红色，服后大小便、眼泪等为橘红色。成人剂量为每日 8～10 mg/kg，体重在 50 kg 及 50 kg 以下者为 450 mg，50 kg 以上者为 600 mg，顿服。儿童每日 10～20 mg/kg。间歇用药为 600～900 mg，每周 2 次或 3 次。用药后如出现一过性转氨酶上升可继续用药，加保肝治疗观察，如出现黄疸应立即停药。流感样症状、皮肤综合征、血小板减少多在间歇疗法出现。妊娠 3 个月以内者忌用，超过 3 个月者要慎用。其他常用利福霉素类药物有利福喷丁 (rifapentine，RFT)，该药血清峰浓度 (C_{max}) 和半衰期分别为 10～30 μg/mL 和 12～15 小时。RFT 的最低抑菌浓度为 0.015～0.06 μg/mL，比 RFP 低很多。上述特点说明 RFT 适于间歇使用。使用剂量为 450～600 mg，每周 2 次。RFT 与 RFP 之间完全交叉耐药。

3. 吡嗪酰胺 (pyrazinamide，PZA，Z)

吡嗪酰胺具有独特的杀菌作用，主要是杀灭巨噬细胞内酸性环境中的 B 菌群。在 6 个月标准短程化疗中，PZA 与 INH 和 RFP 联合用药是三个不可或缺的重要药物。对于新发现初治涂阳患者 PZA 仅在头两个月使用，因为使用 2 个月的效果与使用 4 个月和 6 个月的效果相似。成人用药为 1.5 g/d，每周 3 次用药为 1.5～2.0 g/d，儿童每日为 30～40 mg/kg。常见副作用为高尿酸血症、肝损害、食欲不振、关节痛和恶心。

4. 乙胺丁醇 (ethambutol，EMB，E)

乙胺丁醇对结核分枝杆菌的最低抑菌浓度为 0.95～7.5 μg/mL，口服易吸收，成人剂量为 0.75～1.0 g/d，每周 3 次用药为 1.0～1.25 g/d。副作用为视神经炎，应在治疗前测定视力与视野，治疗中密切观察，提醒患者发现视力异常应及时就医。鉴于儿童无症状判断能力，故不用。

5. 链霉素 (streptomycin，SM，S)

链霉素对巨噬细胞外碱性环境中的结核分枝杆菌有杀作用。肌内注射，每日量为 0.75 g，每周 5 次；间歇用药每次为 0.75～1.0 g，每周 2～3 次。副作用主要为耳毒性、前庭功能损害和肾毒性等，严格掌握使用剂量，儿童、老人、孕妇、听力障碍和肾功能不良等要慎用或不用。

6. 抗结核药品

固定剂量复合制剂的应用抗结核药品固定剂量复合制剂 (fixed-dose combi-nation，FDC) 由多种抗结核药品按照一定的剂量比例合理组成，由于 FDC 能够有效防止患者漏服某一药品，而且每次服药片数明显减少，对提高患者治疗依从性，充分发挥联合用药的优势具有重要意义，成为预防耐药结核病发生的重要手段。目前，FDC 的主要使用对象为初治活动性肺结核患者。复治肺结核患者、结核性胸膜炎及其他肺外结核也可以用 FDC 组成治疗方案。常用抗结核药物的用法、用量及主要副作用见表 1-2。

表 1-2 常用抗结核药物成人剂量和主要副作用

药名	缩写	每日剂量 (g)	间歇疗法一日量 (g)	主要副作用
异烟肼	H，INH	0.3	0.3～0.6	周围神经炎，偶有肝功能损害
利福平	R，RFP	0.45～0.6*	0.6～0.9	肝功能损害、过敏反应
利福喷汀	RFT		0.45～0.6	肝功能损害、过敏反应
链霉素	S，SM	0.75～1.0△	0.75～1.0	听力障碍、眩晕、肾功能损害

（续表）

药名	缩写	每日剂量 (g)	间歇疗法一日量 (g)	主要副作用
吡嗪酰胺	Z，PZA	1.5～2.0	2～3	肠胃不适、肝功能损害、高尿酸血症、关节痛
乙胺丁醇	E，EMB	0.75～1.0*	1.5～2.0	视神经炎
对氨基水杨酸钠	P，PAS	8～12***	10～12	胃肠不适、过敏反应、肝功能损害
乙硫异烟胺	Eto	0.5～1.0		肝、肾毒性、光敏反应
丙硫异烟胺	Pro	0.5～1.0	0.5～1.0	肠胃不适、肝功能损害
阿米卡星	Am	0.75～1.0		听力障碍、眩晕、肾功能损害
卡那霉素	K，Km	0.75～1.0	0.75～1.0	听力障碍、眩晕、肾功能损害
卷曲霉素	Cp，CPM	0.75～1.0	0.75～1.0	听力障碍、眩晕、肾功能损害
氧氟沙星	Ofx	0.6～0.8		肝、肾毒性、光敏反应
左氧氟沙星	Lfx	0.6～0.75		肝、肾毒性肝、肾毒性、光敏反应
莫西沙星	Mfx	0.4		
环丝氨酸	Cs	0.5～1.0		惊厥、焦虑
固定复合剂				
卫非特 (R120，H80，2 250)	Rifater	4～5 片 / 顿服		同 H、R、Z
卫非宁 (R150，H100)	Rifinah	3 片 / 顿服		同 H、R

注："*"体重＜ 50 kg 用 0.45 g，＞ 50 kg 用 0.6 g；"S、Z、Th"用量亦按体重调节；"△"老年人每次用 0.75 g；"前 2 个月 25 mg/kg"；"***"每日分 2 次服用 (其他药物为每日 1 次)。

(五) 标准化学治疗方案

为充分发挥化学治疗在结核病防治工作中的作用，解决滥用抗结核药物、化疗方案不合理和混乱造成的治疗效果差、费用高、治疗期过短或过长、药物供应和资源浪费等实际问题，在全面考虑到化疗方案的疗效、副作用、治疗费用、患者接受性和药源供应等条件下，经国内外严格对照研究证实的化疗方案，可供选择作为标准方案。实践证实，执行标准方案符合投入效益原则。

1. 初治活动性肺结核 (含涂阳和涂阴) 治疗方案

(1) 每日用药方案：①强化期：异烟肼、利福平、吡嗪酰胺和乙胺丁醇，顿服，2 个月；②巩固期：异烟肼、利福平，顿服，4 个月。简写为：2 HRZE/4 HR。

(2) 间歇用药方案：①强化期：异烟肼、利福平、吡嗪酰胺和乙胺丁醇，隔日一次或每周 3 次，2 个月；②巩固期：异烟肼、利福平，隔日一次或每周 3 次，4 个月。简写为：2 $H_3 R_3 Z$，

$E_3/4\ H_3\ R_3$。

2. 复治涂阳肺结核治疗方案

复治涂阳肺结核患者强烈推荐进行药物敏感性试验，敏感患者按下列方案治疗，耐药者纳入耐药方案治疗。

复治涂阳敏感用药方案：①强化期：异烟肼、利福平、吡嗪酰胺、链霉素和乙胺丁醇，每日 1 次，2 个月；②巩固期：异烟肼、利福平和乙胺丁醇，每日一次，6～10 个月。巩固期治疗 4 个月时，痰菌未转阴，可继续延长治疗期 6～10 个月。简写为：2 HRZSE/6～10 HRE。

间歇用药方案：①强化期：异烟肼、利福平、吡嗪酰胺、链霉素和乙胺丁醇，隔日一次或每周 3 次，2 个月；②巩固期：异烟肼、利福平和乙胺丁醇，隔日一次或每周 3 次，6 个月。简写为：$2\ H_3\ R_3\ Z_3\ S_3\ E_3/6\sim 10\ H_3\ R_3\ E_3$。

上述间歇方案为我国结核病规划所采用，但必须采用全程督导化疗管理，以保证患者不间断地规律用药。

(六) 耐多药肺结核

耐药结核病，特别是 MDR-TB(至少耐异烟肼和利福平) 和当今出现的广泛耐多药结核病 (XDR-TB)(除耐异烟肼和利福平外，还耐二线抗结核药物) 对全球结核病控制构成严峻的挑战。制订 MDR-TB 治疗方案的通则是：详细了解患者用药史，该地区常用抗结核药物和耐药流行情况；尽量做药敏试验；严格避免只选用一种新药加到原失败方案；WHO 推荐尽可能采用新一代的氟喹诺酮类药物；不使用交叉耐药的药物；治疗方案至少含 4 种二线的敏感药物；至少包括吡嗪酰胺、氟喹诺酮类、注射用卡那霉素或阿米卡星、乙硫或丙硫异烟肼和 PAS 或环丝氨酸药物剂量依体重决定；加强期应为 8 个月，总治疗期为 20 个月或更长，以治疗效果决定。监测治疗效果最好以痰培养为准。

表 1-3 治疗 MDR-TB 结核药物分组

第一组：一线口服抗结核药物	异烟肼 (H)；利福平 (R)；乙胺丁醇 (E)；吡嗪酰胺 (Z)；利福布汀 (Rfb)[a]
第二组：注射用抗结核药物	卡那霉素 (Km)；阿米卡星 (Am)；卷曲霉素 (Cm)；链霉素 (S)
第三组：氟喹诺酮类药物	莫西沙星 (Mfx)；左氧氟沙星 (Lfx)；氧氟沙星 (Ofx)
第四组：口服抑菌二线抗结核药物	乙硫异烟胺 (Eto)；丙硫异烟胺 (Pto)；环丝氨酸 (Cs)；特立齐酮 (Trd)；对氨基水杨酸 (PAS)
第五组：疗效不确切的抗结核药物 (未被 WHO 推荐为 MDR-TB 治疗常规药物)	氯法齐明 (Cfz)；利奈唑胺 (Lzd)；阿莫西林 / 克拉维酸 (Amx/Clv)；氨硫脲 (Th)；克拉霉素 (Clr)；高剂量异烟肼 (H)[b]

注："[a]" WHO 未把此药包含在基本药物中，但许多地方常规用于蛋白酶抑制的患者；"[b]" 高剂量异烟肼 (H) 为 16～20 mg/kg

MDR-TB 治疗药物的选择见表 1-3，第 1 组药为一线抗结核药，依据药敏试验和用药史选择使用。第 2 组药为注射剂，首选为卡那霉素和阿米卡星，两者效果相似并存在百分之百的交叉耐药；如对链霉素和卡那霉素耐药，应选择卷曲霉素。链霉素尽可能不用，毒性大。第 3 组为氟喹诺酮类药，菌株敏感按效果从高到低选择是莫西沙星、左氧氟沙星和氧氟沙星。第 4 组为口服抑菌二线抗结核药，首选为乙硫异烟胺 / 丙硫异烟胺，该药疗效确定且价廉，应用从小剂量 250 mg 开始，3 ～ 5 天后加大至足量。PAS 也应考虑为首选，只是价格贵些。环丝氨酸国内使用较少。第 5 组药物的疗效不确定，只有当 1 ～ 4 组药物无法制订合理方案时，方可考虑至少选用两种。

八、其他治疗

（一）对症治疗

肺结核的一般症状在合理化疗下很快减轻或消失，无须特殊处理。咯血是肺结核的常见症状，一般少量咯血，多以安慰患者、消除紧张、卧床休息为主，可用氨基己酸、氨甲苯酸（止血芳酸）、酚磺乙胺（止血敏）、卡巴克洛（安络血）等药物止血。大咯血时先用垂体后叶素 5 ～ 10 U加入 25% 葡萄糖液 40 mL 中缓慢静脉注射，一般为 15 ～ 20 分钟，然后将垂体后叶素加入 5% 葡萄糖液按 0.1 U/(kg·h) 速度静脉滴注。垂体后叶素收缩小动脉，使肺循环血量减少而达到较好止血效果。高血压、冠状动脉粥样硬化性心脏病、心力衰竭患者和孕妇禁用。对支气管动脉破坏造成的大咯血可采用支气管动脉栓塞法。

（二）糖皮质激素

糖皮质激素治疗结核病的应用主要是利用其抗感染、抗毒作用。仅用于结核毒性症状严重者。必须确保在有效抗结核药物治疗的情况下使用。使用剂量依病情而定，一般用泼尼松口服每日 20 mg，顿服，1 ～ 2 周，以后每周递减 5 mg，用药时间为 4 ～ 8 周。

（三）肺结核外科手术治疗

当前肺结核外科手术治疗主要的适应证是经合理化学治疗后无效、多重耐药的厚壁空洞、大块干酪灶、结核性脓胸、支气管胸膜瘘和大咯血保守治疗无效者。

（戈艳蕾 李建）

参考文献

[1] 戈艳蕾，李建，王红阳，等 . 维生素 D 治疗慢性阻塞性肺疾病急性加重期合并低钙血症患者疗效观察 . 中国老年学杂志 .2014，34(08):2250-2251.

[2] 戈艳蕾，刘香玉，李建，等 . 丹红注射液及肝素雾化吸入治疗间质性肺炎疗效 [J]. 时珍国医国药 .2013，24(7):1668-1669.

[3] 戈艳蕾，刘聪辉，曹书华，等 . 老年中重度慢性阻塞性肺病伴阻塞性睡眠呼吸暂停低参通气综合征患者认知障碍与相关因子水平 [J]. 中国老年学杂志 .2014(19):5558-5559.

[4] 戈艳蕾，刘聪辉，崔紫阳，等 . 慢性阻塞性肺疾病合并阻塞性睡眠呼吸暂停综合征患者血清 Caspase-3 和 Caspase-9 水平与认知功能障碍的相关性研究 [J]. 中国现代医学杂志 .2016，26(11):77-80.

[5] 曹海涛，李建，王红阳，等 . 围手术期并发肺栓塞患者临床特征分析 [J]. 临床肺科杂志 .2014，19(2):348-349.

第十一节 肺不张

肺不张不是一个独立的疾病，而是多种胸部疾病的并发症。肺不张分为先天性和后天获得性两类。先天性肺不张是指胎儿出生时肺泡内无气体充盈，临床表现有不同程度呼吸困难、发绀。胸部 X 线片中双侧肺野呈弥散的粟粒状模糊阴影，有如毛玻璃状，胎儿可因严重缺氧死亡。后天获得性肺不张系指在生命的不同时期，由于各种不同原因引起肺萎陷，肺泡内无气体填充而形成的肺不张。

一、定义

肺不张系指肺脏部分的或局限于一侧的完全无气而导致的肺萎陷。肺不张可发生在肺的一侧、一大叶、一段或亚段。

二、病因和发病机制

根据累及的范围，肺不张可分为段、小叶、叶或整个肺的不张，亦可根据其发病机制分为阻塞性和非阻塞性，后者包括粘连性、被动性、压迫性、瘢痕性和坠积性肺不张。大多数肺不张由叶或段的支气管内源性或外源性的阻塞所致。阻塞远端的肺段或肺叶内的气体吸收，使肺组织皱缩，在胸部 X 线片上表现为不透光区域，一般无支气管空气征，又称吸收性肺不张。若为多发性或周边型阻塞，可出现支气管空气征。非阻塞性肺不张通常由瘢痕或粘连引起，表现为肺容量的下降，多有透光度下降，一般有支气管空气征。瘢痕性肺不张来自慢性炎症，常伴有肺实质不同程度的纤维化。此种肺不张通常继发于支气管扩张、结核、真菌感染或机化性肺炎。

粘连性肺不张有周围气道与肺泡的塌陷，可为弥散性、多灶性或叶、段肺不张，其机制尚未完全明确，可能与缺乏表面活性物质有关。

压迫性肺不张系因肺组织受邻近的扩张性病变的推压所致，如肿瘤、肺气囊、肺大疱，而松弛性（被动性）肺不张由胸腔内积气、积液所致，常表现为圆形肺不张。盘状肺不张较为少见，其发生与横膈运动减弱或呼吸运动减弱有关。

（一）气道腔内堵塞

气管或支气管腔内梗阻为肺不张最常见的直接原因。梗阻的远侧肺组织气体被吸收，肺泡萎陷。梗阻物多为支气管癌或良性肿瘤、误吸的异物、痰栓、肉芽肿或结石等。

1. 支气管管腔内肿瘤

除肺泡细胞癌外，支气管肺癌是引起肺不张最常见的原因。以鳞癌为最多见，也可见于大细胞癌、小细胞癌，少见于腺癌。其他肿瘤，如类癌、支气管腺瘤、多形性腺瘤等也可引起支气管腔内堵塞。造成肺不张的范围取决于堵塞的部位和发展速度，可由一个肺叶至一侧全肺不张。结节状或块状的肿瘤除引起远端肺不张外，常并发阻塞性肺炎。

2. 吸入异物

吸入异物引起的肺不张最常见于婴幼儿，或带牙托的迟钝老人，或见于口含钉、针、麦秆之类物体工作的成年人。异物大多为食物，如花生米、瓜子、鱼刺或碎骨等；其他如义齿等物。

其停留的部位常依异物的大小、形状和气道内气流的速度而定。较大的异物或在腔内存留较久的异物，使空气不能进入相应的肺内，当原有残气逐渐被吸收后，导致肺不张。误吸异物后引起突然的呛咳可为肺不张早期临床诊断的线索。但有时患者不能提供明确的吸入史，无症状期可以长短不一。当因阻塞引起继发性感染时，出现发烧、咳痰，往往被误诊为气管炎或肺炎，而误漏异物吸入的诊断。异物吸入引起的体征变化不一。当其在管腔内呈瓣膜状时，出现哮鸣音，吸气时，气流通过，呼气时阻塞远端肺泡内的气体不能呼出，引起过度充气的局限性肺气肿，受损的肺过度充气，呼吸音降低，气管和心脏移向健侧。另一方面，当异物的瓣膜作用使气体易出而不易进时，肺不张很快形成，气管移向病侧。临床上见到的肺不张多属后一种情况。

胸部 X 线片或摄片有助于异物吸入的诊断。有些异物可随体位变动，因此，X 线片呈不同定位征象。有时不张的肺掩盖了支气管内异物影像，需加深曝光摄片进行观察。

3. 痰栓

支气管分泌的黏液不能及时排出而在腔内浓缩成块状将管腔堵塞，出现肺叶或肺段不张。例如支气管哮喘急性发作，气管切开，手术时过长时间的麻醉，术后卧床未保持适当的引流体位，特别是原有慢性呼吸道疾病、重度吸烟史，或急性呼吸道感染者，这些因素均可促使肺不张发生。当患者于术后 24 ～ 48 小时出现发热、气促、无效咳嗽时，应警惕肺不张发生。不张的肺区叩诊呈浊音，呼吸音低钝。当有效地排除痰栓后，不张肺可很快复张。

4. 肉芽肿

有些肉芽肿性疾病在支气管腔内生长，形似肿块，引起管腔堵塞，其中以结核性肉芽肿最为常见。这类干酪性肉芽肿愈合后形成支气管内结石为肺不张少见的原因。

（二）压迫性肺不张

肺门、纵隔肿大的淋巴结，肺组织邻近的囊性或恶性肿瘤、血管瘤、心包积液等均可引起肺不张；如果正常胸腔的负压因胸腔内大量积液、积气而消失，则肺被压缩而导致压缩性肺不张，当这些压缩因素很快消失后，肺组织可以重新复张。

（三）肺组织弹性降低

肺组织非特异性炎症，引起支气管或肺结构破坏，支气管收缩狭窄。肺泡无气，皱缩，失去弹性，体积缩小，呈长期肺不张。例如右肺中叶综合征常为非特异性感染导致肺不张的结果。

（四）胸壁病变引起的肺不张

外伤引起多发性肋骨骨折，或因神经、呼吸肌麻痹无力引起呼吸障碍，也常为肺不张的原因。继发的呼吸道感染是其促进因素。一般为局限性，多发生于病侧的下叶，或呈盘状不张。

（五）肺组织代谢紊乱引起的肺不张

表面活性物质降低的各种因素均可导致肺不张。如成人呼吸窘迫综合征。

三、临床表现

肺不张的临床表现轻重不一，取决于不同的病因、肺不张的部位或范围以及有无并发症等。急性大面积的肺不张，或合并感染时，可出现咳嗽、喘鸣、咯血、脓痰、畏寒和发热，或因缺氧出现口唇、甲床发绀。病肺区叩诊浊音，呼吸音降低。吸气时，如果有少量空气进入肺不张区，可以听到干性或湿性啰音。上叶肺不张因邻近气管有时听到支气管肺泡呼吸音。过大的心脏或动脉瘤压迫引起的肺不张往往听到血管杂音。缓慢发生的肺不张，在无继发感染时，往往无临床症状或阳性体征，特别是当肺受累的范围小，或周围肺组织能有效地代偿膨胀时，尤其如此。一般常见于右肺中叶不张。

四、X 线检查主要征象

胸部 X 线片检查对肺不张具有非常重要的诊断价值。表现为肺不张的直接 X 线征象和间接 X 线征象如下。

（一）肺不张的直接 X 线征象

1. 密度增高

不张的肺组织透亮度降低，呈均匀致密的毛玻璃状。若肺叶不完全塌陷，尚有部分气体充盈于内时，其影像可能正常，或仅有密度增高。在肺不张的恢复期或伴有支气管扩张时，X 线影像欠均匀。

2. 体积缩小

肺不张时一般在 X 线影像中可见到相应的肺叶体积缩小。但有时在亚段以下存在侧支通气，肺体积的缩小并不明显。

3. 形态、轮廓或位置的改变

叶段肺不张一般呈钝三角形，宽而钝的面朝向肋膈胸膜面，尖端指向肺门，有扇形、三角形、带形、圆形等。

（二）肺不张的间接 X 线征象

1. 叶间裂向不张的肺侧移位。

2. 肺纹理的分布异常

由于肺体积缩小，病变区的支气管与血管纹理聚拢，而邻近肺代偿性膨胀，致使血管纹理稀疏，并向不张的肺叶弓形移位。

3. 肺门影缩小和消失，向不张的病侧移位，或与肺不张的致密影像融合。

4. 纵隔、心脏、气管向患侧移位。有时健侧肺疝向患侧，而出现纵隔疝。

5. 横膈升高，胸廓缩小，肋间变窄。除了上述的肺不张直接或间接 X 线征象，有时肺不张在胸部 X 线片上呈现的某些特征也可作为病原学诊断的参考。

五、诊断

（一）肺不张的诊断

主要靠胸部 X 线所见。病因需结合病史。由于痰栓或手术后排痰困难所导致的肺不张，在临床密切观察下即可发现。

（二）病因诊断

由于肺不张不是一个独立的疾病，而是多种胸部疾病的并发症。因此，不能仅满足于做出肺不张的诊断，而应力求明确病因。尤其应该首先排除肿瘤引起的肺不张。纤维支气管镜检查和选择性支气管造影有助于病因的诊断。①右上肺叶不张的肺裂呈反"S"形时常是肺癌的指征。②如纵隔向有大量胸腔积液的一侧移位，说明该侧存在着肺不张，这往往是肺癌的指征。③如不张的肺叶经支气管造影、体层像、CT 或纤维支气管镜等检查证明并无支气管阻塞，则肿瘤引起的肺不张基本上可以排除。④如果同时有多肺叶或多肺段发生不张，且这些不张的肺叶肺段的支气管开口并不是彼此相邻的，则肺不张由肺癌引起的可能性很小。

（三）各种类型的 X 线表现

诊断肺不张采用标准的后前位胸部 X 线片和侧位胸部 X 线片为重要的手段。断层胸部 X 线片可显示支气管腔内堵塞的部位。

1. 右侧肺、叶、段不张的 X 线表现

(1) 右侧全肺不张：有主支气管堵塞引起右侧全肺不张，右肺密度均匀增高，致密呈毛玻璃样，体积缩小移向肺门。气管、纵隔、心脏移向病侧，横膈升高，胸廓内陷，肋间变窄。对侧肺呈代偿性肺气肿。如堵塞为异物或痰栓引起，去除异物或痰栓后，不张的肺可以完全复张。如堵塞物为肿瘤或肿大的淋巴结压迫，常因纤维化改变，肺的复张较缓慢，或完全不能复张。胸腔内积聚大量气体、液体引起同侧胸内肺萎陷，其程度往往较支气管堵塞引起的肺不张轻，气管、纵隔和心脏移向对侧，肋间隙变宽，横膈下降，或上述改变不明显。

(2) 右肺上叶不张：正位胸部 X 线片即可显示，不张的肺向前上内侧收缩，呈折扇形致密影，尖端于肺门，基底贴胸壁，外缘呈斜直状由肺门伸向胸廓上方，常误认为纵隔增宽。肺门向上向外移位，水平裂向上收缩，有时上叶被压成扁平状类似胸膜顶尖帽。中叶和下叶代偿性肺气肿，血管纹理分散，肺动脉影由下斜位变为横位，横膈改变不明显。侧位观察：水平裂弓形上移，斜裂向前向上移位，右肺上叶不张常见于结核和肺癌。结核病变多引起上叶后段不张，而上叶前段不张应考虑肺癌。有时，因病变与周围胸膜粘连，使肺叶不能完全向上和向内收缩，呈凹面向下的弧形，右肺上叶不张的胸部 X 线片，有时呈邻近横膈峰征，表现为边缘清晰的小尖峰，居横膈表面，或接近横膈圆顶的最高点。

(3) 右肺中叶不张：中叶体积缩小，上下径变短，肺叶内缩，邻近的上下肺叶呈代偿性肺气肿。正位观察：有肺门下移，右心缘不清楚，水平叶间裂移向内下，纵隔、心脏、横膈一般无移位。前弓位观察：可见由肺门向外伸展的狭窄的三角形致密影，尖端达胸壁，基底向肺门，上下边缘锐利。侧位观察：自肺门区向前下斜行的带状致密影，基底宽，接近剑突与胸骨交界处。上缘为向下移位的水平裂，下缘为向前、向上移位的斜裂下部，尖端位于水平裂与斜裂交界处，形似三角。

(4) 右肺下叶不张：正位观察，右肺下心缘旁呈一三角形向上的阴影，尖端指向肺门，基底与横膈内侧相贴，上窄下宽的狭长三角形致密影，向后向内收缩至胸椎旁，肺门向内下移位，横膈上升，心脏移向病侧，有时不张的下叶肺隐于其后。侧位相：右侧横膈部分闭塞，有一模糊的三角形楔状影，其前缘为后移的向后凸的斜裂，此征象可与向前凸的包裹性积液鉴别。右肺下叶不张除了前述的一般特征，有时在胸腔的上方内侧呈现三角形的影像，与纵隔相连接，尖端指向肺门。基底位于锁骨影之上。该三角形为正常纵隔软组织，包括前纵隔胸膜左右边界及锁骨上区。当右下叶肺不张发生后，体积缩小，该三角形由正常的部位拉向病侧。此征象具有重要的诊断意义，因为当下叶不张的肺隐蔽于心后时，或右下肺不张伴有胸腔积液时，不张的右肺下叶往往不易被发现，而肺上部三角形影像可作为其诊断的依据。当下叶肺不张与胸腔积液并存时，单以胸部 X 线片鉴别有一定困难，可结合 B 超识别胸水的存在。右肺下叶基底段不张后前位观察：右基底段浓密影。右侧位观察：横膈面仅见斜裂的小部分，基底段塌陷类似积液阴影，背段呈代偿性膨胀，充气的背段与不张的基底段之间边界不规整。

(5) 右肺上叶和中叶不张：右纵隔旁和右心缘旁浓密影，周边渐淡，斜裂向前移位，类似左上肺叶不张。前纵隔可出现左肺疝。

(6) 右肺中叶不张合并右肺下叶不张：根据右肺中叶合并右肺下叶不张的程度不同其表现也不一样，或为水平叶间裂下移，外侧下移更明显，充气的肺与不张的肺之间在侧位片上缺乏明显边界，类似胸腔积液；或为水平叶间裂稍向上凸起，类似膈肌升高或肺下积液。

2. 左侧肺、叶、段不张的 X 线表现

(1) 左肺上叶不张：左肺上叶不张常伴下叶代偿性肺气肿。不张的上叶呈翼状向前内收缩至纵隔，常与纵隔肿瘤混淆。下叶背段呈代偿性膨胀可达肺尖区。由于上叶肺组织较宽厚而舌叶较薄，从正位观察，上叶肺的内中带密度较高，下肺野相对透亮。左肺舌叶不张使左心缘模糊，显示不清。左侧位观察：斜裂向前移位，不张的肺叶体积缩小。

(2) 左肺下叶不张：正位胸部 X 线片呈平腰征，左心缘的正常凹面消失，心脏左缘呈平直状，不张的下叶呈三角形隐蔽于心后，使心影密度增高，左肺门下移，同侧横膈升高。左肺下叶基底段不张：正位胸部 X 线片显示左基底弥漫性稠密影，横膈升高。侧位片观察：斜裂下部分起始于横膈，边界清晰。充气的背段与不张的基底段之间的界限不锐利。

3. 其他类型肺不张

(1) 圆形肺不张：多见于有胸水存在时，其形态和部位有时不易确认，甚至被误认为肿瘤。所以，认识圆形肺不张很重要，可以避免不必要的创伤性检查和治疗。圆形肺不张一般局限于胸膜下，呈圆形或椭圆形，直径 2.5 ~ 5 cm，其下方有血管或支气管连接影，形似彗星尾。不张的肺叶体积缩小，不张区底部有支气管气道影，周围组织呈代偿性气肿，损伤区邻近的胸膜增厚。

(2) 盘状肺不张：从胸部 X 线片观察，肺底部呈 2 ~ 6 cm 长的盘状或条形阴影，位于横膈上方，随呼吸上下移动。其发生与横膈运动减弱有关，常见于腹腔内积液，或因胸膜炎造成疼痛使呼吸运动幅度减弱。

(3) 癌性肺不张：当癌组织向支气管腔外蔓延或局部淋巴结肿大时，胸部 X 线片可见肿块和叶间裂移位同时出现，在右肺上叶的病变可呈不同程度的"S"形，或肺不张边缘呈"波浪形"。

(4) 结核性肺不张：其特点是支气管梗阻部位多发生在 2 ~ 4 级支气管，支气管扭曲变形，或伴支气管播散病灶；其他肺野有时可见结核灶，或有明显的胸膜肥厚粘连。

六、鉴别诊断

(一) 肺实变

X 线表现仅示肺叶或肺段的密度增高影，主要为实变而非萎陷，体积不缩小；无叶间裂、纵隔或肺门移位表现；邻近肺组织无代偿性肺气肿，实变阴影中可见气管充气相。

(二) 包裹性胸腔积液

位于胸膜腔下后方和内侧的包裹性积液有时和下叶不张相似，位于横裂或斜裂下部的积液有时和右中叶或舌叶不张相似。进行不同体位的 X 线检查，注意有无胸膜增厚存在，以及阴影和肺裂的关系对鉴别诊断有一定的帮助。如叶间包裹性积液，侧位片见叶间裂部位的梭形致密影，密度均匀，梭形影的两尖端与叶间裂相连。胸部 B 超检查有助于区别不张与积液。

(三) 右中叶炎症

侧位相中叶体积不缩小，横膈和斜裂不移位。

七、治疗

肺不张的治疗依其不同的病因而采取不同的治疗手段。痰栓引起的肺不张，首先要有效地湿化呼吸道，在化痰的条件下，配合体位引流、拍背、深呼吸，加强肺叶的扩张，促使分泌物排出。如果24小时仍无效果，可行纤维支气管镜吸引。异物引起的肺不张，通过气管镜取出异物，如果异物在肺内存留过久，或因慢性炎症反应很难取出，必要时手术治疗。肿瘤引起的肺不张，依其细胞类型进行化疗、放疗或手术切除。由于支气管结核而引起的肺不张的治疗，除全身用抗结核治疗外，可配合局部喷吸抗结核药物。

（戈艳蕾 李建）

参考文献

[1] 戈艳蕾，李建，王红阳，等 . 维生素 D 治疗慢性阻塞性肺疾病急性加重期合并低钙血症患者疗效观察 . 中国老年学杂志 .2014，34(08):2250-2251.

[2] 戈艳蕾，刘香玉，李建，等 . 丹红注射液及肝素雾化吸入治疗间质性肺炎疗效 [J]. 时珍国医国药 .2013，24(7):1668-1669.

[3] 戈艳蕾，刘聪辉，曹书华，等 . 老年中重度慢性阻塞性肺病伴阻塞性睡眠呼吸暂停低参通气综合征患者认知障碍与相关因子水平 [J]. 中国老年学杂志 .2014(19):5558-5559.

[4] 戈艳蕾，刘聪辉，崔紫阳，等 . 慢性阻塞性肺疾病合并阻塞性睡眠呼吸暂停综合征患者血清 Caspase-3 和 Caspase-9 水平与认知功能障碍的相关性研究 [J]. 中国现代医学杂志 .2016，26(11):77-80.

[5] 李建，戈艳蕾，王红阳 . 唐山地区老年患者超声心动图拟诊肺动脉高压现患率调查 [J]. 临床肺科杂志，2013，18(8):1523-1523.

第十二节 间质性肺疾病

间质性肺疾病 (interstitial lung disease，ILD) 亦称作弥漫性实质性肺疾病 (diffuse parenchymal lung disease，DPLD)，是一组主要累及肺间质和肺泡腔，导致肺泡 - 毛细血管功能单位丧失的弥漫性肺疾病。临床主要表现为进行性加重的呼吸困难、限制性通气功能障碍伴弥散功能降低、低氧血症以及影像学上的双肺弥漫性病变。ILD 可最终发展为弥漫性肺纤维化和蜂窝肺，导致呼吸衰竭而死亡。

一、间质性肺疾病的分类

间质性肺疾病包括 200 多种急性和慢性肺部疾病，既有临床常见病，也有临床少见病，其中大多数疾病的病因还不明确。根据病因、临床和病理特点，2002 年美国胸科学会 (ATS) 和欧洲呼吸学会 (ERS) 将 ILD 按以下分类：①已知原因的 ILD；②特发性间质性肺炎 (nP)；③肉芽肿性 ILD；④其他罕见 ILD(表 1-4)。

二、诊断

临床诊断某一种 ILD 是一个动态的过程，需要临床、放射和病理科医生的密切合作，根据所获得的完整资料对先前的诊断进行验证或修订。

表 1-4 间质性肺疾病的临床分类

1. 已知原因的 ILD

1.1 职业或家居环境因素相关

吸入有机粉尘——过敏性肺炎

吸入无机粉尘——石棉沉着病、硅沉着病、尘埃沉着病等

1.2 药物或治疗相关

药物如胺碘酮、博来霉素、甲氨蝶呤等，放射线治疗，高浓度氧疗

1.3 结缔组织疾病 (connective tissue diseases，CTD) 或血管炎相关

系统性硬皮病、类风湿性关节炎、多发性肌炎 / 皮肌炎、干燥综合征、系统性红斑狼疮

ANCA 相关性血管炎：坏死性肉芽肿血管炎、变应性肉芽肿血管炎、显微镜下多血管炎

2. 特发性间质性肺炎 (idiopathic interstitial pneumonia，IIP)

2.1 特发性肺纤维化 (idiopathic pulmonary fibrosis，IPF)

2.2 非特异性间质性肺炎 (nonspecific interstitial pneumonia，NSIP)

2.3 隐源性机化性肺炎 (cIyptogenic organizing pneumonia，COP)

2.4 急性间质性肺炎 (acute interstitial pneumonia，AIP)

2.5 呼吸性细支气管炎伴间质性肺疾病 (respiratory bronchiolitis-interstitial lung disease，RB-ILD)

2.6 脱屑性间质性肺炎 (desquamative interstitial pneumonia，DIP)

2.7 淋巴细胞性间质性肺炎 (lymphocytic interstitial pneumonia.LIP)

3. 肉芽肿性 ILD

结节病 (sarcoidosis)

4. 罕见 ILD

4.1 肺淋巴管平滑肌瘤病 (pulmonary lymph angioleio myomatosis，PLAM)

4.2 肺朗汉斯细胞组织细胞增生症 (pulmonary langerhans cell histiocytosis，PLCH)

4.3 慢性嗜酸性粒细胞性肺炎 (chronic eosinophilic pneumonia，CEP)

4.4 肺泡蛋白沉积症 (pulmonary alveolar proteinosis，PAP)

4.5 特发性肺含铁血黄素沉着症 (idiopathic pulmonary haemosiderosis)

4.6 肺泡微石症 (alveolar microlithiasis)

4.7 肺淀粉样变 (pulmonary amyloidosis)

(一) 临床表现

1. 症状

不同 ILD 的临床表现不完全一样，多数隐匿起病。呼吸困难是最常见的症状，疾病早期，

仅在活动时出现，随着疾病进展呈进行性加重。其次是咳嗽，多为持续性干咳，少有咯血、胸痛和喘鸣。如果患者还有全身症状如发热、盗汗、乏力、消瘦、皮疹、肌肉关节疼痛、肿胀、口干、眼干燥等，通常提示可能存在结缔组织疾病等。

2. 相关病史

重要的既往病史包括心脏病、结缔组织疾病、肿瘤、脏器移植等；药物应用史，尤其是一些可以诱发肺纤维化的药物，如胺碘酮、甲氨蝶呤等；家族史；吸烟史包括每天吸烟支数、烟龄及戒烟时间；职业或家居环境暴露史；宠物嗜好或接触史。这些病史的详细了解对于明确 ILD 的病因具有重要作用。

3. 体征

(1) 爆裂音或 Velcro 啰音：两肺底闻及的吸气末细小的干性爆裂音或 Velcro 啰音是 ILD 的常见体征，尤其是 IPF。爆裂音也可出现于胸部影像学正常者。因此，爆裂音对 ILD 缺乏诊断特异性。

(2) 杵状指（趾）：是 ILD 患者一个比较常见的晚期征象，通常提示严重的肺脏结构破坏和肺功能受损，多见于 IPF。

(3) 肺动脉高压和肺心病的体征：ILD 进展到晚期，可以出现肺动脉高压和肺心病，进而表现发绀、呼吸急促、P_2 亢进、下肢水肿等征象。

(4) 系统疾病体征：皮疹、关节肿胀、变形等可能提示结缔组织疾病等。

（二）影像学评价

绝大多数 ILD 患者胸部 X 线片显示弥漫性浸润性阴影，但胸部 X 线片正常也不能除外 ILD。胸部高分辨率 CT(HRCT) 更能细致地显示肺实质异常的程度和性质，能发现胸部 X 线片不能显示的病变，是诊断 ILD 的重要工具。ILD 的 HRCT 表现包括弥漫性结节影、毛玻璃样变、肺泡实变、小叶间隔增厚、胸膜下线、网格影伴囊腔形成或蜂窝状改变，常伴牵拉性支气管扩张或肺结构改变。

（三）肺功能

ILD 患者以限制性通气功能障碍和气体交换障碍为特征，限制性通气功能障碍表现为肺容量包括肺总量 (TLC)、肺活量 (VC) 和残气量 (RV) 均减少，肺顺应性降低，一秒钟用力呼气容积 / 用力肺活量 (FEV_1/FVC) 正常或增加。气体交换障碍表现为一氧化碳弥散量 (DL_{CO}) 减少，（静息时或运动时）肺泡 - 动脉氧分压差 [$P_{(A-a)}O_2$] 增加和低氧血症。

（四）实验室检查

常规进行全血细胞学、尿液、生物化学及肝肾功能、红细胞沉降率 (ESR) 检查，结缔组织疾病相关的自身抗体如抗核抗体 (ANA)、类风湿因子 (RF) 等及抗中性粒细胞胞质抗体 (anti-neu-trophil cytoplasmic antibodies，ANCA) 检查。酌情进行巨细胞病毒 (CMV) 或肺孢子菌（机会性感染）、肿瘤细胞（怀疑肿瘤）等检查，这些检查对 ILD 的病因或伴随疾病具有提示作用。

（五）支气管镜检查

纤维支气管镜检查并进行支气管肺泡灌洗 (broncho alveolar lavage，BAL) 或（和）经支气管肺活检 (trans bronchial lung biopsy，TBLB) 对于了解弥漫性肺部渗出性病变的性质，鉴别 ILD 具有一定的帮助。正常支气管肺泡灌洗液 (BALF) 细胞学分类为巨噬细胞＞ 85%，淋巴细胞≤10%，嗜中性粒细胞≤3%，嗜酸性粒细胞≤1%。如果 BALF 细胞学分析显示淋巴细胞、嗜酸性粒细胞或中性粒细胞增加，各自具有特定的临床意义，能够帮助临床医生缩小鉴别诊断的范围。多数情况下，BALF 细胞学分析或 TBLB 不足以诊断 ILD 的特殊类型，胸部 HRCT 表现为普通型间质性肺炎 (usual interstitial pneumonia，UIP) 的患者已经足够进行临床诊断，因此，是否进行 BAL 或 TBLB 检查，需要权衡这些检查是否有利于诊断 ILD 可能的类型，患者的心肺状况、出血倾向，以及患者的意愿。

（六）外科肺活检

外科肺活检包括开胸肺活检 (open lung biopsy，OLB) 和电视辅助胸腔镜肺活检 (vidco assisted thoraco scopy，VATS)。ILD，尤其对于 IIP，除了具有典型临床影像表现的 IPF 病例及诊断明确的病例外，外科肺活检对于确定临床病理类型是必要的。

三、特发性肺纤维化

特发性肺纤维化 (idiopathic pulmonary fibrosis，IPF) 是一种慢性、进行性、纤维化性间质性肺炎，组织学和（或）胸部 HRCT 特征性表现为 UIP，病因不清，好发于老年人。

（一）流行病学

IPF 是临床最常见的一种特发性间质性肺炎，其发病率呈现上升趋势。美国 IPF 的患病率和年发病率分别是 (14 ～ 42.7)/10 万人口和 (6.8 ～ 16.3)/10 万人口。我国缺乏相应的流行病学资料，但是近年来临床实践中发现 IPF 的病例呈明显增多的趋势。

（二）病理改变

普通型间质性肺炎 (UIP) 是 IPF 的特征性病理改变类型。UIP 的组织学特征是病变呈斑片状分布，主要累及胸膜下外周肺腺泡或小叶。低倍镜下病变呈时相不一，表现纤维化、蜂窝状改变，间质性炎症和正常肺组织并存，致密的纤维斑痕区伴散在的成纤维细胞灶。

（三）病因与发病机制

迄今，有关 IPF 的病因还不清楚。危险因素包括吸烟和环境暴露（如金属粉尘、木尘等），吸烟指数超过 20 包/年，患 IPF 的危险性明显增加。还有研究提示了 IPF 与病毒感染（如 EB 病毒）的关系，但是病毒感染在 IPF 发病中的确切作用不明确。IPF 常合并胃食管反流 (GER)，提示胃食管反流所致的微小吸入可能与 IPF 发病有关，但是两者之间的因果关系还不十分清楚。家族性 IPF 病例的报道提示 IPF 存在一定的遗传易感性，但是尚未证实特定的遗传异常。

目前认为 IPF 起源于肺泡上皮反复发生微小损伤后的异常修复。反复的微小损伤导致肺泡上皮凋亡，上皮异常激活产生多种生长因子和趋化因子诱导固有成纤维细胞增生，趋化循环纤维细胞到肺脏损伤部位，刺激上皮基质转化 (epithelial mesenchymal transition，EMT) 和成纤维细胞分化为肌成纤维细胞，促进成纤维细胞和肌成纤维细胞灶的形成。肌成纤维细胞增生分泌过量细胞外基质 (ECM)，导致纤维瘢痕形成、蜂窝囊形成、肺结构破坏和功能丧失。

（四）临床表现

多于 50 岁以后发病，呈隐匿起病，主要表现为活动性呼吸困难，渐进性加重，常伴干咳。全身症状不明显，可以有不适、乏力和体重减轻等，但很少发热。75% 有吸烟史。

约半数患者可见杵状指（趾），90% 的患者可在双肺基底部闻及吸气末细小的 Velcro 啰音。在疾病晚期可出现明显发绀、肺动脉高压和右心功能不全征象。

（五）辅助检查

1.胸部 X 线通常显示双肺外带、胸膜下和基底部分布明显的网状或网结节模糊影，伴有蜂窝样变和下叶肺容积减低。

2.胸部 HRCT 可以显示 UIP 的特征性改变，诊断 UIP 的准确性大于 90%，因此 HRCT 已成为诊断 IPF 的重要方法，可以替代外科肺活检。

HRCT 的典型 UIP 表现为：①病变呈网格改变、蜂窝改变伴或不伴牵拉支气管扩张；②病变以胸膜下、基底部分布为主。

3.肺功能主要表现为限制性通气功能障碍、弥散量降低伴低氧血症或 I 型呼吸衰竭。早期静息肺功能可以正常或接近正常，但运动肺功能表现 $P(A \sim a)O_2$ 增加和氧分压降低。

4.血液化验

血液乳酸脱氢酶 (LDH)、ESR、抗核抗体和类风湿因子可以轻度增高，但没有特异性。结缔组织疾病相关自身抗体检查有助于 IPF 的鉴别。

5.BALF/TBLB BALF 细胞分析多表现中性粒细胞和 (或) 嗜酸性粒细胞增加，淋巴细胞增加不明显。TBLB 取材太小，不可能做出 UIP 的病理诊断。BALF 或 TBLB 对于 IPF 无诊断意义。

6.外科肺活检

对于 HRCT 呈不典型 UIP 改变、诊断不清楚、没有手术禁忌证的患者应该考虑外科肺活检。IPF 的组织病理类型是 UIP，UIP 的病理诊断标准为：①明显纤维化或结构变形，伴或不伴蜂窝肺，胸膜下、间质分布；②斑片肺实质纤维化；③成纤维细胞灶。

（六）诊断

1.IPF 诊断遵循如下标准

①ILD，但排除了其他原因 (如环境、药物和结缔组织疾病等)；②HRCT 表现为 UIP 型；③联合 HRCT 和外科肺活检病理表现诊断 UIP。

2.IPF 急性加重 (acute exacerbation of IPF) 指 IPF 患者出现无已知原因可以解释的病情加重或急性呼吸衰竭。

诊断标准：①过去或现在诊断 IPF；②1 个月内发生无法解释的呼吸困难加重；③低氧血症加重或气体交换功能严重受损；④新出现的肺泡浸润影；⑤排除了肺感染、肺栓塞、气胸或心力衰竭等。

（七）鉴别诊断

IPF 的诊断需要排除其他原因的 ILD。UIP 是诊断 IPF 的金标准，但 UIP 也可见于慢性过敏性肺炎、石棉沉着病、CTD 等。过敏性肺炎多有环境抗原暴露史 (如饲养鸽子、鹦鹉等)，BAL 细胞分析显示淋巴细胞比例增加。石棉沉着病、硅沉着病或其他职业尘肺多有石棉、二氧化硅或其他粉尘接触史。CTD 多有皮疹、关节炎、全身多系统累及和自身抗体阳性。

（八）治疗

目前除肺移植外，尚无有效治疗 IPF 的药物。因此，需要建立医生与患者的良好合作关系，对疾病进行监测与评估，并视病情变化和患者意愿调整治疗措施，帮助患者减轻痛苦，提高生活质量。

1. 药物治疗

目前还没有循证医学证据证明任何药物治疗 IPF 有效，因此不推荐应用糖皮质激素、糖皮质激素 + 免疫抑制剂、糖皮质激素 + 免疫抑制剂 +N- 乙酰半胱氨酸 (N-acetyl cysteine，NAC)、干扰素 -γ1 b、波生坦以及华法林治疗。N- 乙酰半胱氨酸或吡非尼酮 (pirfenidone) 可以在一定程度上减慢肺功能恶化或降低急性加重频率，部分 IPF 患者可以考虑使用。对于 IPF 急性加重目前多采用较大剂量糖皮质激素治疗，但是尚无循证医学证据。

2. 非药物治疗

IPF 患者尽可能进行肺康复训练，静息状态下存在明显的低氧血症 ($PaO_2 < 55$ mmHg) 患者还应该实行长程氧疗，但是一般不推荐使用有创机械通气治疗 IPF 所致的呼吸衰竭。

3. 肺移植

是目前 IPF 最有效的治疗方法，合适的患者应该积极推荐肺移植。

4. 并发症治疗

积极治疗合并存在的胃食管反流及其他并发症，但是对 IPF 合并的肺动脉高压多不推荐给予波生坦等进行针对性治疗。

5. 对症治疗

减轻患者因咳嗽、呼吸困难、焦虑带来的痛苦，提高生活质量。

6. 加强患者教育与自我管理

建议吸烟者戒烟，预防流感和肺炎。

四、结节病

结节病 (sarcoidosis) 是一种原因不明的多系统累及的肉芽肿性疾病，主要侵犯肺和淋巴系统，其次是眼部和皮肤。

(一) 流行病学

由于部分病例无症状和可以自然痊愈，所以没有确切的流行病学数据。结节病多发于中青年 (< 40 岁)，女性发病稍高于男性，患病率从不足 $1/10^5$ 到高于 $40/10^5$ 都有报道，以斯堪的那维亚和美籍非洲人群的患病率最高，寒冷地区多于热带地区，黑人多于白人，呈现出明显的地区和种族差异。

(二) 病因和发病机制

1. 遗传因素

结节病的临床表型以及患病的种族差异提示有遗传因素的作用，家族和病例对照研究证实与结节病易感和表型关系最为密切的基因位于 6 号染色体的 MHC 区域。其他候选基因如细胞因子、化学趋化因子受体等均不具备可重复性，功能的有效性未能得到证实。

2. 环境因素

伯氏疏螺旋体 (Borrelia burgdorferi)、痤疮短棒菌苗 (Propionibacterium acne)、结核和其他分枝杆菌等作为结节病的可能病因没有被证实。迄今没有感染性病因或其他因素被一致证明与结节病的发病相关。

3. 免疫机制

结节病以受累脏器，尤其是肺脏的非干酪样坏死性肉芽肿为病理特点，病变组织聚集大量激活的 Th1 型 CD4+T 细胞和巨噬细胞是其特征性免疫异常表现。

结节病的确切病因和发病机制还不清楚。目前观点是遗传易感者受特定的环境抗原刺激，抗原呈递细胞吞噬处理抗原，经 Ⅱ 类白细胞相关抗原 (HLA) 分子传递到 CD4+ 细胞的 T 细胞受体 (TCR)，诱发受累脏器局部产生 Th1 型免疫反应，导致细胞聚集、增生、分化和肉芽肿形成；同时产生的白介素 (IL)-2、IL-12、IL-18、IFN-γ、肿瘤坏死因子 -α 等细胞因子和化学趋化因子促进肉芽肿形成。

（三）病理

结节病的特征性病理改变是非干酪样上皮样细胞性肉芽肿，主要由高分化的单核吞噬细胞 (上皮样细胞和巨噬细胞) 和淋巴细胞组成。巨噬细胞可以有包涵体如舒曼小体 (Schauman bodies) 和星状小体 (asteroid bodies)。肉芽肿的中心主要是 CD4+ 淋巴细胞，而外周主要是 CD8+ 淋巴细胞。结节病性肉芽肿或消散，或发展成纤维化。肺脏 75% 的肉芽肿沿淋巴管分布，接近或位于支气管血管鞘、胸膜下或小叶间隔，开胸肺活检或尸检发现半数以上累及血管。

（四）临床表现

结节病的临床过程表现多样，与起病的急缓和脏器受累的不同以及肉芽肿的活动性有关，还与种族和地区有关。

1. 急性结节病

急性结节病 (Lofgren syndrome) 表现为双肺门淋巴结肿大，关节炎和结节性红斑，常伴有发热、肌肉痛、不适。85% 的患者于一年内自然缓解。

2. 亚急性 / 慢性结节病

约 50% 的亚急性 / 慢性结节病无症状，为体检或胸部 X 线片偶尔发现。

(1) 系统症状约 1/3 的患者可以有非特异性表现如发热、体重减轻、无力、不适和盗汗。

(2) 胸内结节病 90% 以上的结节病累及肺脏。临床表现隐匿，30% ～ 50% 有咳嗽、胸痛或呼吸困难，20% 有气道高反应性或伴喘鸣音。

(3) 胸外结节病

1) 淋巴结：30% ～ 40% 能触及淋巴结肿大，不融合，可活动，无触痛，不形成溃疡和窦道，以颈、腋窝、肱骨内上髁、腹股沟淋巴结最常受累。

2) 皮肤：25% 累及皮肤，表现皮肤结节性红斑 (多位于下肢伸侧，6 ～ 8 周内消散)、冻疮样狼疮 (lupus pemio) 和皮下结节等。

3) 眼：11% ～ 83% 累及眼部，以葡萄膜炎最常见。

4) 心脏：尸检发现 30% 累及心脏，但临床只发现 5%，主要表现为心律失常、心力衰竭或猝死。

5) 内分泌：2% ～ 10% 有高钙血症，高尿钙的发生率大约是其 3 倍。高钙血症与激活的巨噬细胞和肉芽肿 1，25-$(OH)_2$ D_3 与产生调节障碍有关。

6) 其他系统：肌肉、骨骼、神经、腮腺、肝脏、胃肠、血液、肾脏以及生殖系统等都可受累。

（五）诊断

结节病的诊断应符合三个条件：①临床和胸部影像表现与结节病相符合；②活检证实有非干酪样坏死性类上皮肉芽肿；③除外其他原因。

建立诊断以后，还需要判断疾病累及的脏器范围、分期（如上述）和活动性。活动性判断缺乏严格的标准。起病急、临床症状明显、病情进展较快、重要脏器受累、血清 ACE 增高等提示属于活动期。

（六）鉴别诊断

应与下列疾病鉴别。

1. 肺门淋巴结结核

患者较年轻，结核菌素试验多阳性。肺门淋巴结肿大一般为单侧性，有时伴有钙化，可见肺部原发病灶。CT 可见淋巴结中心区有坏死。

2. 淋巴瘤

多有发热、消瘦、贫血、胸腔积液等。常累及上纵隔、隆突下等处的纵隔淋巴结，大多为单侧或双侧不对称肿大，淋巴结可呈现融合。结合其他检查及活组织检查可做鉴别。

3. 肺门转移性肿瘤

肺癌和肺外肿瘤转移至肺门淋巴结，皆有相应的症状和体征。对可疑原发灶进行进一步的检查可助鉴别。

4. 其他肉芽肿病

过敏性肺炎、铍肺、硅沉着病以及感染性、化学性因素所致的肉芽肿，结合临床资料及相关检查的综合分析有助于与结节病进行鉴别。

（七）治疗

结节病的自然缓解率在 I 期是 55%～90%，II 期为 40%～70%，III 期为 10%～20%。因此，无症状和肺功能正常的 I 期结节病无须治疗；无症状和病情稳定的 II 期和 III 期，肺功能轻微异常，也不需要治疗。结节病出现明显的肺内或肺外症状，尤其累及心脏、神经系统等，需要使用全身糖皮质激素治疗。常用泼尼松 0.5 mg/(kg·d)，连续 4 周，随病情好转逐渐减量至维持量，通常 5～10 mg。疗程 6～24 个月。长期服用糖皮质激素者，应严密观察激素的副作用。当糖皮质激素不能耐受或治疗无效，可考虑使用其他免疫抑制剂如甲氨蝶呤、硫唑嘌呤，甚至英夫利昔单抗（infliximab）。结节病的复发率较高，因此，结节病治疗结束后也需要每 3～6 个月随访一次，至少 3 年或直至病情稳定。

（八）预后

预后与结节病的临床类型有关。急性起病者，经治疗或自行缓解，预后较好；而慢性进行性、多个脏器功能损害、肺广泛纤维化等则预后较差，总病死率为 1%～5%。死亡原因常为呼吸功能不全或心脏、中枢神经系统受累所致。

五、过敏性肺炎

过敏性肺炎（hypersensitivity pneumonitis，HP）也称外源性过敏性肺泡炎（extrinsic allergical-veolitis，EAA），是指易感个体反复吸入有机粉尘抗原后诱发的一种主要通过细胞免疫和体液免疫反应介导的肺部炎症反应性疾病。以淋巴细胞渗出为主的慢性间质性肺炎，细胞性细支气管炎（气道中心炎症）和散在分布的非干酪样坏死性肉芽肿为特征性病理改变。农民肺是 HP 的典型形式，是农民吸入霉干草中的嗜热放线菌或热吸水链霉菌孢子所致。吸入含动物蛋白的羽毛和排泄物尘埃引起饲鸟者肺（如鸽子肺、鹦鹉肺），生活在有嗜热放线菌污染的空调或湿化器的环境引起的空调器肺等。各种病因所致 HP 的临床表现相同，可以是急性、亚急性或慢性。

急性形式是最常见和具有特征的表现形式。一般在职业或家居环境抗原接触后 4～8 小时出现畏寒、发热、全身不适伴胸闷、呼吸困难和咳嗽。如果脱离抗原接触，病情可于 24～48 小时内恢复。如果持续暴露，反复急性发作导致几周或几个月内逐渐出现持续进行性发展的呼吸困难，伴体重减轻，表现为亚急性形式。慢性形式是长期暴露于低水平抗原或急性或亚急性反复发作后的结果，主要表现为进行性发展的呼吸困难伴咳嗽和咳痰及体重减轻，肺底部可以闻及吸气末 Velcro 啰音，少数有杵状指（趾）。

根据明确的抗原接触史，典型的症状发作特点，胸部 HRCT 具有细支气管中心结节、斑片毛玻璃影间或伴实变，气体陷闭形成的马赛克征象等特征性表现，BALF 检查显示明显增加的淋巴细胞，可以做出明确的诊断。TBLB 取得的病理资料能进一步支持诊断，通常不需要开胸肺活检。

根本的治疗措施是脱离或避免抗原接触。急性重症伴有明显的肺部渗出和低氧血症，激素治疗有助于影像学和肺功能明显改善。

六、嗜酸性粒细胞性肺炎

嗜酸性粒细胞性肺炎是一种以肺部嗜酸性粒细胞浸润伴有或不伴有外周血嗜酸性粒细胞增多为特征的临床综合征，既可以是已知原因所致，如 Loeffler 综合征、热带肺嗜酸性粒细胞增多、变异性支气管肺曲霉菌病、药物或毒素诱发，又可以是原因不明的疾病，如急性嗜酸性粒细胞性肺炎、慢性嗜酸性粒细胞性肺炎、变应性肉芽肿血管炎。

慢性嗜酸性粒细胞性肺炎 (CEP) 的发病原因不明，最常发生于中年女性，通常于数周或数月内出现呼吸困难、咳嗽、发热、盗汗、体重减轻和喘鸣，呈现亚急性或慢性病程。胸部 X 线片的典型表现有肺外带的致密肺泡渗出影，中心带清晰，这种表现称作"肺水肿反转形状 (photographicnegative of pulmonary edema)"，而且渗出性病变多位于上叶。80% 的患者有外周血嗜酸性粒细胞增多，血清 IgE 增高也常见。如果患者有相应的临床和影像学特征，BALF 嗜酸性粒细胞大于 40%，高度提示嗜酸性粒细胞性肺炎。治疗主要采用糖皮质激素。

七、肺朗汉斯细胞组织细胞增生症

肺朗汉斯细胞组织细胞增生症 (PLCH) 是一种与吸烟相关的 ILD，多发生于成年人，临床罕见。特征性的病理改变为以呈细支气管中心分布的朗汉斯细胞渗出形成肉芽肿，机化形成"星形"纤维化病灶伴囊腔形成。起病隐匿，表现为咳嗽和呼吸困难，1/4 为胸部影像偶然发现，也有部分患者因气胸就诊发现。胸部 X 线片显示结节或网格结节样渗出性病变，常分布于上叶和中叶肺，肋膈角清晰。HRCT 特征性地表现为多发的管壁厚薄不等的不规则囊腔，早期多伴有细支气管周围结节（直径 1～4 mm)，主要分布于上、中肺野。主要涉及上、中肺野的多发性囊腔和结节或 BALF 朗汉斯细胞 (OKT6 或抗 CD1a 抗体染色阳性) 超过 5%，高度提示 PLCH 的诊断。治疗须首先劝告患者戒烟；对于严重或进行性加重的患者，尽管已经戒烟，还需要应用糖皮质激素。

（戈艳蕾 李建）

参考文献

[1] 戈艳蕾，李建，王红阳，等 . 维生素 D 治疗慢性阻塞性肺疾病急性加重期合并低钙血症患者疗效观察 . 中国老年学杂志 .2014，34(08):2250-2251.

[2] 戈艳蕾，刘香玉，李建，等 . 丹红注射液及肝素雾化吸入治疗间质性肺炎疗效 [J]. 时珍国医国药 .2013，24(7):1668-1669.

[3] 戈艳蕾，刘聪辉，曹书华，等 . 老年中重度慢性阻塞性肺病伴阻塞性睡眠呼吸暂停低参通气综合征患者认知障碍与相关因子水平 [J]. 中国老年学杂志 .2014(19):5558-5559.

[4] 戈艳蕾，刘聪辉，崔紫阳，等 . 慢性阻塞性肺疾病合并阻塞性睡眠呼吸暂停综合征患者血清 Caspase-3 和 Caspase-9 水平与认知功能障碍的相关性研究 [J]. 中国现代医学杂志 .2016，26(11):77-80.

[5] 戈艳蕾，李建，王红阳，等 . 维生素 D 治疗肺心病合并低钙血症患者临床疗效探讨 [J]. 中国现代医学杂志 .2014，24(33):58-60.

第十三节 肺栓塞

肺栓塞 (pulmonary embolism) 是以各种栓子阻塞肺动脉或其分支为其发病原因的一组疾病或临床综合征的总称，包括肺血栓栓塞症 (pulmonary thrombo embolism，PTE)、脂肪栓塞综合征、羊水栓塞、空气栓塞等。

肺血栓栓塞症为肺栓塞最常见的类型，是来自静脉系统或右心的血栓阻塞肺动脉或其分支所导致的以肺循环和呼吸功能障碍为主要临床和病理生理特征的疾病。引起 PTE 的血栓主要来源于深静脉血栓形成 (deep venous thrombosis，DVT)。DVT 与 PTE 实质上为一种疾病过程在不同部位、不同阶段的表现，两者合称为静脉血栓栓塞症 (venous thrombo embolism，VTE)。

一流行病学

PTE 和 DVT 的发病率较高，病死率亦高，已经构成了世界性的重要医疗保健问题。欧美国家 DVT 和 PTE 的年发病率分别约为 1.0‰和 0.5‰。美国 VTE 的年新发病例数超过 60 万，其中 PTE 患者 23.7 万，DVT 患者 37.6 万，因 VTE 死亡的病例数超过 29 万。欧盟国家 VTE 的年新发病例数超过 150 万，其中 PTE 患者 43.5 万，DVT 患者 68.4 万，因 VTE 死亡的病例数超过 54 万。未经治疗的 PTE 的病死率为 25%～30%。

过去我国医学界曾将 PTE 视为"少见病"，随着对该疾病认识的深入以及诊断技术的提高，现在这种观念已被彻底改变。近年来国内 VTE 的诊断例数迅速增加，来自国内 60 家大型医院的统计资料显示，住院患者中 PTE 的比例从 1997 年的 0.26‰上升到 2008 年的 1.45‰。尽管如此，由于 PTE 的症状缺乏特异性，确诊需特殊的检查技术，故 PTE 的检出率偏低，临床上仍存在较严重的漏诊和误诊现象，对此应当给予充分关注。

二、发病机制

肺血栓栓塞症 (pulmonry thrombo embolism，PTE) 为来自静脉系统或右心的血栓阻塞肺动脉或其分支所致疾病，以肺循环和呼吸功能障碍为其主要临床和病理生理特征。

肺血栓栓塞症大部分是由于深静脉血栓 (deep venous thrombosis，DVT) 脱落后随血循环进入肺动脉及其分支而发生的，血栓通常来源于下腔静脉径路，少数来源于上腔静脉径路或右心腔。在胸、腹部手术，脑血管意外及急性心肌梗死的患者因长期卧床，DVT 的发生率很高。早期形成的血栓松脆，加上纤溶系统的作用易脱落，一旦部分或整个血栓脱落，则随血流到达右心并进入肺部，栓塞肺动脉。在血栓形成的最初数天发生栓塞的危险性最高。盆腔静脉是妇女栓塞的主要部位，多发生于妊娠、分娩、妇科手术、盆腔疾患后。

三、病理

肺血栓栓塞可累及单一或多支肺动脉，病理检查发现多部位或双侧性的血栓栓塞更为常见。右肺多于左肺，下叶多于上叶，也可见栓塞于右或左肺动脉主干，或骑跨在肺动脉分叉处。血栓栓子机化差时，在通过心脏途径中易形成碎片栓塞小血管。若纤溶机制不能完全溶解血栓，24 小时后栓子的表面即逐渐为内皮样细胞被覆，2 ～ 3 周后牢固贴于动脉壁，血管重建。发生肺血栓栓塞后有可能在栓塞局部继发血栓形成，参与发病过程。

四、病理生理

肺栓塞的病理生理反应取决于肺动脉血流受阻的程度、有无并存的心、肺血管疾病以及在新鲜血栓部位聚集的激活血小板所释放的血管活性因子等。栓子阻塞肺动脉及其分支达一定程度后，机械阻塞作用、神经体液因素和低氧所引起的肺动脉收缩，导致肺循环阻力增加、肺动脉高压；右室后负荷增高，右室壁张力增高，右室扩大，可引起右心功能不全；右心扩大致室间隔左移，使左室功能受损，导致心排出量下降，进而可引起体循环低血压或休克；主动脉内低血压和右房压升高，使冠状动脉灌注压下降，心肌血流减少，特别是右心室内膜下心肌处于低灌注状态。

栓塞部位肺血流减少，肺泡无效腔量增大；肺内血流重新分布，通气 / 血流比例失调；右房压升高可引起未闭合的卵圆孔开放，产生心内右向左分流；神经体液因素引起支气管痉挛：栓塞部位肺泡表面活性物质分泌减少；毛细血管通透性增高，间质和肺泡内液体增多或出血：肺泡萎陷，呼吸面积减少，肺顺应性下降，肺体积缩小并可出现肺不张；如累及胸膜可出现胸腔积液；以上因素导致呼吸功能不全，出现低氧血症和代偿性过度通气 (低碳酸血症) 或相对性低肺泡通气。

由于肺组织同时接受肺动脉、支气管动脉和肺泡气体三重氧供，故肺动脉阻塞时较少出现肺梗死。当有慢性阻塞性肺疾病、休克、心脏瓣膜疾病、左心衰竭等引起心排出量显著降低时，肺梗死发生率明显升高。

五、临床表现

肺栓塞的症状和体征常常是非特异性的，变化较大。较小的肺血管受累时，患者可能只有短暂的呼吸困难，或原有心、肺疾病的突然恶化。巨大肺栓塞患者可以猝死，开始以休克和急性右心衰竭为突出表现。

（一）症状

1. 呼吸困难及气促

为肺栓塞最重要的临床症状，可伴发绀。栓塞较大时，呼吸严重困难且持续时间长。栓塞范围较小时，只有短暂的呼吸困难。部分患者系反复发生的小栓塞，可多次发生突发的呼吸困难。呼吸困难的特征是浅而速，呼吸频率可达 40～50 次/分钟。

2. 胸痛

常为钝痛，包括胸膜炎性胸痛或心绞痛样胸痛。

3. 昏厥

可为 PTE 的唯一或首发症状，往往提示有大的肺栓塞存在。

4. 精神症状

烦躁不安、惊恐甚至濒死感。

5. 咯血

当有肺梗死或充血性肺不张时可有咯血，均为小量咯血，大咯血少见。

6. 休克

约 10% 的患者发生休克，均为巨大栓塞，常伴肺动脉反射性痉挛，可致心搏出量急剧下降，血压下降，患者常有大汗淋漓、焦虑等，严重者可猝死。

7. 其他

如咳嗽、心悸。

（二）体征

①呼吸急促：呼吸频率＞20 次/分钟，是最常见的体征；②心动过速；③血压变化，严重时可出现血压下降甚至休克；④发绀；⑤发热，多为低热，少数患者可有中度以上的发热；⑥颈静脉充盈或搏动；⑦肺部可闻及哮鸣音和（或）细湿啰音、胸膜摩擦音，偶可闻及血管杂音；⑧胸腔积液的相应体征；⑨肺动脉瓣区第二音亢进或分裂，$P_2 > A_2$，三尖瓣区收缩期杂音。

（三）肺栓塞后的非特异的临床表现

①肺栓塞后发热较为常见，早期可有高热（＞39℃），此后低热可持续 1 周或 1 周以上。但是发热持续 6 天以上的患者，应小心除外其他疾病；②弥散性血管内凝血（DIC）；③急性腹痛，如有横膈胸膜炎或充血性脏器肿大时可伴有急性腹痛；④无菌性肺脓肿；⑤其他症状，如无症状的肺部结节。

六、实验室检查和其他检查

（一）胸部 X 线检查

可出现栓塞区域的肺纹理减少及局限性透亮度增加，肺梗死时可见楔形、带状、球状、半球状肺梗死阴影，也可呈肺不张影，右下肺动脉干增宽或伴截断征，肺动脉段膨隆及右心室扩大征，患侧横膈抬高，少至中等量胸腔积液征等。

（二）心电图

大多数病例表现有非特异性的心电图异常。较为多见的表现包括 $V_1 \sim V_4$ 的 T 波改变和 ST 段异常；部分病例可出现 $SiQ_{III}T_{III}$ 征（即 I 导 S 波加深，III 导出现 Q/q 波及 T 波倒置）；其他心电图改变包括完全或不完全右束支传导阻滞、肺性 P 波、电轴右偏、顺时针转位等。心电图改变多在发病后即刻开始出现，以后随病程的发展演变而呈动态变化。观察到心电图的动态改变较之静态异常，对于提示 PTE 具有更大意义。

（三）血气分析

常表现为低氧血症、低碳酸血症、肺泡动脉血氧分压差 [P(A-a)O$_2$] 增大。部分患者的结果可以正常。

（四）超声心动图

在提示诊断和除外其他心血管疾患方面有重要价值。对于严重的 PTE 病例，超声心动图检查可以发现右室壁局部运动幅度降低；右心室和（或）右心房扩大；室间隔左移和运动异常；近端肺动脉扩张；三尖瓣反流速度增快；下腔静脉扩张，吸气时不萎陷。这些征象说明肺动脉高压、右室高负荷和肺源性心脏病，提示或高度怀疑 PTE，但尚不能作为 PTE 的确定诊断标准。超声心动图为划分次大面积 PTE 的依据。检查时应同时注意右心室壁的厚度，如果增厚，提示慢性肺源性心脏病，对于明确该病例存在慢性栓塞过程有重要意义。若在右房或右室发现血栓，同时患者临床表现符合 PTE，可以做出诊断。超声检查偶可因发现肺动脉近端的血栓而确定诊断。

（五）核素肺通气 / 灌注扫描

核素肺通气 / 灌注扫描是 PTE 重要的诊断方法。典型征象是呈肺段分布的肺灌注缺损，并与通气显像不匹配。但是由于许多疾病可以同时影响患者的肺通气和血流状况，致使核素肺通气/灌注扫描在结果判定上较为复杂，需密切结合临床进行判读。一般可将扫描结果分为 3 类：①高度可能，其征象为至少一个或更多叶段的局部灌注缺损而该部位通气良好或胸部 X 线片无异常；②正常或接近正常；③非诊断性异常，其征象介于高度可能与正常之间。

（六）螺旋 CT 和电子束 CT 造影

能够发现段以上肺动脉内的栓子，是 PTE 的确诊手段之一。PTE 的直接征象为肺动脉内的低密度充盈缺损，部分或完全包围在不透光的血流之间（轨道征），或者呈完全充盈缺损，远端血管不显影（敏感性为 53%～80%，特异性为 78%～100%）；间接征象包括肺野楔形密度增高影，条带状的高密度区或盘状肺不张，中心肺动脉扩张及远端血管分支减少或消失等。CT 对亚段 PTE 的诊断价值有限。CT 扫描还可以同时显示肺及肺外的其他胸部疾患。电子束 CT 扫描速度更快，可在很大程度上避免因心跳和呼吸的影响而产生的伪影。

（七）选择性肺动脉造影

是确定肺栓塞的部位和程度的可靠方法。为创伤性检查，不作为常规检查。

（八）血浆 D- 二聚体

D- 二聚体是交联纤维蛋白在纤溶系统作用下产生的可溶性降解产物，为一个特异性的纤溶过程标记物。在血栓栓塞时因血栓纤维蛋白溶解使其血中浓度升高。D- 二聚体对 PTE 诊断的敏感性达 92%～100%，但其特异性较低，仅为 40%～43%。手术、肿瘤、炎症、感染、组织坏死等情况均可使 D- 二聚体升高。在临床应用中，D- 二聚体对急性 PTE 有较大的排除诊断价值，若其含量低于 500 μg/L，可基本除外急性 PTE。酶联免疫吸附法 (ELISA) 是较为可靠的检测方法，建议采用。

（九）磁共振成像 (MRI)

对段以上肺动脉内栓子诊断的敏感性和特异性均较高，避免了注射碘造影剂的缺点，与肺血管造影相比，患者更易于接受。适用于碘造影剂过敏的患者。MRI 具有潜在的识别新旧血栓的能力，有可能为将来确定溶栓方案提供依据。

（十）肺动脉造影

为 PTE 诊断的参比方法。其敏感性约为 98%，特异性为 95% ～ 98%。PTE 的直接征象有肺血管内造影剂充盈缺损，伴或不伴轨道征的血流阻断；间接征象有肺动脉造影剂流动缓慢，局部低灌注，静脉回流延迟等。如缺乏 PTE 的直接征象，不能诊断 PTE。肺动脉造影是一种有创性检查，有发生致命性或严重并发症的可能，应严格掌握其适应证。如果其他无创性检查手段能够确诊 PTE，而且临床上拟仅采取内科治疗时，则不必进行此项检查。

（十一）其他检查

血白细胞计数及血清乳酸脱氢酶增高，胆红素增加，血沉增快。

七、诊断和鉴别诊断

（一）诊断

1. 根据临床情况疑诊 PTE

(1) 对存在危险因素，特别是并存多个危险因素的病例，需有较强的诊断意识。

(2) 临床症状、体征，特别是在高危病例出现不明原因的呼吸困难、胸痛、昏厥和休克，或伴有单侧或双侧不对称性下肢肿胀、疼痛等对诊断具有重要的提示意义。

(3) 结合心电图、胸部 X 线片、动脉血气分析等基本检查，可以初步疑诊 PTE 或排除其他疾病。

(4) 宜尽快常规行 D- 二聚体检测，据以做出可能的排除诊断。

(5) 超声检查可以迅速得到结果并可在床旁进行，虽一般不能作为确诊方法，但对于提示 PTE 诊断和排除其他疾病具有重要价值，宜列为疑诊 PTE 时的一项优先检查项目。若同时发现下肢深静脉血栓的证据则更增加了诊断的可能性。

2. 对疑诊病例合理安排进一步检查以明确 PTE 诊断

(1) 有条件的单位宜安排核素肺通气 / 灌注扫描检查，或在不能进行通气显像时进行单纯灌注扫描，其结果具有较为重要的诊断或排除诊断意义。若结果呈高度可能，对 PTE 诊断的特异性为 96%，除非临床可能性极低，基本具有确定诊断价值；结果正常或接近正常时可基本除外 PTE；如结果为非诊断性异常，则需要做进一步检查，包括选做肺动脉造影。

(2) 螺旋 CT、电子束 CT 或 MRI 有助于发现肺动脉内血栓的直接证据，已成为临床上经常应用的重要检查手段。有专家建议将螺旋 CT 作为一线确诊手段。应用中需注意阅片医师的专业技能与经验对其结果判读有重要影响。

(3) 肺动脉造影目前仍为 PTE 诊断的"金标准"与参比方法。须注意，该检查具有侵入性，费用较高，而且有时其结果亦难于解释。随着无创检查技术的日臻成熟，多数情况下已可明确诊断，故对肺动脉造影的临床需求已逐渐减少。

3. 寻找 PTE 的成因和危险因素

(1) 对某一病例只要疑诊 PTE，即应同时运用超声检查、核素或 X 线静脉造影、MRI 等手段积极明确是否并存 DVT。若并存，需对两者的发病联系做出评价。

(2) 无论患者单独或同时存在 PTE 与 DVT，应针对该例情况进行临床评估并安排相关检查以尽可能地发现其危险因素，并据以采取相应的预防或治疗措施。

4. 实施 PTE 诊断方案中的几个相关问题 为便于临床上对不同程度的 PTE 采取相应的治疗，建议将 PTE 做以下临床分型。

大面积 PTE(massive PTE)：临床上以休克和低血压为主要表现，即体循环动脉收缩压＜90 mmHg，或较基础值下降幅度≥ 40 mmHg，持续 15 分钟以上。须除外新发生的心律失常、低血容量或感染中毒症所致血压下降。

非大面积 PTE(non massive PTE)：不符合以上大面积 PTE 标准的 PTE。此型患者中，一部分人的超声心动图表现有右心室运动功能减弱或临床上出现右心功能不全表现，归为次大面积 PTE(sub massivePTE) 亚型。

在上述诊断原则的基础上，各医疗单位可根据其自身设备、技术与工作情况，对检查与诊断方案做适度调整。但须注意，无论是 PTE 还是 DVT，没有客观证据，不能确立诊断。对高度疑诊 PTE，但因不具备检查条件或因病情暂不能进行相关确诊检查的病例，在能比较充分地排除其他的可能诊断，并且无显著出血风险的前提下，可考虑给予抗凝剂或溶栓治疗，以免延误病情。

(二) 鉴别诊断

易于肺栓塞混淆的是肺炎、胸膜炎、气胸、慢阻肺、肺部肿瘤、急性心肌梗死、充血性心衰、胆囊炎、胰腺炎等疾病。

八、治疗

(一) 急性肺血栓栓塞的治疗

1. 一般处理

对高度疑诊或确诊 PTE 的患者，应进行严密的监护，监测呼吸、心率、血压、静脉压、心电图及血气的变化，对大面积 PTE 的患者可收入重症监护治疗病房 (ICU)；为防止栓子再次脱落，要求绝对卧床休息，保持大便通畅，避免用力；对有焦虑和惊恐症状的患者应予以安慰并可适当使用镇静剂；胸痛者可给予止痛剂如吗啡 5 ～ 10 mg 皮下注射；为降低迷走神经兴奋性，防止肺血管和冠状动脉反射性痉挛，可静脉内注射阿托品 0.5 ～ 1 mg；对于发热、咳嗽等症状给予相应的对症治疗。

2. 呼吸循环支持治疗

对有低氧血症的患者，采用经鼻导管和面罩吸氧。当合并严重的呼吸衰竭时，可使用经鼻 (面) 罩无创机械通气或经气管插管机械通气。应避免做气管切开，以免在抗凝或溶栓的过程中局部大量出血。应用机械通气中需注意尽量减少正压通气对循环的不利影响。

对于出现右心功能不全，心排血量下降，但血压尚正常的患者，可给予具有一定肺血管扩张作用和正性肌力作用得多巴酚丁胺和多巴胺；若出现血压下降可增大剂量或使用其他血管加压药物，如间羟胺、肾上腺素等。对于液体负荷疗法需持审慎态度，因过大的液体负荷可能会加重右室扩张并进而影响心排出量，一般所给予负荷量限于 500 mL 之内。

3. 溶栓治疗

溶栓治疗可迅速溶解部分或全部血栓，恢复肺组织再灌注，减少肺动脉阻力，降低肺动脉压，改善右心室功能，减少严重 PTE 患者的病死率和复发率。

溶栓治疗主要适用于大面积 PTE 病例，即出现因栓塞所致休克和 (或) 低血压病例；对于次大面积 PTE，即血压正常，但超声心动图显示右室运动功能减退或临床上出现右心功能不全表现的病例，若无禁忌证可以进行溶栓；对于血压和右室运动均正常的病例不推荐进行溶栓。溶栓的时间窗一般定为 14 天以内，溶栓治疗应高度个体化，其主要并发症为出血。

溶栓治疗的绝对禁忌证有：活动性出血；近期自发性颅内出血。相对禁忌证有：2 周内的大手术、分娩、器官活检或不能以压迫止血部位的血管穿刺；2 个月内的缺血性中风；10 天内的胃肠道出血；15 天内的严重创伤；1 个月内的神经外科或眼科手术；难以控制的重度高血压 (收缩压 > 180 mmHg，舒张压 > 110 mmHg)；近期曾行心肺复苏；血小板计数 < 100×10^9/L；妊娠；细菌性心内膜炎；严重肝、肾功能不全；糖尿病出血性视网膜病变；出血性病变等。

常用的溶栓药物有：

(1) 尿激酶 (UK)：负荷量 4400 IU/kg，静脉注射 10 分钟，随后以 2200 IU/(kg·h) 持续静脉滴注 12 小时；另可考虑 2 小时溶栓方案：20 000 IU/kg 持续静脉滴注 2 小时。

(2) 链激酶 (SK)：负荷量 250 000 IU，静脉注射 30 分钟，随后以 100 000 IU/h 持续静脉滴注 24 小时。链激酶具有抗原性，用药前需肌内注射苯海拉明或地塞米松，以防止过敏反应。

(3) 重组组织型纤溶酶原激活剂 (rtPA)：50 ～ 100 mg 持续静脉滴注 2 小时。

使用 UK、SK 溶栓期间勿同用肝素。溶栓结束后，应每 2 ～ 4 小时测定 1 次凝血酶原时间 (PT) 或活化部分凝血激酶时间 (APTT)，当其水平低于正常值的 1/2 时，即应开始规范的肝素治疗。

4. 抗凝治疗

为 PTE 和 DVT 的基本治疗方法，可以有效地防止血栓再形成和复发，目前临床上应用的抗凝药物主要有肝素、低分子肝素和华法林。临床上疑诊 PTE 时，即可安排使用肝素或低分子肝素进行有效的抗凝治疗。用药前测定基础 APTT、PT 及血常规 (包括血小板计数、血红蛋白)，注意是否存在抗凝的禁忌证。对于确诊的 PTE 病例大部分禁忌证属相对禁忌证。

(1) 肝素：2000 ～ 5000 IU 或按 80 IU/(kg·h) 静脉注射，继之以 18 IU/(kg·h) 持续静脉滴注。第一个 24 小时每 4 ～ 6 小时测定 1 次 APTT，尽快使 APTT 达到并维持于正常值的 1.5 ～ 2.5 倍。肝素也可皮下注射方式给药，先给予静脉注射负荷量 2000 ～ 5000 IU。然后按 250 IU/kg 剂量每 12 小时皮下注射 1 次。调节注射剂量使注射后 6 ～ 8 小时的 APTT 达到治疗水平。肝素可能会引起血小板减少症，使用 3 ～ 5 天必须复查血小板计数。若出现血小板迅速或持续降低达 30% 以上，或血小板计数 < 100×10^9/L，应停用肝素。

(2) 低分子肝素 (LMWH)：根据体重给药。不同低分子肝素的剂量不同，1 ～ 2 次 / 天，皮下注射。一般不需监测 APTT 和调整剂量。

(3) 华法林在肝素 / 低分子肝素：开始应用后的第一至第三天加用口服华法林 3.0 ～ 5.0 mg/d，与肝素 / 低分子肝素至少重复应用 4 ～ 5 天，当连续 2 天测定国际标准化比率 (INR) 达到 2.5 时，或 PT 延长 1.5 ～ 2.5 倍时，即可停止使用肝素 / 低分子肝素，单独口服华法林治疗。在达到治疗水平前，应根据每天测定的 INR 或 PT 调节华法林剂量。一般口服华法林的疗程至少为

3 ～ 6 个月。

5. 肺动脉血栓摘除术

适用于大面积 PTE；有溶栓禁忌证者；经溶栓和其他积极的内科治疗无效者，但其死亡率高达 30% ～ 40%。

6. 经静脉导管碎解和抽吸血栓

用导管碎解和抽吸肺动脉内巨大血栓或球囊血管成型，同时还可进行局部小剂量溶栓。

7. 静脉滤器

为防止下肢深静脉大块血栓再次脱落阻塞肺动脉，可于下腔静脉安装滤器，上肢的深静脉血栓可应用上腔静脉滤器。

（二）慢性栓塞性肺动脉高压的治疗

严重的栓塞性肺动脉高压病例，若阻塞部位处于手术可及的肺动脉近端，可考虑行肺动脉血栓内膜剥脱术，介入治疗球囊扩张肺动脉成形术。口服华法林可以防止肺动脉血栓再形成和抑制肺动脉高压进一步发展。反复下肢深静脉血栓脱落者，可放置下腔静脉滤器。使用血管扩张剂降低肺动脉压力，积极治疗心力衰竭。

九、预防

对存在发生 DVT-PTE 危险因素的病例，宜根据临床情况采用相应预防措施。①机械预防措施：加压弹力袜、间歇序贯充气泵和下腔静脉过滤器；②药物预防措施：小剂量肝素皮下注射、低分子肝素和华法林的应用。

（戈艳蕾 李建）

参考文献

[1] 戈艳蕾，李建，王红阳，等 . 维生素 D 治疗慢性阻塞性肺疾病急性加重期合并低钙血症患者疗效观察 . 中国老年学杂志 .2014，34(08):2250-2251.

[2] 戈艳蕾，刘香玉，李建，等 . 丹红注射液及肝素雾化吸入治疗间质性肺炎疗效 [J]. 时珍国医国药 .2013，24(7):1668-1669.

[3] 戈艳蕾，刘聪辉，曹书华，等 . 老年中重度慢性阻塞性肺病伴阻塞性睡眠呼吸暂停低参通气综合征患者认知障碍与相关因子水平 [J]. 中国老年学杂志 .2014(19):5558-5559.

[4] 戈艳蕾，刘聪辉，崔紫阳，等 . 慢性阻塞性肺疾病合并阻塞性睡眠呼吸暂停综合征患者血清 Caspase-3 和 Caspase-9 水平与认知功能障碍的相关性研究 [J]. 中国现代医学杂志 .2016，26(11):77-80.

[5] 李繁丽，戈艳蕾，李建 . 乌司他丁治疗重症间质性肺炎疗效观察 [J]. 临床肺科杂志 .2013，18(8):1501-1502.

第十四节 原发性支气管肺癌

原发性支气管肺癌简称肺癌，是最常见的肺部原发性恶性肿瘤，也是当今世界上对人类健康与生命危害最大的恶性肿瘤。肺癌在 20 世纪末，不论男女已成为全球各种癌症死亡的首要原因，目前发病率仍呈明显上升趋势。在许多发达国家，列居男性常见恶性肿瘤的第一位，女性常见恶性肿瘤的第二、三位。男性发病多于女性，约 (2 ～ 2.7)：1。世界卫生组织 (WHO) 发布的数据显示，2002 年全世界的肺癌新病例为 135 万，死亡 118 万，每 30 秒有 1 人死于肺癌。中国每年死于肺癌约有 60 万人，可谓是"肺癌大国"。在过去的 30 年中，我国高发癌症谱变化明显，肺癌死亡率由 20 世纪 70 年代位居癌症死因第 4 位，跃居 2000 年的第 1 位，上升最为显著。其发病率和死亡率呈地区分布差异，城市明显高于农村，其中上海、北京、天津、武汉和哈尔滨等大城市最高。

据最新统计数据，2005 年我国各类肿瘤总体新发病例和 2000 年相比增长 14.6%，其中肺癌的增长最为显著，男性发病率增长了 27%，达到 49/10 万人；女性增长了 38%，达到 22.9/10 万人。尽管目前肺癌的基础和临床研究有了长足进展，但其早期诊断和治疗效果尚不理想，总的 5 年生存率不足 15%。

一、流行病学

肺癌是严重危害人类健康的疾病，根据世界卫生组织 (WHO)2008 年公布的资料显示，肺癌无论是年发患者数 (160 万) 还是年死亡人数 (140 万)，均居全球癌症首位。在我国，肺癌已成为癌症死亡的首要病因，过去 30 年登记的肺癌死亡率已增加了 464.8%，且发病率及死亡率还在增长。英国著名肿瘤学家 R.Peto 预言：如果我国不及时控制吸烟和空气污染，到 2025 年我国每年肺癌发患者数将超过 100 万，成为世界第一肺癌大国。

二、病因和发病机制

虽然病因和发病机制尚未明确，但通常认为与下列因素有关。

(一) 吸烟

大量研究表明，吸烟是肺癌死亡率进行性增加的首要原因。烟雾中的尼古丁、苯并芘、亚硝胺和少量放射性元素钋等均有致癌作用，尤其易致鳞状上皮细胞癌和未分化小细胞癌。与不吸烟者比较，吸烟者发生肺癌的危险性平均高 9 ～ 10 倍，重度吸烟者至少可达 10 ～ 25 倍。吸烟量与肺癌之间存在着明显的量 - 效关系，开始吸烟的年龄越小，吸烟累积量越大，肺癌发病率越高。一支烟的致癌危险性相当于 1 ～ 4 mrad 的放射线，每天吸 30 支纸烟，相当于 120 mrad 的放射线剂量。

被动吸烟或环境吸烟也是肺癌的病因之一。丈夫吸烟的非吸烟妻子中，发生肺癌的危险性为夫妻均不吸烟家庭中妻子的 2 倍，且其危险性随丈夫的吸烟量而升高。令人鼓舞的是，戒烟后 2 ～ 15 年期间肺癌发生的危险性进行性减少，此后的发病率相当于终身不吸烟者。

(二) 职业致癌因子

已被确认的致人类肺癌的职业因素包括石棉、砷、铬、镍、铍、煤焦油、芥子气、三氯甲醚、氯甲甲醚、烟草的加热产物以及铀、镭等放射性物质衰变时产生的氡和氡子气，电离辐射和微波辐射等。这些因素可使肺癌发生危险性增加 3 ～ 30 倍。接触石棉者的肺癌、胸膜和腹膜间皮瘤的发病率明显增高，潜伏期可达 20 年或更久。此外，铀暴露和肺癌发生之间也有很密切的关系，特别是小细胞肺癌，吸烟可明显加重这一危险。

（三）空气污染

包括室内小环境和室外大环境污染。室内被动吸烟、燃烧燃料和烹调过程中均可产生致癌物。有资料表明，室内接触煤烟或其不完全燃烧物为肺癌的危险因素，特别是对女性腺癌的影响较大。烹调时加热所释放出的油烟雾也是不可忽视的致癌因素。在重工业城市大气中，存在着 3，4 苯并芘、氧化亚砷、放射性物质、镍、铬化合物以及不燃的脂肪族碳氢化合物等致癌物质。在污染严重的大城市中，居民每日吸入空气中 PM2.5 含有的苯并芘量可超过 20 支纸烟的含量，并增加纸烟的致癌作用。大气中苯并芘含量每增加 1 ～ 6.2 $\mu g/m^3$，肺癌的死亡率可增加 1% ～ 15%。

（四）电离辐射

大剂量电离辐射可引起肺癌，不同射线产生的效应也不同，如在日本广岛原子弹释放的是中子和 α 射线，长崎则仅有 α 射线，前者患肺癌的危险性高于后者。美国 1978 年报道，一般人群中电离辐射部分来源于自然界，部分为医疗照射，部分为 X 线诊断的电离辐射。

（五）饮食与营养

一些研究已表明，较少食用含 β 胡萝卜素的蔬菜和水果，肺癌发生的危险性升高。血清中 β 胡萝卜素水平低的人，肺癌发生的危险性也高。流行病学研究也表明，较多地食用含 β 胡萝卜素的绿色、黄色和橘黄色的蔬菜和水果，可减少肺癌发生的危险性，这一保护作用对于正在吸烟的人或既往吸烟者特别明显。

（六）其他诱发因素

美国癌症学会将结核列为肺癌的发病因素之一。有结核病者患肺癌的危险性是正常人群的 10 倍。其主要组织学类型是腺癌。此外，病毒感染、真菌毒素（黄曲霉）等，对肺癌的发生可能也起一定作用。

（七）遗传和基因改变

经过长期探索和研究，现在已经逐步认识到肺癌可能是一种外因通过内因发病的疾病。上述的外因可诱发细胞的恶性转化和不可逆的基因改变，包括原癌基因的活化、抑制基因的失活、自反馈分泌环的活化和细胞凋亡的抑制，从而导致细胞生长的失控。这些基因改变是长时间内多步骤、随机地产生的。许多基因发生癌变的机制还不清楚，但这些改变最终涉及细胞关键性生理功能的失控，包括增生、凋亡、分化、信号传递与运动等。与肺癌关系密切的癌基因主要有 ras 和 myc 基因家族、c-erbB-2、bcl-2、cfos 以及 c-jun 基因等。相关的抑癌基因包括 p53、Rb、CDKN2、FHIT 基因等。与肺癌发生、发展相关的分子改变还包括错配修复基因如 hMSH2 及 hPMS1 的异常、端粒酶的表达。

三、病理和分类

（一）按解剖学部位分类

1. 中央型肺癌发生在段支气管至主支气管的肺癌称为中央型肺癌，约占 3/4，较多见鳞状上皮细胞癌和小细胞肺癌 (small cell lung cancer，SCLC)。

2.周围型肺癌发生在段支气管以下的肺癌称为周围型肺癌，约占 1/4，多见腺癌。

(二) 按组织病理学分类

肺癌的组织病理学分类现分为两大类

1. 非小细胞肺癌 (non-small cell lung cancer，NSCLC)

(1) 鳞状上皮细胞癌 (简称鳞癌)：包括乳头状型、透明细胞型、小细胞型和基底细胞样型。典型的鳞癌显示细胞角化、角化珠形成和 (或) 细胞间桥。这些特征依分化程度而不同，在分化好的肿瘤中明显而在分化差的肿瘤中呈局灶性。电镜检查显示胞质内有角蛋白中间丝，癌细胞间有大量桥粒和张力纤维束相连接。以中央型肺癌多见，并有向管腔内生长的倾向，早期常引起支气管狭窄导致肺不张或阻塞性肺炎。癌组织易变性、坏死，形成空洞或癌性肺脓肿。鳞癌最易发生于主要支气管内，发展成息肉或无蒂肿块，阻塞管腔引起阻塞性肺炎。有时也可发展成周围型，倾向于形成中央性坏死和空洞。

(2) 腺癌：包括腺泡状腺癌、乳头状腺癌、支气管肺泡癌 (或称肺泡细胞癌)、伴黏液产生的实性腺癌及腺癌混合亚型。典型的腺癌呈腺管或乳头状结构，细胞大小比较一致，圆形或椭圆形，胞质丰富，常含有黏液，核大，染色深，常有核仁，核膜比较清楚。混合亚型腺癌是最常见的亚型，占切除肺腺癌的 80%，除了组织亚型的混合外，其分化程度和细胞不典型性在不同区域和组织块之间也存在混合。腺癌倾向于管外生长，但也可循泡壁蔓延，常在肺边缘部形成直径 2～4 cm 的肿块。腺癌早期即可侵犯血管、淋巴管，常在原发瘤引起症状前即已转移。肺泡细胞癌，有人认为它是分化好的腺癌之一，发生在细支气管或肺泡壁。显微镜下通常为单一、分化好、带基底核的柱状细胞覆盖着细支气管和肺泡，可被迫形成乳头皱褶充满肺泡。这一类型的肺癌可发生于肺外周，保持在原位很长时间。或呈弥漫型，侵犯肺叶的大部分，甚至波及一侧或两侧肺。

(3) 大细胞癌：大细胞癌是一种未分化细胞癌，缺乏小细胞癌、腺癌或鳞癌分化的细胞和结构特点。包括大细胞神经内分泌癌、复合性大细胞神经内分泌癌、基底细胞样癌、淋巴上皮瘤样癌、透明细胞癌、伴横纹肌样表型的大细胞癌。可发生在肺门附近或肺边缘的支气管。大细胞癌细胞较大，但大小不一，常呈多角形或不规则形，呈实性巢状排列，常见大片出血性坏死；典型的大细胞癌细胞核大，核仁明显，胞质量中等，核分裂象常见，可分巨细胞型和透明细胞型，透明细胞型易被误诊为转移性肾腺癌。其诊断准确率与送检标本是否得当和病理学检查是否全面有关，电镜研究常会提供帮助。大细胞癌的转移较小细胞未分化癌晚，手术切除机会较大。

(4) 其他：腺鳞癌、类癌、肉瘤样癌、唾液腺型癌 (腺样囊性癌、黏液表皮样癌) 等。

2.小细胞肺癌 (small cell lung cancer，SCLC) 包括燕麦细胞型、中间细胞型、复合燕麦细胞型。

典型的小细胞癌细胞小，圆形或卵圆形，类似于淋巴细胞。核呈细颗粒状或深染，核仁不明显，分裂象常见，胞质极稀少，某些病例细胞拉长呈纺锤形。燕麦细胞型和中间型可能起源于神经外胚层的 Kulchitsky 细胞或嗜银细胞。细胞质内含有神经内分泌颗粒，具有内分泌和化学受体功能，能分泌 5-羟色胺、儿茶酚胺、组胺、激肽等肽类物质，可引起类癌综合征 (carcinoid syn-drome)。典型小细胞癌位于肺中心部，偶尔见于周边部，支气管镜活检常为阳性，在其发生发展早期多已转移到肺门和纵隔淋巴结，并由于其易侵犯血管，在诊断时大多已有肺外转移。

四、临床表现

与肿瘤大小、类型、发展阶段、所在部位、有无并发症或转移有密切关系。5%～15%的患者无症状，仅在常规体检、胸部影像学检查时发现。其余的患者可或多或少表现与肺癌有关的症状与体征，按部位可分为原发肿瘤、肺外胸内扩展、胸外转移和胸外表现四类。

（一）原发肿瘤引起的症状和体征

1. 咳嗽

为早期症状，常为无痰或少痰的刺激性干咳，当肿瘤引起支气管狭窄后可加重咳嗽。多为持续性，呈高调金属音性咳嗽或刺激性呛咳。肺泡细胞癌可有大量黏液痰。伴有继发感染时，痰量增加，且呈黏液脓性。

2. 痰血或咯血

多见于中央型肺癌。肿瘤向管腔内生长者可有间歇或持续性痰中带血，如果表面糜烂严重侵蚀大血管，则可引起大咯血。

3. 气短或喘鸣

肿瘤向支气管内生长，或转移到肺门淋巴结致使肿大的淋巴结压迫主支气管或隆突或引起部分气道阻塞时，可有呼吸困难、气短、喘息，偶尔表现为喘鸣，听诊时可发现局限或单侧哮鸣音。

4. 发热

肿瘤组织坏死可引起发热。多数发热的原因是由于肿瘤引起的阻塞性肺炎所致，抗生素治疗效果不佳。

5. 体重下降

消瘦为恶性肿瘤常见症状之一。肿瘤发展到晚期，由于肿瘤毒素和消耗以及感染、疼痛所致食欲减退，可表现消瘦或恶病质。

（二）肺外胸内扩展引起的症状和体征

1. 胸痛

近半数患者可有模糊或难以描述的胸痛或钝痛，可由于肿瘤细胞侵犯所致，也可由于阻塞性炎症波及部分胸膜或胸壁引起。若肿瘤位于胸膜附近，则产生不规则的钝痛或隐痛，在呼吸、咳嗽时加重。肋骨、脊柱受侵犯时可有压痛点，而与呼吸、咳嗽无关。肿瘤压迫肋间神经，胸痛可累及其分布区。

2. 声音嘶哑

癌肿直接压迫或转移致纵隔淋巴结压迫喉返神经（多见左侧），可发生声音嘶哑。

3. 咽下困难

癌肿侵犯或压迫食管，可引起咽下困难，尚可引起气管-食管瘘，导致肺部感染。

4. 胸水

约10%的患者有不同程度胸水，通常提示肿瘤转移累及胸膜或肺淋巴回流受阻。

5. 上腔静脉阻塞综合征

是由于上腔静脉被转移性淋巴结压迫或右上肺原发性肺癌侵犯，或腔静脉内癌栓阻塞静脉回流引起。表现为头面部和上半身瘀血水肿，颈部肿胀，颈静脉扩张，患者常主诉领口进行性变紧，可在前胸壁见到扩张的静脉侧支循环。

6.Horner 综合征

肺尖部肺癌又称肺上沟瘤 (Pancoast 瘤)，易压迫颈部交感神经，引起病侧眼睑下垂、瞳孔缩小、眼球内陷，同侧额部与胸壁少汗或无汗。也常有肿瘤压迫臂丛神经，造成以腋下为主、向上肢内侧放射的火灼样疼痛，夜间尤甚。

(三) 胸外转移引起的症状和体征

胸腔外转移的症状、体征可见于 3% ～ 10% 的患者。以小细胞肺癌居多，其次为未分化大细胞肺癌、腺癌、鳞癌。

1. 转移至中枢神经系统

可引起颅内压增高，如头疼、恶心、呕吐、精神状态异常。少见的症状为癫痫发作、偏瘫、小脑功能障碍、定向力和语言障碍。此外可有脑病、小脑皮质变性、外周神经病变、肌无力及精神症状。

2. 转移至骨骼

可引起骨痛和病理性骨折。大多为溶骨性病变，少数为成骨性。肿瘤转移至脊柱后可压迫椎管引起局部压迫和受阻症状。此外，也常见股骨、肱骨和关节转移，甚至引起关节腔积液。

3. 转移至腹部

部分小细胞肺癌可转移到胰腺，表现为胰腺炎症状或阻塞性黄疸。其他细胞类型的肺癌也可转移到胃肠道、肾上腺和腹膜后淋巴结，多无临床症状，依靠 CT、MRI 或 PET 做出诊断。

4. 转移至淋巴结

锁骨上淋巴结是肺癌转移的常见部位，可毫无症状。典型者多位于前斜角肌区，固定且坚硬，逐渐增大、增多，可以融合，多无痛感。

(四) 胸外表现

指肺癌非转移性胸外表现，或称之为副癌综合征 (paraneoplastic syndrome)，主要有以下几方面表现。

1. 肥大性肺性骨关节病 (hypertrophic pulmonary osteoarthropathy)

常见于肺癌，也见于局限性胸膜间皮瘤和肺转移癌 (胸腺、子宫、前列腺转移)。多侵犯上、下肢长骨远端，发生杵状指 (趾) 和肥大性骨关节病。

2. 异位促性腺激素

合并异位促性腺激素的肺癌不多，大部分是大细胞肺癌，主要为男性轻度乳房发育和增生性骨关节病。

3. 分泌促肾上腺皮质激素样物

小细胞肺癌或支气管类癌是引起库欣综合征的最常见细胞类型。这些患者中很多在瘤组织中甚至血中可测到促肾上腺皮质激素 (ACTH) 增高。

4. 分泌抗利尿激素

不适当的抗利尿激素分泌可引起厌食、恶心、呕吐等水中毒症状，还可伴有逐渐加重的神经并发症。其特征是低钠 (血清钠 < 135 mmol/L)、低渗 (血浆渗透压 < 280 mosm/kg)。

5. 神经肌肉综合征

包括小脑皮质变性、脊髓小脑变性、周围神经病变、重症肌无力和肌病等。发生原因不明确。这些症状与肿瘤的部位和有无转移无关。它可以发生于肿瘤出现前数年，也可与肿瘤同时发生；在手术切除后也可发生，或原有的症状无改变。可发生于各型肺癌，但多见于小细胞未分化癌。

6. 高钙血症

可由骨转移或肿瘤分泌过多甲状旁腺素相关蛋白引起，常见于鳞癌。患者表现为嗜睡、厌食、恶心、呕吐和体重减轻及精神变化。切除肿瘤后，血钙水平可恢复正常。

7. 类癌综合征

类癌综合征的典型特征是皮肤、心血管、胃肠道和呼吸功能异常。主要表现为面部、上肢躯干潮红或水肿，胃肠蠕动增强，腹泻，心动过速，喘息，瘙痒和感觉异常。这些阵发性症状和体征与肿瘤释放不同血管活性物质有关，除了 5- 羟色胺外，还包括缓激肽、血管舒缓素和儿茶酚胺。

此外，还可有黑色棘皮症及皮肌炎、掌跖皮肤过度角化症、硬皮症以及栓塞性静脉炎、非细菌性栓塞性心内膜炎、血小板减少性紫癜、毛细血管病性渗血性贫血等肺外表现。

五、辅助检查

(一) 影像学检查

1.X 线检查

是发现肺癌的主要方法，包括胸透、胸部 X 线片、体层摄影、数字减影血管造影术 (DSA)、放大点片、胸部 CT。胸部正侧位片仍是常规检查和记录的方法。肺癌的特征性 X 线征象表现为肺门增宽、增浓，结节或块影密度深而不均、分叶、毛刺、小空泡征、胸膜凹陷征等。段、叶的局限性肺气肿、肺炎或不张也为中央型肺癌的重要 X 线征象之一。

2. 胸部 CT

胸部 CT(常规 CT、螺旋 CT、高分辨 CT) 能清晰地显示肺内结构，发现胸部 X 线片不能发现的肺内隐蔽部位病灶，观察纵隔和肺门淋巴结形态和大小，尤其适用于早期周围型小肺癌。

3. 胸部磁共振成像 (MRI)

MRI 具有优良的软组织对比分辨率和多平面成像能力，在诊断肺上沟癌和纵隔受累上较 CT 为优。对诊断外周性肺癌无特异性。

4. 正电子发射体层扫描 (PET) 和 PET/CT

PET 是非损伤性影像诊断技术，采用正电子核素作为示踪剂 (常用 [18] 氟 - 去氧葡萄糖 ^{18}F-FDG)，通过病灶部位对示踪剂的摄取 (SUV 值) 量化分析病灶功能代谢状态，从而对疾病做出正确诊断。尤其在确定有无淋巴结转移方面更具优越性。PET/CT 是近几年发展起来的集 PET 的功能成像和 CT 的高分辨率解剖成像为一体的影像方法，可以同时反映病灶的病理生理变化及形态结构变化，其肺部病变诊断灵敏性、特异性和准确性最高分别为 97.7%、94.1% 和 97.9%，明显高于单纯 PET 或单纯 CT 的诊断准确率。因此，PET/CT 是肺癌诊断及准确分期的一种行之有效的较高敏感性和特异性的检查手段。

(二) 痰脱落细胞检查

怀疑肺癌时应连续 3 次送验。阳性率为 50% ～ 70%。纤维支气管镜检查后行痰脱落细胞检查，可提高其阳性率。中央型肺癌阳性率高于周围型肺癌。

（三）肿瘤标志物检测

如癌胚抗原 (CEA)、神经元特异性烯醇化酶 (NSE)、鳞癌抗原 (SCC-Ag)、糖类抗原 (CA125) 等，联合检测有助于肺癌的诊断，并在一定程度上可作为监测病情变化的随访指标。

（四）癌基因或抑癌基因检查

如 K-ras、H-ras、C-myc 和 p53 等。有益于诊断和评价疗效。

（五）纤维支气管镜检查

确定肺癌范围和部位，并通过刷检、活检，冲洗检查、经支气管针吸细胞学检查 (TBAC)、经支气管肺活检 (TBLB) 及镜后痰脱落细胞检查等方法配合使用，有细胞学和病理组织学诊断价值。

（六）经胸壁肺穿刺活检及其他

靠近胸壁肺野内的病灶在透视、CT 或 B 超引导定位下进行经胸壁肺穿刺活检，阳性率高。主要并发症为气胸、出血。伴有胸腔积液者可行胸腔镜检查，在直视下获取组织标本，确诊率达 70% ～ 100%，创伤小、痛苦轻。浅表淋巴结肿大可行淋巴结穿刺活检。

（七）开胸手术探查

上述检查均未能确立诊断，或难以区分良、恶性时，若无手术禁忌证，可考虑行开胸手术探查。

六、诊断

肺癌的远期生存率与早期诊断密切相关，因此，应该大力提倡早期诊断和对危险人群的筛查。为做到肺癌早期诊断，应该注意加强以下工作：①普及肺癌防治知识，对 40 岁以上长期重度吸烟者或有危险因素接触史者应该每年体检，特别是低剂量 CT 筛查。②对有任何可疑肺癌症状的患者及时进行排除检查，应重点排查有高危因素的人群或有下列可疑征象者：无明显诱因的刺激性咳嗽持续 2 ～ 3 周，治疗无效；原有慢性呼吸道疾病，咳嗽性质改变；短期内持续或反复痰中带血或咯血且无其他原因可解释；反复发作的同一部位肺炎，特别是肺段肺炎；原因不明的肺脓肿，无中毒症状，无大量脓痰，无异物吸入史，抗感染治疗效果不显著；原因不明的四肢关节疼痛及杵状指（趾）；影像学提示局限性肺气肿或段、叶性肺不张；孤立性圆形病灶和单侧性肺门阴影增大；原有肺结核病灶已稳定而形态或性质发生改变；无中毒症状的胸腔积液，尤其是呈血性、进行性增加者。有上述表现之一，即值得怀疑，需进行必要的辅助检查，包括影像学检查，尤其是低剂量 CT 是目前筛查肺癌有价值的方法。③发展新的早期诊断方法，如早期诊断的组合标志物等，但是细胞学和病理学检查仍是确诊肺癌的必要手段。

七、鉴别诊断

肺癌常与某些肺部疾病共存，或其影像学形态表现与某些疾病相类似，故常易误诊或漏诊，必须及时进行鉴别，以利早期诊断。痰脱落细胞检查、纤维支气管镜或其他组织病理学检查有助于鉴别诊断，但应与下列疾病鉴别。

（一）肺结核

1.肺结核球

多见于年轻患者，病灶多见于结核好发部位，如肺上叶尖后段和下叶背段。一般无症状，病灶边界清楚，密度高，可有包膜。有时含钙化点，周围有纤维结节状病灶，多年不变。

2.肺门淋巴结结核

易与中央型肺癌相混淆，多见于儿童、青年，多有发热，盗汗等结核中毒症状。结核菌素试验常阳性，抗结核治疗有效。肺癌多见于中年以上成人，病灶发展快，呼吸道症状比较明显，抗结核药物治疗有效。

3.急性栗粒型肺结核

应与弥漫性肺泡细胞癌鉴别。通常栗粒型肺结核患者年龄较轻，有发热、盗汗等全身中毒症状。X线影像表现为细小、分布均匀、密度较淡的栗粒样结节病灶。而肺泡细胞癌两肺多有大小不等的结节状播散病灶，边界清楚，密度较高，进行性发展和增大，且有进行性呼吸困难。

（二）肺炎

若无毒性症状，抗生素治疗后肺部阴影吸收缓慢，或同一部位反复发生肺炎时，应考虑到肺癌可能。肺部慢性炎症机化，形成团块状的炎性假瘤，也易与肺癌相混淆。但炎性假瘤往往形态不整，边缘不齐，核心密度较高，易伴有胸膜增厚，病灶长期无明显变化。

（三）肺脓肿

起病急，中毒症状严重，多有寒战、高热、咳嗽、咳大量脓臭痰等症状。影像学可见均匀大片状炎性阴影，空洞内常见较深液平。血常规检查可发现白细胞和中性粒细胞增多。癌性空洞继发感染，常为刺激性咳嗽、反复痰中带血，随后出现感染、咳嗽加剧。胸部X线片可见癌肿块影有偏心空洞，壁厚，内壁凹凸不平。结合纤维支气管镜检查和痰脱落细胞检查可以鉴别。

（四）纵隔淋巴瘤

颇似中央型肺癌，常为双侧性，可有发热等全身症状，但支气管刺激症状不明显，痰脱落细胞检查阴性。

（五）肺部良性肿瘤

许多良性肿瘤在影像学上与恶性肿瘤相似，其中尤以支气管腺瘤、错构瘤等更难鉴别，可参阅有关章节。

（六）结核性渗出性胸膜炎

应与癌性胸水相鉴别。可参阅有关章节。

八、治疗

治疗方案主要根据肿瘤的组织学决定。通常SCLC发现时已转移，难以通过外科手术根治，主要依赖化疗或放化疗综合治疗。相反，NSCLC可为局限性，外科手术或放疗可根治，但对化疗的反应较SCLC差。

（一）NSCLC

1.局限性病变

(1)手术：对于可耐受手术的 I$_a$、I$_b$、II$_a$ 和 II$_b$ 期 NSCLC，首选手术。对于 III$_a$ 期，若患者的年龄、心肺功能和解剖位置合适，也可考虑手术。术前化疗（新辅助化疗）可使许多原先不能手术者降期而可以手术，胸腔镜电视辅助胸部手术(VATS)主要适用于 I 期肺癌患者，也可用于肺功能欠佳的周围型病变的患者。

(2)根治性放疗：III 期患者以及拒绝或不能耐受手术的 I、II 期患者均可考虑根治性放疗。

已有远处转移、恶性胸腔积液或累及心脏者一般不考虑根治性放疗。放疗射线可损伤肺实质和胸内其他器官，如脊髓、心脏和食管，对有严重肺部基础疾病的患者也应注意。

(3) 根治性综合治疗：对伴 Horner 综合征的肺上沟瘤可采用放疗和手术联合治疗。对于 Ⅲ~a~期患者，N~2~期病变可选择手术加术后放化疗，新辅助化疗加手术或新辅助放化疗加手术。对 Ⅲ b 期和肿瘤体积大的 Ⅲ~a~期病变，与单纯放疗相比，新辅助化疗 (含顺铂的方案 2～3 个周期) 加放疗 (60 Gy) 中位生存期可从 10 个月提高至 14 个月，5 年生存率可从 7% 提高至 17%。

2. 播散性病变

不能手术的 NSCLC 患者中 70% 预后差。可根据行动状态评分为 0(无症状)、1(有症状，完全能走动)、2(< 50% 的时间卧床)、3(> 50% 时间卧床) 和 4(卧床不起) 选择适当应用化疗和放疗，或支持治疗。

(1) 化疗：联合化疗可增加生存率、缓解症状以及提高生活质量，可达 30%～40% 的部分缓解率，近 5% 的完全缓解率，中位生存期为 9～10 个月，1 年生存率为 40%。因此，若患者行为状态评分 ≤ 2 分，且主要器官功能可耐受，可给予化疗。常见的药物有顺铂、卡铂、长春瑞滨、吉西他滨、紫杉醇、多西他赛和培美曲塞等。目前一线化疗推荐治疗方案为含铂两药联合化疗，如紫杉醇 + 卡铂、多西紫杉醇 + 顺铂或长春瑞滨 + 顺铂，吉西他滨 + 顺铂等；对于非鳞癌患者一线化疗还可选用培美曲塞 + 顺铂或卡铂。而二线化疗方案多推荐多西他赛或培美曲塞单药治疗。无论一线或二线治疗，适当的支持治疗 (止吐药，用顺铂时补充体液和盐水，监测血细胞计数和血生化，监测出血或感染的征象，以及在需要时给予促红细胞生成素和粒细胞集落刺激因子) 并根据最低粒细胞计数调整化疗剂量都是必要的。

(2) 放疗：如果患者的原发瘤阻塞支气管引起阻塞性肺炎、上呼吸道或上腔静脉阻塞等症状，应考虑放疗。也可对无症状的患者给予预防性治疗，防止胸内病变进展。通常 1 个疗程为 2～4 周，剂量 30～40 Cy。心脏压塞可予心包穿刺术和放疗，颅脑、脊髓压迫和臂丛神经受累亦可通过放疗缓解。对于颅脑转移和脊髓压迫者，可给予地塞米松 (25～75 mg/d，分 4 次) 并迅速减至缓解症状所需的最低剂量。

(3) 靶向治疗：分子靶向治疗是以肿瘤细胞具有的特异性 (或相对特异) 的分子为靶点，应用分子靶向药物特异性阻断该靶点的生物学功能，从分子水平来逆转肿瘤细胞的恶性生物学行为，从而达到抑制肿瘤生长甚至肿瘤消退的目的。部分药物已经在晚期 NSCLC 治疗中显示出较好的临床疗效，其中包括以表皮生长因子受体为靶点的靶向治疗，代表药物为表皮生长因子受体—酪氨酸激酶抑制剂 (EGFR-TKI) 和单克隆抗体 (MAb)cetuximab。EGFR-TKI，如吉非替尼 (gefitinib)，厄洛替尼 (erlotinib) 和国产埃克替尼 (icotinib) 等可考虑用于化疗失败者或者无法接受化疗的患者。对于 EGFR 基因突变检测阳性的患者，一线治疗也可选择 EGFR-TKI。此外是以肿瘤血管生成为靶点的靶向治疗，其中贝伐单抗 (bevacizumab，重组人源化抗血管内皮生长因子单克隆抗体，thuMAb-VEGF) 联合化疗能明显提高晚期 NSCLC 的化疗效果并延长肿瘤中位进展时间。针对存在棘皮动物微管相关类蛋白 4/ 间变淋巴瘤激酶 (EML4-ALK) 融合基因的患者，ALK 抑制剂克唑替尼 (crizotinib) 被推荐用于该类患者的靶向治疗。

(4) 转移灶治疗：伴颅脑转移时可考虑放疗。术后或放疗后出现的气管内肿瘤复发，经纤维支气管镜给予激光治疗，可使 80% ～ 90% 的患者缓解。

（二）SCLC

推荐以化疗为主的综合治疗以延长患者生存期。

1. 化疗

许多化疗药物对未经治疗或复发的 SCLC 均有较好的疗效。一线治疗可以应用的化疗药物包括足叶乙苷、伊立替康、顺铂、卡铂。常使用的联合方案是足叶乙苷加顺铂或卡铂，3 周一次，共 4 ～ 6 个周期。初次联合化疗可导致中至重度的粒细胞减少（例如粒细胞数 0.5×10^9/L ～ 1.5×10^9/L）和血小板减少症（血小板计数 < 50×10^9/L ～ 100×10^9/L）。初始治疗 4 ～ 6 个周期后，应重新分期以决定是否进入完全临床缓解（所有临床明显的病变和副癌综合征完全消失）、部分缓解、无反应或进展（见于 10% ～ 20% 的患者）。治疗后进展或无反应的患者应该调换新的化疗药物。复发 SCLC 可以应用的化疗药物包括紫杉醇、多西他赛、托泊替康、伊立替康、异环磷酰胺、环磷酰胺、多柔比星等。

2. 放疗

对明确有颅脑转移者应给予全脑高剂量放疗（40 Gy）。对完全缓解的患者亦推荐预防性颅脑放射（PCI），能显著地减少脑转移（存活 ≥ 2 年，未做 PCI 的患者 60% ～ 80% 发生脑转移）。有研究表明，PCI 后可发生认知力缺陷，治疗前需将放疗的利弊告知患者。对有症状、胸部或其他部位病灶进展的患者，可给予全剂量（如胸部肿瘤病灶给予 40 Gy）放疗。

3. 综合治疗

大多数局限期的 SCLC 可考虑给予足叶乙苷加铂类药物化疗以及同步放疗的综合治疗。尽管会出现放化疗的急慢性毒性，但能降低局部治疗失败率并提高生存期。可选择合适的患者（局限期、行动状态评分 0 ～ 1 且基础肺功能良好者），给予全部剂量的放疗并尽可能减少对肺功能的损伤。

对于广泛期病变，通常不提倡初始胸部放疗。然而，对情况良好的患者（如行动状态评分 0 ～ 1，肺功能好以及仅一个部位扩散者）可在化疗基础上增加放疗。对所有患者，如果化疗不足以缓解局部肿瘤症状，可增加一个疗程的放疗。

尽管常规不推荐 SCLC 手术治疗，偶尔也有患者符合切除术的要求（纵隔淋巴结阴性，且无转移者）。

（三）生物反应调节剂（BRM）

BRM 为小细胞肺癌提供了一种新的治疗手段，如小剂量干扰素（2×10^6 U）每周 3 次间歇疗法。转移因子、左旋咪唑、集落刺激因子（CSF）在肺癌的治疗中都能增加机体对化疗、放疗的耐受性，提高疗效。

（四）中医药治疗

中医学有许多单方及配方在肺癌的治疗中可与西药治疗起协同作用，减少患者对放疗、化疗的反应，提高机体的抗病能力，在巩固疗效，促进、恢复机体功能中起到辅助作用。

九、预防

避免接触与肺癌发病有关的因素如吸烟和大气污染，加强职业接触中的劳动保护，可减少肺癌发病危险。由于目前尚无有效的肺癌化学预防措施，不吸烟和及早戒烟可能是预防肺癌最有效方法。

十、预后

肺癌的预后取决于早发现、早诊断、早治疗。由于早期诊断不足致使肺癌预后差，86% 的患者在确诊后 5 年内死亡，只有 15% 的患者在确诊时病变局限，5 年生存率可达 50%。规范有序的诊断、分期以及根据肺癌临床行为制订多学科治疗 (综合治疗) 方案可为患者提供可能治愈或有效缓解的最好的治疗方法。随着以手术、化疗、靶向治疗和放疗为基础的综合治疗进展，近 30 年肺癌总体 5 年生存率几乎翻了 1 倍。

（戈艳蕾 李建）

参考文献

[1] 戈艳蕾，李建，王红阳，等 . 维生素 D 治疗慢性阻塞性肺疾病急性加重期合并低钙血症患者疗效观察 . 中国老年学杂志 .2014，34(08):2250-2251.

[2] 戈艳蕾，刘香玉，李建，等 . 丹红注射液及肝素雾化吸入治疗间质性肺炎疗效 [J]. 时珍国医国药 .2013，24(7):1668-1669.

[3] 戈艳蕾，刘聪辉，曹书华，等 . 老年中重度慢性阻塞性肺病伴阻塞性睡眠呼吸暂停低参通气综合征患者认知障碍与相关因子水平 [J]. 中国老年学杂志 .2014(19):5558-5559.

[4] 戈艳蕾，刘聪辉，崔紫阳，等 . 慢性阻塞性肺疾病合并阻塞性睡眠呼吸暂停综合征患者血清 Caspase-3 和 Caspase-9 水平与认知功能障碍的相关性研究 [J]. 中国现代医学杂志 .2016，26(11):77-80.

[5] 戈艳蕾，李建，王红阳，等 . 钙尔奇 D 治疗 COPD 急性加重并低血钙患者临床疗效 [J]. 临床肺科杂志 .2014，19(1):160-161.

第十五节 肺转移瘤

肺是全身血流必经的器官，其丰富的血管床是一个很好的滤过器，因此肺是转移性肿瘤最多发生的部位，而且比其他器官的转移瘤易于发现。据尸体解剖证实，29% ～ 46% 的恶性肿瘤有肺转移病变，其中约有半数只局限于肺部。

一、定义

肺部转移性肿瘤是指身体其他部位肿瘤，经某种途径转移到肺部而形成的肺部肿瘤，是恶性肿瘤的晚期表现。

二、病因

全身各器官的恶性肿瘤，均可由血行转移至肺，癌转移占 85%，肉瘤转移占 15%。常见的有绒毛膜上皮癌、肾上腺肿瘤、黑色素瘤、骨肉瘤、淋巴肉瘤、滑膜肉瘤、甲状腺癌、胃癌、乳腺癌、肝癌、大肠癌、鼻咽癌、肾癌、睾丸和前列腺恶性肿瘤，以及白血病造成的肺浸润等，或乳腺癌、食管癌、胰腺癌、贲门癌直接蔓延累及肺。

三、肺部转移性肿瘤的转移途径

可分为血行转移、淋巴性转移和直接蔓延三类，以血行转移较多见，有时可以兼有两种类型的转移瘤。

四、临床表现

大部分肺转移癌发生于肺的周边，因此很少引起症状。所以大部分是通过胸部 X 线片发现的。只有侵犯支气管或到了晚期，患者才会出现明显症状如咳嗽、咯血等。呼吸困难多由气道梗阻、淋巴管转移或胸腔积液引起。突然发生的呼吸困难常意味着胸腔积液、气胸或出血。胸痛常由于胸壁、肋骨或壁层胸膜受累。

五、实验室及辅助检查

(一)痰细胞学检查

诊断价值不大，阳性率低于 5%。

(二)X 线检查

胸部 X 线具有多种表现。单个肺结节常来自直肠、结肠、肾脏、睾丸、宫颈、黑色素瘤、骨肉瘤。弥漫性肺结节如大小不等常提示为多次分批转移，可见于大多数恶性肿瘤。微小转移灶常提示来自甲状腺，肾脏或骨肉瘤。弥漫性淋巴管炎常表现为线型和结节网织状，见于胸部邻近脏器的肿瘤如乳癌、胃癌、胰腺癌转移。棉絮状转移灶提示来源于绒癌。恶性肿瘤多无钙化，但由甲状腺癌、胃癌、前列腺癌、肝癌、恶性畸胎瘤、卵巢癌、肾癌、睾丸癌、软骨肉瘤和成骨肉瘤转移至肺者，均可发生钙化。偶尔转移瘤中心坏死可出现空洞征象，以鳞癌最多见，特别是头颈部癌，其次是女性生殖器癌，结肠癌、直肠癌也可发生空洞。

(三)CT 扫描和 MRI 检查

能发现普通胸部 X 线片上不易观察部位如心后区域、胸膜下等部位的多个转移灶及纵隔淋巴结转移。

(四)纤维支气管镜活检

在 X 线透视下经纤维支气管镜活检，经支气管穿刺活检对周围型肺转移瘤的定性诊断有重要价值，阳性率高。

(五)肿瘤标志物测定

肿瘤标志物对肺转移癌的诊断具有很大帮助，可监测恶性肿瘤治疗后的复发和转移，如 hCG、AFP、CA50、CA125、CA19-9、CEA 等。应用其对卵巢癌、大肠癌、肝癌、绒癌、睾丸恶性肿瘤等肺转移的治疗后跟踪检查，对判断治疗效果有重要价值。

六、诊断

肺转移肿瘤的诊断常不困难，在 X 线片上为孤立或多发结节，结节影像有一定不同。体层片和 CT 检查对发现小的转移灶和明确性质有一定帮助，两项检查加在一起，可发现 80% 直径在 3 mm 的转移灶。少数病例如诊断不明可做肺穿刺，送病理和细胞学检查。肺转移肿瘤痰细胞学检查多为阴性，只有少数咯血患者可查到癌细胞。

七、鉴别诊断

(一)结核瘤

结核瘤痰结核菌检查几乎均为阴性，而结核菌素试验阳性，结合以往结核菌感染的系列胸部 X 线片常可确定诊断；或瘤体有钙化及随访 6 个月以上没有增大时，则应高度考虑为多发性结核瘤。

（二）肺结节病

本病 X 线检查时，可见散在、边界较转移癌更清楚的 0.5 ~ 3.0 cm 直径大结节，或并有肺门及纵隔淋巴结肿大，临床多较 X 线检查表现为轻，随访中无增大，测血管紧张素转化酶有一定辅助鉴别价值，需要时做斜角肌淋巴结活检确诊。

（三）血源感染性肺炎

常见葡萄球菌，有时可由类杆菌或革兰阴性杆菌引起，为多发性肺实变和脓毒栓子梗死肺部造成的多发性实性脓肿，X 线检查呈多发性边缘不清 0.5 ~ 1.5 cm 类似转移瘤的圆形病灶，但由于临床上有高热和脓毒血症表现，且病灶可形成空洞、囊性气肿和坏死性肺炎，痰细菌检查阳性等，可帮助鉴别。

八、治疗

（一）治疗的一般原则

目前对恶性肿瘤的治疗已取得相当大的进展，生存率明显延长，因此，肺转移性肿瘤也相应增多，但除少数几种恶性肿瘤采用单一治疗手段获得满意疗效外，多数恶性肿瘤还不够满意。因此，目前都采用综合治疗，有计划地安排各种有效治疗手段（手术、放疗、化疗、免疫治疗、中药治疗和其他辅助治疗），以最大限度地减少治疗副作用和保护或恢复人体正常功能，以进一步清除肿瘤细胞，争取达到治愈目的。

（二）手术治疗

手术适应证为：原发肿瘤已控制，肺内为孤立或局限于一叶肺的数个结节；无其他处转移；全身状况良好可耐受手术；经或不经其他治疗观察半年左右无其他转移出现。肺转移瘤的切除率为 10% ~ 15%。肺转移瘤切除后尚可辅以放疗或化疗。某些原发肿瘤在切除以后，肺内转移瘤可自发地消失，这种情况最多见于肾癌和绒癌。

（三）化疗

不能切除的肺转移瘤可根据原发肿瘤的性质选用不同的化学药物治疗。由于各种肿瘤对化疗的敏感性不相同，治疗效果也各异。

（四）放疗

一般说来，放疗在肺转移瘤的治疗中无重要地位。但在有压迫、梗阻、疼痛时可行选择性姑息放疗。

（五）辅助治疗

辅助治疗仍是一种很重要的、不能疏忽的治疗，以减轻手术、放疗、化疗的副作用和促进人体功能恢复正常。常用的辅助治疗包括维生素类、提高白细胞的药物、促进免疫功能恢复的药物，以及中药等治疗。

（戈艳蕾 李建）

参考文献

[1] 戈艳蕾，李建，王红阳，等 . 维生素 D 治疗慢性阻塞性肺疾病急性加重期合并低钙血

症患者疗效观察 . 中国老年学杂志 .2014，34(08):2250-2251.

　　[2] 戈艳蕾，刘香玉，李建，等 . 丹红注射液及肝素雾化吸入治疗间质性肺炎疗效 [J]. 时珍国医国药 .2013，24(7):1668-1669.

　　[3] 戈艳蕾，刘聪辉，曹书华，等 . 老年中重度慢性阻塞性肺病伴阻塞性睡眠呼吸暂停低参通气综合征患者认知障碍与相关因子水平 [J]. 中国老年学杂志 .2014(19):5558-5559.

　　[4] 戈艳蕾，刘聪辉，崔紫阳，等 . 慢性阻塞性肺疾病合并阻塞性睡眠呼吸暂停综合征患者血清 Caspase-3 和 Caspase-9 水平与认知功能障碍的相关性研究 [J]. 中国现代医学杂志 .2016，26(11):77-80.

　　[5] 戈艳蕾，李建，王红阳，等 . 丹红联合乙酰半胱氨酸治疗特发性间质性肺炎疗效观察 [J]. 临床肺科杂志 .2012，17(12):2172-2173.

第十六节　胸腔积液

　　胸膜腔是位于肺和胸壁之间的一个潜在的腔隙。在正常情况下脏层胸膜和壁层胸膜表面上有一层很薄的液体，在呼吸运动时起润滑作用。胸膜腔和其中的液体并非处于静止状态，在每一次呼吸周期中胸膜腔形状和压力均有很大变化，使胸腔内液体持续滤出和吸收并处于动态平衡。任何因素使胸膜腔内液体形成过快或吸收过缓，即产生胸腔积液 (pleural effusions)，简称胸水。

一、胸水循环机制

　　传统认为，正常成人胸膜腔每 24 小时有 500 ～ 1000 mL 的液体形成和吸收。胸水的交换完全取决于流体静水压和胶体渗透压之间的压力差，即壁层胸膜主要由体循环肋间动脉供血，毛细血管压高；而脏层胸膜由肺动脉供血，毛细血管压低。所以，受压力的驱动，液体从壁层胸膜滤过进入胸膜腔，脏层胸膜以相仿的压力回吸收。但是现在经研究发现，人类的壁层胸膜间皮细胞间存在着淋巴管微孔，脏层胸膜由体循环的支气管动脉和肺循环同时供血，胸水由于压力梯度，从壁层和脏层胸膜的体循环血管通过有渗透性的胸膜进入胸膜腔，然后通过壁层胸膜的淋巴管微孔经淋巴管回吸。正常情况下脏层胸膜对胸水循环的作用较小，胸水的滤过在胸腔上部大于下部，吸收主要在横膈胸膜和胸腔下部纵隔胸膜。

　　人类胸膜腔影响液体从毛细血管向胸腔内移动压力大小的估计，壁层胸膜的流体静水压约 30 cmH$_2$O，而胸膜腔内压约 -5 cmH$_2$O，其流体静脉压差等于 30-(-5)=35 cmH$_2$O，故液体从壁层胸膜的毛细血管向胸腔内移动。与流体静水压相反的压力是胶体渗透压梯度，血浆胶体渗透压约 34 cmH$_2$O。胸水含有少量的蛋白质，其胶体渗透压约 5 cmH$_2$O，产生的胶体渗透压梯度为 34-5=29 cmH$_2$O。因此，流体静水压与胶体渗透压的梯度差为 35-29=6 cmH$_2$O，故液体从壁层胸膜的毛细血管进入胸腔。由于脏层胸膜液体移动的压力梯度接近零，故胸水主要由壁层淋巴管微孔重吸收。

二、病因和发病机制

胸腔积液是常见的内科问题，肺、胸膜和肺外疾病均可引起。临床上常见的病因和发病机制如下。

（一）胸膜毛细血管内静水压增高

如充血性心力衰竭、缩窄性心包炎、血容量增加、上腔静脉或奇静脉受阻，产生漏出液。

（二）胸膜通透性增加

如胸膜炎症（肺结核、肺炎）、风湿性疾病［系统性红斑狼疮（SLE）、类风湿关节炎（RA）］、胸膜肿瘤（恶性肿瘤转移、间皮瘤）、肺梗死、膈下炎症（膈下脓肿、肝脓肿、急性胰腺炎）等，产生渗出液。

（三）胸膜毛细血管内胶体渗透压降低

如低蛋白血症、肝硬化、肾病综合征、急性肾小球肾炎、黏液性水肿等，产生漏出液。

（四）壁层胸膜淋巴引流障碍

癌症淋巴管阻塞、发育性淋巴管引流异常等，产生渗出液。

（五）损伤

主动脉瘤破裂、食管破裂、胸导管破裂等，产生血胸、脓胸和乳糜胸。

（六）医源性

药物（如甲氨蝶呤、胺碘酮、苯妥英、呋喃妥因、β-受体拮抗剂）、放射治疗、消化内镜检查和治疗、支气管动脉栓塞术、卵巢过度刺激综合征、液体负荷过大、冠脉搭桥手术或冠脉内支架置入、骨髓移植、中心静脉置管穿破和腹膜透析等，都可以引起渗出性或漏出性积液。

三、临床表现

（一）症状

呼吸困难是最常见的症状，可伴有胸痛和咳嗽，症状与病因及积液量有关，呼吸困难、少量积液时症状不明显，或略感胸闷；大量积液时有明显呼吸困难，而此时胸痛可趋缓。结核性胸膜炎多见于青年人，常有发热、干咳、胸痛，随着胸水量的增加胸痛可缓解，但可出现胸闷、气促。恶性胸腔积液多见于中年以上患者，一般无发热、胸部隐痛，伴有消瘦和呼吸道或原发部位肿瘤的症状。炎性积液多为渗出性，常伴有咳嗽、咳痰、胸痛及发热。心力衰竭多为漏出液，有心功能不全的其他表现。积液量在 0.3～0.5 L 时症状多不明显，大量积液时心悸及呼吸困难更加明显。全身症状取决于胸腔积液的病因。

（二）体征

体征与积液量有关。少量积液时可无明显体征，或可触及胸膜摩擦感及闻及胸膜摩擦音。中至大量积液时，患侧胸廓饱满，呼吸活动度减弱，触觉语颤减弱，局部叩诊呈浊音，呼吸音减弱或消失，可伴有气管、纵隔向健侧移位。

四、实验室检查和其他检查

（一）诊断性胸腔穿刺和胸水检查

对明确积液性质及病因诊断均至关重要，疑为渗出液必须做胸腔穿刺，如有漏出液病因则避免胸腔穿刺，不能确定时也应做胸腔穿刺抽液检查。

1. 外观

漏出液透明清亮，静置不凝固，比重 < 1.016。渗出液则可呈多种颜色，以草黄色多见，易有凝块，比重 > 1.018。脓性胸液若为大肠杆菌或厌氧菌感染常有臭味。血性胸液呈程度不同的洗肉水样或静脉血样，多见于肿瘤；乳状胸液为乳糜胸；若胸液呈巧克力色，应考虑阿米巴肝脓肿破溃入胸腔的可能；黑色胸液可能为曲菌感染；草绿色胸水见于类风湿关节炎。

2. 细胞

正常胸液中有少量间皮细胞或淋巴细胞，胸膜炎症时，胸液中可见各种炎症细胞及增生与退化的间皮细胞。漏出液细胞数常少于 $10 \times 10^6/L$，以淋巴细胞与间皮细胞为主。渗出液的白细胞常超过 $500 \times 10^6/L$。脓胸时白细胞多达 $1000 \times 10^6/L$ 以上。中性粒细胞增多时，提示为急性炎症；淋巴细胞为主则多为结核性或肿瘤性；寄生虫感染或结缔组织病时，嗜酸性粒细胞常增多。胸液中红细胞超过 $5 \times 10^9/L$ 时，可呈淡红色，多由恶性肿瘤或结核所致。胸腔穿刺损伤血管亦可引起血性胸液，应谨慎鉴别。红细胞超过 $100 \times 10^9/L$ 时应考虑创伤、肿瘤或肺梗死。恶性胸液中有 40% ～ 90% 可查到恶性肿瘤细胞，反复多次检查可提高检出率。胸液中恶性肿瘤细胞常有核增大且大小不一、核畸变、核深染、核浆比例失常及异常有丝核分裂等特点，应注意鉴别。胸液中间皮细胞常有变形，易误诊为肿瘤细胞。非结核性胸液中间细胞超过 5%，结核性胸液中常低于 1%。系统性红斑狼疮并发胸积液时，其胸液中抗核抗体滴度可达 1 ∶ 160 以上，且易找到狼疮细胞。

3. pH 值

正常胸水 pH 值接近 7.6。pH 值降低见于多种原因的胸腔积液，如脓胸、食管破裂、类风湿性关节炎时积液；pH 值 < 7.0 者仅见于脓胸以及食管破裂所致胸腔积液；结核性胸液 pH 值常 < 7.30；急性胰腺炎所致胸液的 pH 值 < 7.30；若 pH 值 < 7.40，应考虑恶性胸液。

4. 病原体

胸液涂片查找细菌及培养，有助于病原诊断。结核性胸膜炎胸液沉淀后做结核菌培养，阳性率仅为 20%，巧克力色脓液应镜检阿米巴滋养体。

5. 蛋白质

渗出液的蛋白含量较高 (> 30 g/L)，胸液 / 血清比值 > 0.5。蛋白含量 30 g/L 时，胸液比重约为 1.018(每加减蛋白 1 g，使之重增减 0.003)。漏出液蛋白含量较低 (< 30 g/L)，以清蛋白为主，黏蛋白试验 (Rivalta 试验) 阴性。

6. 类脂

乳糜胸的胸水呈乳状混浊，离心后不沉淀，苏丹Ⅲ染成红色；三酰甘油含量 > 1.24 mmol/L，胆固醇含量不高，脂蛋白电泳可显示乳糜微粒，多见于胸导管破裂。"乳糜样"或胆固醇性胸液 (胆固醇 > 2.59 mmol/L)，与陈旧性积液胆固醇积聚有关，可见于陈旧性结核性胸膜炎、恶性胸液或肝硬化、类风湿关节炎等。胆固醇性胸液所含胆固醇量虽高，但三酰甘油则正常，呈淡黄或暗褐色，含有胆固醇结晶、脂肪颗粒及大量退变细胞 (淋巴细胞、红细胞)。

7. 葡萄糖

正常人胸液中葡萄糖含量与血中葡萄糖含量相近，随血葡萄糖的升降而改变。测定胸液葡萄糖含量有助于鉴别胸腔积液的病因。漏出液与大多数渗出液的葡萄糖含量正常；而结核性、恶性、类风湿关节炎性及化脓性胸腔积液中葡萄糖含量可 < 3.35 mmol/L。若胸膜病变范围较广，使葡萄糖及酸性代谢物难以透过胸膜，可使葡萄糖含量较低，提示肿瘤广泛浸润，其胸液中恶性肿瘤细胞发现率亦高。

8. 酶

胸液乳酸脱氢酶 (LDH) 含量增高， > 200 U/L，且胸液 LDH/ 血清 LDH 比值 > 0.6，提示为渗出液，胸液 LDH 活性可反映胸膜炎症的程度，其值越高，表明炎症越明显。LDH > 500 U/L 常提示为恶性肿瘤或胸液已并发细菌感染。

胸液淀粉酶升高可见于急性胰腺炎，恶性肿瘤等。急性胰腺炎伴胸腔积液时，淀粉酶溢漏致使该酶在胸液中含量高于血清中含量。部分患者胸痛剧烈、呼吸困难，可能掩盖其腹部症状，此时胸液淀粉酶已升高，临床诊断应予注意。腺苷脱氨酶 (ADA) 在淋巴细胞内含量较高。结核性胸膜炎时，因细胞免疫受刺激，淋巴细胞明显增多，故胸液中 ADA 可高于 45 U/L。其诊断结核性胸膜炎的敏感度较高。但 HIV 合并结核性胸膜炎患者，胸水 ADA 不升高。

9. 免疫学检查

随着细胞生物学与分子生物学的进展，胸液的免疫学检查受到关注，在鉴别良性与恶性胸液，研究胸腔积液的发病机制及今后开展胸腔积液的生物治疗中起一定作用。

结核性与恶性胸腔积液时，T- 淋巴细胞增高，尤以结核性胸膜炎为显著，可高达 90%，且以 T4(CD4+) 为主，结核性胸膜炎胸水 γ- 干扰素多 > 200 pg/mL。恶性胸腔积液中的 T 淋巴细胞功能受抑，其对自体肿瘤细胞的杀伤活性明显较外周血淋巴细胞为低，提示恶性胸腔积液患者胸腔局部免疫功能呈抑制状态。系统性红斑狼疮及类风湿关节炎引起的胸腔积液中补体 C3、C4 成分降低，且免疫复合物的含量增高。

10. 肿瘤标志物 癌胚抗原 (CEA) 在恶性胸液中早期即可升高，较血清出现得更早且更显著。若胸液 CEA 值 > 20 μg/L 或胸液 / 血清 CEA 比值 > 1，常提示为恶性胸液。恶性胸液中铁蛋白含量增高，可视为鉴别诊断的参考。近年来还开展了许多肿瘤标志物检测，如肿瘤糖链相关抗原、细胞角蛋白 19 片段、神经特异性烯醇酶等，可作为鉴别诊断的参考，联合检测多种标志物，可提高阳性检出率。

(二)X 线检查

其改变与积液量和是否有包裹或粘连有关。小量游离性胸腔积液，X 线仅见肋膈角变钝；积液量增多时显示有向外侧、向上的弧形上缘的积液影；大量积液时整个患侧胸部有致密影，气管和纵隔推向健侧。平卧时积液散开，使整个肺野透亮度降低。液气胸时积液有液平面。包裹性积液时常边缘光滑饱满，局限于叶间或肺与膈之间，超声检查有助诊断。肺底积液可仅有假性膈肌升高和 (或) 形状的改变。CT 检查可显示少量胸腔积液、肺内病变、胸膜间皮瘤、胸内转移瘤、纵隔和气管旁淋巴结等病变，尚可根据胸液的密度不同提示判断为渗出液、血液或脓液，CT 检查胸膜病变有较高的敏感性与密度分辨率，有助于病因诊断。

(三) 超声检查

超声探测胸腔积液的灵敏度高，定位准确。临床用于估计胸腔积液的量，协助胸腔穿刺的定位。对包囊性积液可提供较准确的定位诊断，有助于胸腔穿刺抽液。可鉴别胸腔积液、胸膜增厚、液气胸等。

（四）胸膜活检

经皮胸膜活检对鉴别有无肿瘤、结核和胸膜肉芽肿等其他病变有重要意义。拟诊结核病时，活检标本除做病理检查外，尚可做结核菌培养。脓胸或有出血倾向者不宜做胸膜活检。若活检证实为恶性胸膜间皮瘤，在 1 个月内应对活检部位行放射治疗，以防止针道种植。

（五）胸腔镜或开胸活检

对上述检查仍不能确诊者，必要时可行胸腔镜检查或剖胸直视下活检，胸腔镜对恶性胸腔积液的诊断率最高，病因诊断率可达 70% ～ 100%，对肿瘤的临床分期亦较准确。临床上有少数胸腔积液病因虽经上述检查仍难以确定，如无特殊禁忌，可考虑剖胸探查。

（六）支气管镜

对有咯血或疑有气道阻塞者可行此项检查。

五、诊断与鉴别诊断

胸腔积液的诊断和鉴别诊断分 3 个步骤。

（一）确定有无胸腔积液

中等量胸腔积液的诊断不难，症状和体征均较明显；少量胸腔积液（＜ 0.3 mL）仅表现为肋膈角变钝，易于胸膜粘连混淆，可行侧卧位胸部 X 线片，液体可散开于肺外带。体征尚需与胸膜增厚鉴别，胸膜增厚、叩诊浊音、听诊呼吸音减弱，常伴有胸廓扁平或肋间隙变窄、气管向患侧移位、语音传导减弱等体征。B 超、CT 等检查可确定有无胸腔积液。

（二）区别漏出液和渗出液

诊断性胸腔穿刺可区别积液的性质。渗出液与漏出液的鉴别见表 1-5。

表 1-5　渗出液与漏出液鉴别表

分类	漏出液	渗出液
外观	清澈透明、不凝固	透明或混浊或血性，可自行凝固
比重	＜ 1.018	≥ 1.018
蛋白质	＜ 30 g/L	≥ 30 g/L
细胞数	＜ 100×10⁶/L	≥ 500×10⁶/L
胸腔积液 / 血清蛋白	＜ 0.5	＞ 0.5
胸腔积液 / 血清 LDH	＜ 0.6	＞ 0.6
LDH	＜ 200 U/L 或小于血清正常值高限的 2/3	＞ 20 U/L 或大于血清正常值高限的 2/3

有些积液难以确切地界定为渗出液或漏出液，可见于恶性胸腔积液，系由多种机制参与积液的形成。

（三）寻找胸腔积液的病因

漏出液的常见病因是心、肝、肾疾病和低蛋白血症等，充血性心力衰竭多为双侧胸腔积液，积液量右侧多于左侧，强烈利尿可引起假性渗出液。肝硬化的胸腔积液常多伴腹水。肾病综合征的胸腔积液多为双侧胸腔积液，可表现为肺底积液。低蛋白血症的胸腔积液多伴全身水肿。

腹膜透析的胸腔积液类似于腹透液，葡萄糖高，蛋白质 < 1.0 g/L。如不符合以上特点或伴有发热、胸疼等症状，应行诊断性穿刺。

结核性胸膜炎是渗出液最常见的病因，多见于青壮年，常有干咳、潮热、盗汗、消瘦等结核中毒症状。胸水检查以淋巴细胞为主，间皮细胞 < 5%；蛋白质多 > 40 g/L；ADA 及 γ-干扰素增高；沉渣找结核分枝杆菌或培养可阳性，但阳性率仅约 20%。胸膜活检的阳性率达 60% ～ 80%，PPD 皮试强阳性，老年患者可无发热，结核菌素试验也呈阴性，应予注意。

类肺炎性胸腔积液 (parapneumonic effusions) 系指肺炎、肺脓肿、支扩等感染引起的胸腔积液，如积液呈脓性则称脓胸。患者多有发热、咳嗽、咳痰、胸疼等症状，白细胞升高，中性粒细胞增加伴核左移。先有肺实质浸润影、肺脓肿和支气管扩张的表现，然后出现胸腔积液，积液量一般不多。胸水呈草黄色甚至脓性，白细胞明显升高，以中性粒细胞为主，葡萄糖和 pH 值降低，诊断不难。脓胸系胸腔内致病菌感染造成积脓，多与未能有效控制肺部感染、致病菌直接侵袭穿破入胸腔有关，常见细菌为金黄色葡萄球菌、肺炎链球菌、化脓性链球菌及大肠杆菌、肺炎克雷白杆菌和假单胞菌等，且多合并厌氧菌感染，少数可因结核分枝杆菌或真菌、放线菌、奴卡菌等所致。急性脓胸常表现为高热、胸疼等：慢性脓胸有胸膜增厚、胸廓塌陷、慢性消耗和杵状指 (趾) 等。胸水呈脓性、黏稠，涂片革兰染色找到细菌或脓液细胞培养阳性。

恶性肿瘤侵犯胸膜引起恶性胸腔积液，常由肺癌、乳腺癌和淋巴瘤直接侵犯或转移至胸膜所致，也可由其他部位如胃肠道和泌尿生殖系统等肿瘤所引起。以 45 岁以上中老年人多见，有右胸部钝疼、咳血丝痰和消瘦等症状，胸水多呈血性，量大、增长迅速，CEA > 20 μg/L，LDH > 500 U/L，胸水脱落细胞检查、胸膜活检、胸部影像学、纤维支气管镜及胸腔镜等检查，有助于进一步的诊断和鉴别。疑为其他器官肿瘤应做相应检查。

六、治疗

胸腔积液为胸部或全身疾病的一部分，病因治疗尤为重要，漏出液常在纠正病因后吸收，其治疗参阅有关章节。

(一) 结核性胸膜炎

1. 一般治疗包括休息、营养、对症治疗。

2. 抽液治疗原则上应尽快抽尽胸腔积液，减轻压迫症状，改善呼吸，促进肺复张，大量胸水者每周抽液 2 ～ 3 次，直至胸水完全消失。首次抽液量不要超过 700 mL，以后每次抽液量不应超过 1000 mL。过快、过多抽液可发生复张后肺水肿或循环衰竭。立即采取吸氧、使用激素及利尿剂、控制入水量，严密监测病情与酸碱平衡等措施。出现头晕、冷汗、心悸、苍白、脉细等胸膜反应时，应停止抽液，使患者平卧休息，必要时皮下注射肾上腺素 0.5 mL。

3. 抗结核治疗常用化疗方案：初治涂阴为 ZHR2/4 HR，初治涂阳常用化疗方案为 ZHRZE/4 HR。

4. 激素治疗疗效不肯定。有全身毒性症状严重、大量胸水者，可在使用结核药物治疗的同时，试用泼尼松 30 mg/d，一般疗程为 3 ～ 4 周。

(二) 类肺炎性胸腔积液和脓胸

肺炎旁积液一般积液量少，经有效的抗生素治疗后可吸收，积液量多者应胸腔穿刺抽液，胸水 pH 值 < 7.2 时应肋间插管闭式引流。

脓胸的治疗原则是控制感染，引流胸腔积液及促使肺复张，恢复肺功能。抗菌药物要足量，体温恢复正常后再持续用药 2 周以上，防止脓胸复发。急性期联合抗厌氧菌的药物，全身及胸腔内给药。引流是脓胸最基本的治疗方法，应反复抽脓或闭式引流。可用 2% 碳酸氢钠或生理盐水反复冲洗胸腔，然后注入适量抗生素及链激酶，使脓液变稀易于引流。慢性脓胸应改进胸腔引流或外科胸膜剥脱术，同时，营养支持也相当重要。

（三）恶性胸腔积液

应包括原发病治疗和胸腔积液的治疗。如部分小细胞肺癌所致胸腔积液可行全身化疗的同时，纵隔淋巴结转移者可行局部放射治疗。胸腔积液常为晚期恶性肿瘤的常见并发症，其胸水生长迅速，常因大量积液压迫引起严重呼吸困难，甚至导致死亡。常需反复胸腔穿刺抽液，但反复抽液可使蛋白丢失过多，可选择化学性胸膜固定术，在抽吸胸水或细管引流后，胸腔内注入博来霉素、顺铂、丝裂霉素。注入胸膜粘连剂，如滑石粉等，可减缓胸水的产生。也可胸腔内注入生物免疫调节剂，如短小棒状杆菌疫苗、IL-2、干扰素、淋巴因子激活的杀伤细胞、肿瘤浸润性淋巴细胞等，可抑制恶性肿瘤细胞，增强淋巴细胞局部浸润及活性，并使胸膜粘连。

此外，可胸腔内插管持续引流，目前多采用细管引流，具有创伤小、易固定、效果好、可随时胸腔内注药等优点。对插管引流后肺仍不复张者，可行胸腹分流术或胸膜切除术。虽经上述多种治疗，恶性胸腔积液的预后仍不良。

（戈艳蕾 李建）

参考文献

[1] 戈艳蕾，李建，王红阳，等 . 维生素 D 治疗慢性阻塞性肺疾病急性加重期合并低钙血症患者疗效观察 . 中国老年学杂志 .2014，34(08):2250-2251.

[2] 戈艳蕾，刘香玉，李建，等 . 丹红注射液及肝素雾化吸入治疗间质性肺炎疗效 [J]. 时珍国医国药 .2013，24(7):1668-1669.

[3] 戈艳蕾，刘聪辉，曹书华，等 . 老年中重度慢性阻塞性肺病伴阻塞性睡眠呼吸暂停低参通气综合征患者认知障碍与相关因子水平 [J]. 中国老年学杂志 .2014(19):5558-5559.

[4] 戈艳蕾，刘聪辉，崔紫阳，等 . 慢性阻塞性肺疾病合并阻塞性睡眠呼吸暂停综合征患者血清 Caspase-3 和 Caspase-9 水平与认知功能障碍的相关性研究 [J]. 中国现代医学杂志 .2016，26(11):77-80.

[5] 戈艳蕾，李建，王红阳，等 . 乌司他丁联合大剂量氨溴索治疗重症肺炎疗效观察 [J]. 临床肺科杂志 .2013，18(1):63-64.

[6] 李繁丽，戈艳蕾，李建 . 乌司他丁治疗重症间质性肺炎疗效观察 [J]. 临床肺科杂志 .2013，18(8):1501-1502.

第十七节 气胸

胸膜腔是不含气体的密闭的潜在性腔隙。当气体进入胸膜腔造成积气状态时，称为气胸 (pneumothorax)。气胸可分成自发性、外伤性和医源性三类。自发性气胸又可分成原发性和继发性，前者发生在无基础肺疾病的健康人，后者常发生在有基础肺疾病的患者。外伤性气胸系胸壁的直接或间接损伤引起，医源性气胸由诊断和治疗操作所致。气胸是常见的内科急症，男性多于女性，原发性气胸的发病率男性为 18～28/10 万人口，女性为 1.2～6/10 万人口。发生气胸后，胸膜腔内负压可变成正压，致使静脉回心血流受阻，产生程度不同的心、肺功能障碍。本节主要叙述自发性气胸。

一、病因和发病机制

正常情况下胸膜腔内没有气体，这是因为毛细血管血中各种气体分压的总和仅为 706 mmHg，比大气压低 54 mmHg。呼吸周期胸腔内压均为负压，系胸廓向外扩张，肺向内弹性回缩对抗产生的。胸腔内出现气体仅在三种情况下发生：①肺泡与胸腔之间产生破口，气体将从肺泡进入胸腔直到压力差消失或破口闭合；②胸壁创伤产生与胸腔的交通；③胸腔内有产气的微生物。临床上主要见于前两种情况。气胸时失去了负压对肺的牵引作用，甚至因正压对肺产生压迫，使肺失去膨胀能力，表现为肺容积缩小、肺活量减低、最大通气量降低的限制性通气功能障碍。由于肺容积缩小，初期血流量并不减少，产生通气 / 血流比率减少，导致动静脉分流，出现低氧血症。大量气胸时，由于吸引静脉血回心的负压消失，甚至胸膜腔内正压对血管和心脏的压迫，使心脏充盈减少，心搏出量降低，引起心率增快、血压降低，甚至休克。张力性气胸可引起纵隔移位，循环障碍，甚至窒息死亡。

原发性自发性气胸 (primary spontaneous pneumothorax，PSP) 多见于瘦高体形的男性青壮年，常规 X 线检查肺部无显著病变，但可有胸膜下肺大疱 (pleural bleb)，多在肺尖部，此种胸膜下肺大疱的原因尚不清楚，与吸烟、身高和小气道炎症可能有关，也可能与非特异性炎症瘢痕或弹性纤维先天性发育不良有关。

继发性自发性气胸 (secondary spontaneous pneumothorax，SSP) 多见于有基础肺部病变者，由于病变引起细支气管不完全阻塞，形成肺大疱 (emphysematous bulla) 破裂。如肺结核、慢阻肺、肺癌、肺脓肿、肺尘埃沉着症及淋巴管平滑肌瘤病等。月经性气胸仅在月经来潮前后 24～72 小时内发生，病理机制尚不清楚，可能是胸膜上有异位子宫内膜破裂所致。妊娠期气胸可因每次妊娠而发生，可能跟激素变化和胸廓顺应性改变有关。

脏层胸膜破裂或胸膜粘连带撕裂，如其中的血管破裂可形成自发性血气胸。航空、潜水作业而无适当防护措施时，从高压环境突然进入低压环境，以及机械通气压力过高时，均可发生气胸。抬举重物用力过猛、剧咳、屏气，甚至大笑等，可能是促使气胸发生的诱因。

二、临床类型

根据脏层胸膜破裂情况不同及其发生后对胸腔内压力的影响，自发性气胸通常分为以下三种类型。

（一）闭合性（单纯性）气胸

胸膜破裂口较小，随肺萎缩而闭合，空气不再继续进入胸膜腔。胸膜腔内压接近或略超过大气压，测定时可为正压亦可为负压，视气体量多少而定。抽气后压力下降而不复升，表明其破裂口已不再漏气。

（二）交通性（开放性）气胸

破裂口较大或因两层胸膜间有粘连或牵拉，使破口持续开放，吸气与呼气时空气自由进出胸膜腔。胸膜腔内压在 $0 \, cmH_2O$ 上下波动；抽气后可呈负压，但观察数分钟，压力又复升至抽气前水平。

（三）张力性（高压性）气胸

破裂口呈单向活瓣或活塞作用，吸气时胸廓扩大，胸膜腔内压变小，空气进入胸膜腔；呼气时胸膜腔内压升高，压迫活瓣使之关闭，致使胸膜腔内空气越积越多，内压持续升高，使肺脏受压，纵隔向健侧移位，影响心脏血液回流。此型气胸胸膜腔内压测定常超过 $10 \, cmH_2O$，甚至高达 $20 \, cmH_2O$，抽气后胸膜腔内压可下降，但又迅速复升，对机体呼吸循环功能的影响最大，必须紧急抢救处理。

三、临床表现

症状轻重与有无肺的基础疾病及功能状态、气胸发生的速度、胸膜腔内积气量及其压力大小三个因素有关。若原已存在严重肺功能减退，即使气胸量小，也可有明显的呼吸困难，即症状与气胸量不成比例；年轻人即使肺压缩 80% 以上，有的症状亦可以很轻。因此，SSP 比 PSP 患者症状更为明显或程度更重。

（一）症状

起病前有的患者可能有持重物、屏气、剧烈体力活动等诱因，但大多数患者在正常活动或安静休息时发生，偶有在睡眠中发病者。大多数起病急骤，患者突感一侧胸痛，针刺样或刀割样，持续时间短暂，继之胸闷和呼吸困难，可伴有刺激性咳嗽，系气体刺激胸膜所致。少数患者可发生双侧气胸，以呼吸困难为突出表现。积气量大或原已有较严重的慢性肺疾病者，呼吸困难明显，患者不能平卧。如果侧卧，则被迫气胸侧向上卧位，以减轻呼吸困难。

张力性气胸时胸膜腔内压骤然升高，肺被压缩，纵隔移位，迅速出现严重呼吸循环障碍；患者表情紧张、胸闷、挣扎坐起、烦躁不安、发绀、冷汗、脉速、虚脱、心律失常，甚至发生意识不清、呼吸衰竭。

（二）体征

取决于积气量的多少和是否伴有胸腔积液。少量气胸体征不明显，尤其在肺气肿患者更难确定，听诊呼吸音减弱具有重要意义。大量气胸时，气管向健侧移位，患侧胸部隆起，呼吸运动与触觉语颤减弱，叩诊过清音或鼓音，心或肝浊音界缩小或消失，听诊呼吸音减弱或消失。左侧少量气胸或纵隔气肿时，有时可在左心缘处听到与心跳一致的气泡破裂音，称 Hamman 征。液气胸时，胸内有振水声。血气胸如失血量过多，可使血压下降，甚至发生失血性休克。

为了便于临床观察和处理，根据临床表现把自发性气胸分成稳定型和不稳定型，符合下列所有表现者为稳定型，否则为不稳定型：呼吸频率 < 24 次 / 分；心率为 60 ～ 120 次 / 分钟；血压正常；呼吸室内空气时 $SaO_2 > 90\%$；两次呼吸间隔说话成句。

四、影像学检查

立位后前位胸部 X 线片检查是诊断气胸的重要方法，可显示肺受压程度，肺内病变情况以及有无胸膜粘连、胸腔积液及纵隔移位等。必要时可摄侧位胸部 X 线片。气胸的典型表现为外凸弧形的细线条形阴影，称为气胸线，线外透亮度增高，无肺纹理，线内为压缩的肺组织。大量气胸时，肺脏向肺门回缩，呈圆球形阴影。大量气胸或张力性气胸常显示纵隔及心脏移向健侧。合并纵隔气肿在纵隔旁和心缘旁可见透光带。

肺结核或肺部慢性炎症使胸膜多处粘连，气胸时多呈局限性包裹，有时气胸互相通连。气胸若延及下部胸腔，肋膈角变锐利。合并胸腔积液时，显示气液平面。局限性气胸在后前位胸部 X 线片易遗漏，侧位胸部 X 线片可协助诊断。

CT 表现为胸膜腔内出现极低密度的气体影，伴有肺组织不同程度的萎缩改变。CT 对于小量气胸、局限性气胸以及肺大疱与气胸的鉴别比胸部 X 线片更敏感和准确。对气胸量大小的评价也更为准确。

气胸容量的大小可依据胸部 X 线片判断。由于气胸容量近似于肺直径立方和单侧胸腔直径立方的比率 [(单侧胸腔直径^3- 肺直径^3)÷ 单侧胸腔直径^3)]，在肺门水平侧胸壁至肺边缘的距离为 1 cm 时，约占单侧胸腔容量的 25% 左右，2 cm 时约 50%。故从侧胸壁与肺边缘的距离 ≥ 2 cm 为大量气胸，＜ 2 cm 为小量气胸。如从肺尖气胸线至胸腔顶部估计气胸大小，距离 ≥ 3 cm 为大量气胸，＜ 3 cm 为小量气胸。由于目前大多数医院已使用影像归档与通信系统 (picture-archiving communication systems，PACS)，故在测量气胸量时可使用其辅助功能，对测定气胸量的大小可能更准确。

五、诊断和鉴别诊断

根据临床症状、体征及影像学表现，气胸的诊断通常并不困难。X 线或 CT 显示气胸线是确诊依据，若病情十分危重无法搬动做 X 线检查时，应当机立断在患侧胸腔体征最明显处试验穿刺，如抽出气体，可证实气胸的诊断。

自发性气胸，尤其是老年人和原有心、肺慢性疾病者，临床表现酷似其他心、肺急症，必须认真鉴别。

（一）哮喘与慢性阻塞性肺疾病

两者均有不同程度的气促及呼吸困难，体征亦与自发性气胸相似，但哮喘患者常有反复阵发性喘息发作史，慢阻肺患者的呼吸困难多呈长期缓慢进行性加重。当哮喘及慢阻肺患者突发严重呼吸困难、冷汗、烦躁，支气管舒张剂、抗感染药物等治疗效果不好，且症状加剧，应考虑并发气胸的可能，X 线检查有助鉴别。

（二）急性心肌梗死

有突然胸痛、胸闷，甚至呼吸困难、休克等临床表现，但常有高血压、动脉粥样硬化、冠状动脉粥样硬化性心脏病史。体征、心电图、X 线检查、血清酶学检查有助于诊断。

（三）肺血栓栓塞症

大面积肺栓塞也可突发起病，呼吸困难，胸痛，烦躁不安，惊恐甚或濒死感，临床上酷似自发性气胸。但患者可有咯血、低热和昏厥，并常有下肢或盆腔血栓性静脉炎、骨折、手术后、脑卒中、心房颤动等病史，或发生于长期卧床的老年患者。体检、胸部 X 线检查可鉴别。

(四) 肺大疱

位于肺周边的肺大疱, 尤其是巨型肺大疱易被误认为气胸。肺大疱通常起病缓慢, 呼吸困难并不严重, 而气胸症状多突然发生。影像学上, 肺大疱气腔呈圆形或卵圆形, 疱内有细小的条纹理, 为肺小叶或血管的残遗物。肺大疱向周围膨胀, 将肺压向肺尖区、肋膈角及心膈角。而气胸则呈胸外侧的透光带, 其中无肺纹理可见。从不同角度做胸部透视, 可见肺大疱为圆形透光区, 在大疱的边缘看不到发丝状气胸线。肺大疱内压力与大气压相仿, 抽气后, 大疱容积无明显改变。如误对肺大疱抽气测压, 甚易引起气胸, 须认真鉴别。

(五) 其他

消化性溃疡穿孔、胸膜炎、肺癌、膈疝等, 偶可有急起的胸痛、上腹痛及气促等, 亦应注意与自发性气胸鉴别。

六、治疗

目的是促进患侧肺复张、消除病因及减少复发。具体措施有保守治疗、胸腔减压、经胸腔镜手术或开胸手术等。应根据气胸的类型与病因、发生频次、肺压缩程度、病情状态及有无并发症等适当选择。部分轻症者可经保守治疗治愈, 但多数需作胸腔减压帮助患肺复张, 少数患者 (约 10% ～ 20%) 需手术治疗。

影响肺复张的因素包括患者年龄、基础肺疾病、气胸类型、肺萎陷时间长短以及治疗措施等。老年人肺复张的时间通常较长; 交通性气胸较闭合性气胸需时长; 有基础肺疾病、肺萎陷时间长者肺复张的时间亦长; 单纯卧床休息肺复张的时间显然较胸腔闭式引流或胸腔穿刺抽气为长。有支气管胸膜瘘、脏层胸膜增厚、支气管阻塞者, 均可妨碍肺复张, 并易导致慢性持续性气胸。

(一) 保守治疗

适用于稳定型小量气胸, 首次发生的症状较轻的闭合性气胸。应严格卧床休息, 酌情予镇静、镇痛等药物。由于胸腔内气体分压和肺毛细血管内气体分压存在压力差, 每日可自行吸收胸腔内气体容积 (胸部 X 线片的气胸面积) 的 1.25% ～ 2.20%。高浓度吸氧可加快胸腔内气体的吸收, 经鼻导管或面罩吸入 10 L/min 的氧, 可达到比较满意的疗效。保守治疗需密切监测病情改变, 尤其在气胸发生后 24 ～ 48 小时内。如患者年龄偏大, 并有肺基础疾病如慢阻肺, 其胸膜破裂口愈合慢, 呼吸困难等症状严重, 即使气胸量较小, 原则上亦不主张保守治疗。

(二) 排气疗法

1. 胸腔穿刺抽气

适用于小量气胸 (20% 以下), 呼吸困难较轻, 心肺功能尚好的闭合性气胸患者。抽气可加速肺复张, 迅速缓解症状。通常选择患侧胸部锁骨中线第 2 肋间为穿刺点, 局限性气胸则要选择相应的穿刺部位。皮肤消毒后用气胸针或细导管直接穿刺入胸腔, 连接于 50 mL 或 100 mL 注射器或气胸机抽气并测压, 直到患者呼吸困难缓解为止。一次抽气量不宜超过 1000 mL, 每日或隔日抽气 1 次。张力性气胸病情危急, 应迅速解除胸腔内正压以避免发生严重并发症, 如无条件紧急插管引流, 紧急时亦需立即胸腔穿刺排气; 无抽气设备时, 为了抢救患者生命, 可用粗针头迅速刺入胸膜腔以达到暂时减压的目的。亦可用粗注射针头, 在其尾部扎上橡皮指套, 指套末端剪一小裂缝, 插入胸腔做临时排气, 此时高压气体从小裂缝排出, 待胸腔内压减至负压时，套囊即行塌陷，小裂缝关闭，外界空气即不能进入胸膜腔。

2. 胸腔闭式引流

适用于不稳定型气胸，呼吸困难明显、肺压缩程度较重，交通性或张力性气胸，反复发生气胸的患者。无论其气胸容量多少，均应尽早行胸腔闭式引流。对经胸腔穿刺抽气效果不佳者也应插管引流。插管部位一般多取锁骨中线外侧第 2 肋间，或腋前线第 4～5 肋间，如为局限性气胸或需引流胸腔积液，则应根据胸部 X 线片选择适当部位插管。在选定部位局麻下沿肋骨上缘平行做 1.5～2 cm 皮肤切口，用套管针穿刺进入胸膜腔，拔去针芯，通过套管将灭菌胶管插入胸腔。或经钝性分离肋间组织达胸膜，再穿破胸膜将导管直接送入胸膜腔。目前多用带有针芯的硅胶管经切口直接插入胸腔，使用方便。16 - 22 F 导管适用于大多数患者，如有支气管胸膜瘘或机械通气的患者，应选择 24～28 F 的大导管。导管固定后，另一端可连接 Heimlich 单向活瓣，或置于水封瓶的水面下 1～2 cm，使胸膜腔内压力保持在 .1～2 cmH_2O，插管成功则导管持续逸出气泡，呼吸困难迅速缓解，压缩的肺可在几小时至数天内复张。对肺压缩严重，时间较长的患者，插管后应夹住引流管分次引流，避免胸腔内压力骤降产生肺复张后肺水肿。如未见气泡溢出 1～2 天，患者气急症状消失，胸部 X 线片见肺已全部复张时，可以拔除导管。有时虽未见气泡冒出水面，但患者症状缓解不明显，应考虑为导管不通畅，或部分滑出胸膜腔，需及时更换导管或做其他处理。

PSP 经导管引流后，即可使肺完全复张；SSP 常因气胸分隔，单导管引流效果不佳，有时需在患侧胸腔插入多根导管。两侧同时发生气胸者，可在双侧胸腔做插管引流。若经水封瓶引流后胸膜破口仍未愈合，表现水封瓶中持续气泡逸出，可加用负压吸引装置。可用低负压可调节吸引机，如吸引机形成的负压过大，可用调压瓶调节，一般负压为 -10～20 cmH_2O，如果负压超过设置值，则空气由压力调节管进入调压瓶，因此胸腔所承受的吸引负压不会超过设置值，可避免过大的负压吸引对肺的损伤。

闭式负压吸引宜连续，如经 12 小时后肺仍未复张，应查找原因。如无气泡冒出，表示肺已复张，停止负压吸引，观察 2～3 天，经胸部 X 线片证实气胸未再复发后，即可拔除引流管。

水封瓶应放在低于患者胸部的地方 (如患者床下)，以免瓶内的水反流进入胸腔。应用各式插管引流排气过程中，应注意严格消毒，防止发生感染。

(三) 化学性胸膜固定术

由于气胸复发率高，为了预防复发，可胸腔内注入硬化剂，产生无菌性胸膜炎症，使脏层和壁层胸膜粘连从而消灭胸膜腔间隙。适应于不宜手术或拒绝手术的下列患者：①持续性或复发性气胸；②双侧气胸；③合并肺大疱；④肺功能不全，不能耐受手术者。常用的硬化剂有多西环素、滑石粉等，用生理盐水 60～100 mL 稀释后经胸腔导管注入，夹管 1～2 小时后引流；或经胸腔镜直视下喷洒粉剂。胸腔注入硬化剂前，尽可能使肺完全复张。为避免药物引起的局部剧痛，先注入适量利多卡因 (标准剂量 200 mg)，让患者转动体位，充分麻醉胸膜，15～20 分钟后，注入硬化剂。若一次无效，可重复注药。观察 1～3 天，经胸部 X 线片证实气胸已吸收，可拔除引流管。此法成功率较高，主要不良反应为胸痛、发热。滑石粉可引起急性呼吸窘迫综合征，应用时，应予注意。

（四）手术治疗

经内科治疗无效的气胸为手术适应证，主要适应于长期气胸、血气胸、双侧气胸、复发性气胸、张力性气胸引流失败者、胸膜增厚致肺膨胀不全或多发性肺大疱者。手术治疗成功率高，复发率低。

1. 胸腔镜直视下粘连带烙断术可促使受牵拉的破口关闭；对肺大疱或破裂口喷涂纤维蛋白胶或医用 ZT 胶；或用 Nd-YAG 激光或二氧化碳激光烧灼＜ 20 mm 的肺大疱。电视辅助胸腔镜手术可行肺大疱结扎、肺段或肺叶切除，具有微创、安全、不易复发等优点。

2. 开胸手术如无禁忌，亦可考虑开胸修补破口，肺大疱结扎，手术过程中用纱布擦拭胸腔上部壁层胸膜，有助于促进术后胸膜粘连。若肺内原有明显病变，可考虑将肺叶或肺段切除。手术治疗远期效果最好，复发率最低。

（五）并发症及其处理

1. 脓气胸

由金黄色葡萄球菌、肺炎克雷白杆菌、铜绿假单胞菌、结核分枝杆菌以及多种厌氧菌引起的坏死性肺炎、肺脓肿以及干酪样肺炎可并发脓气胸，也可因胸穿或肋间插管引流医源性感染所致。病情多危重，常有支气管胸膜瘘形成。脓液中可查到病原菌。除积极使用抗生素外，应插管引流，胸腔内生理盐水冲洗，必要时应根据具体情况考虑手术。

2. 血气胸

气胸伴有胸膜腔内出血常与胸膜粘连带内血管断裂有关，肺完全复张后，出血多能自行停止，若出血不止，除抽气排液及适当输血外，应考虑开胸结扎出血的血管。

3. 纵隔气肿与皮下气肿

由于肺泡破裂逸出的气体进入肺间质，形成间质性肺气肿。肺间质内的气体沿着血管鞘进入纵隔，甚至进入胸部或腹部皮下组织，导致皮下气肿。张力性气胸抽气或闭式引流后，亦可沿针孔或切口出现胸壁皮下气肿，或全身皮下气肿及纵隔气肿。大多数患者并无症状，但颈部可因皮下积气而变粗。气体积聚在纵隔间隙可压迫纵隔大血管，出现干咳、呼吸困难、呕吐及胸骨后疼痛，并向双肩或双臂放射。疼痛可因呼吸运动及吞咽动作而加剧。患者发绀、颈静脉怒张、脉速、低血压、心浊音界缩小或消失、心音遥远、心尖部可听到清晰的与心跳同步的"卡嗒"声（Hamman 征）。X 线检查于纵隔旁或心缘旁（主要为左心缘）可见透明带。皮下气肿及纵隔气肿随胸腔内气体排出减压而自行吸收。吸入较高浓度的氧气可增加纵隔内氧浓度，有利于气肿消散。若纵隔气肿张力过高影响呼吸及循环，可作胸骨上窝切开排气。

七、预防

气胸患者禁止乘坐飞机，因为在高空上可加重病情，引致严重后果；如肺完全复张后 1 周可乘坐飞机。英国胸科学会（BTS）则建议，如气胸患者未接受外科手术治疗，气胸发生后一年内不要乘坐飞机，因为有复发的危险。

（戈艳蕾 李建）

参考文献

[1] 戈艳蕾，李建，王红阳，等.维生素 D 治疗慢性阻塞性肺疾病急性加重期合并低钙血症患者疗效观察.中国老年学杂志.2014，34(08):2250-2251.

[2] 戈艳蕾，刘香玉，李建，等.丹红注射液及肝素雾化吸入治疗间质性肺炎疗效 [J].时珍国医国药.2013，24(7):1668-1669.

[3] 戈艳蕾，刘聪辉，曹书华，等.老年中重度慢性阻塞性肺病伴阻塞性睡眠呼吸暂停低参通气综合征患者认知障碍与相关因子水平 [J].中国老年学杂志.2014(19):5558-5559.

[4] 戈艳蕾，刘聪辉，崔紫阳，等.慢性阻塞性肺疾病合并阻塞性睡眠呼吸暂停综合征患者血清 Caspase-3 和 Caspase-9 水平与认知功能障碍的相关性研究 [J].中国现代医学杂志.2016，26(11):77-80.

[5] 李建，戈艳蕾，王红阳.唐山地区老年患者超声心动图拟诊肺动脉高压现患率调查 [J].临床肺科杂志.2013，18(8):1523-1523.

第十八节 肺脓肿

肺脓肿是由化脓性病原体引起肺组织坏死和化脓，导致肺实质局部区域破坏的化脓性感染。通常早期呈肺实质炎症。后期出现坏死和化脓。如病变区和支气管交通则有空洞形成 (通常直径大于 2 cm)，内含由微生物感染引致的坏死碎片或液体，其外周环绕炎症肺组织。和一般肺炎相比，其特点是引致的微生物负荷量多 (如急性吸入)，局部清除微生物能力下降 (如气道阻塞)，以及受肺部邻近器官感染的侵及。如肺内形成多发的较小脓肿 (直径小于 2 cm) 则称为坏死性肺炎。肺脓肿和坏死性肺炎病理机制相同，其分界是人为的。

肺脓肿通常由厌氧、需氧和兼性厌氧菌引起，也可由非细菌性病原体，如真菌、寄生虫等所致。应注意类似的影像学表现也可由其他病理改变产生，如肺肿瘤坏死后空洞形成或肺囊肿内感染等。

在抗生素出现前，肺脓肿自然病程常表现为进行性恶化，死亡率曾达 50%，患者存活后也往往遗留明显的临床症状，需要手术治疗，预后不理想。自有效抗生素应用后，肺脓肿的疾病过程得到显著改善。但近年来随着肾上腺皮质激素、免疫抑制药以及化疗药物的应用增加，造成口咽部内环境的改变，条件致病的肺脓肿发病率又有增多的趋势。

一、病因和发病机制

化脓性病原体进入肺内可有几种途径，最主要的途径是口咽部内容物的误吸。

(一) 呼吸道误吸

口腔、鼻腔、口咽和鼻咽部隐匿着复杂的菌群，形成口咽微生态环境。健康人唾液中的细菌含量约 108/mL，半数为厌氧菌。在患有牙病或牙周病的人群中厌氧菌可增加 1000 倍，易感个体中还可有多种需氧菌株定植。采用放射活性物质技术显示，45% 的健康人睡眠时可有少量唾液吸入气道。在各种因素引起的不同程度神智改变的人群中，约 75% 在睡眠时会有唾液吸入。

临床上特别易于吸入口咽分泌物的因素有全身麻醉、过度饮酒或使用镇静药物、头部损伤、脑血管意外、癫痫、咽部神经功能障碍、糖尿病昏迷或其他重症疾病，包括使用机械通气者。呼吸机治疗时，虽然人工气道上有气囊保护，但在气囊上方的积液库内容物常有机会吸入到下呼吸道。当患者神智状态进一步受到影响时，胃内容物也可吸入，酸性液体可引起化学性肺炎，促进细菌性感染。

牙周脓肿和牙龈炎时，因有高浓度的厌氧菌进入唾液可增加吸入性肺炎和肺脓肿的发病。相反，仅 10% ～ 15% 的厌氧菌肺脓肿可无明显的牙周疾病或其他促使吸入的因素。没有吸入因素者常需排除肺部肿瘤的可能性。

误吸后肺脓肿形成的可能性取决于吸入量、细菌数量、吸入物的 pH 值和患者的防御机制。院内吸入将涉及 G 菌，特别是在医院获得的抗生素耐药菌株。

(二) 血液循环途径

通常由在体内其他部位的感染灶，经血液循环播散到肺内，如腹腔或盆腔以及牙周脓肿的厌氧菌感染可通过血液循环播散到肺。

感染栓子也可起自于下肢和盆腔的深静脉的血栓性静脉炎或表皮蜂窝织炎，或感染的静脉内导管，吸毒者静脉用药也可引起。感染性栓子可含金黄色葡萄球菌、化脓性链球菌或厌氧菌。

(三) 其他途径

比较少见。

(1) 慢性肺部疾病者，可在下呼吸道有化脓性病原菌定植，如支气管扩张症、囊性纤维化，而并发症肺脓肿。

(2) 在肺内原有空洞基础上 (肿胀或陈旧性结核空洞) 合并感染，不需要有组织的坏死，空洞壁可由再生上皮覆盖。局部阻塞可在周围肺组织产生支扩或肺脓肿。

(3) 邻近器官播散，如胃肠道。

(4) 污染的呼吸道装置，如雾化器有可能携带化脓性病原体进入易感染着肺内。

(5) 先天性肺异常的继发感染，如肺隔离症、支气管囊肿。

二、病原学

肺脓肿可由多种病原菌引起，多为混合感染，厌氧菌和需氧菌混合感染占90%。社区获得性感染和院内获得性感染的细菌出现频率不同。社区获得性感染中，厌氧菌为70%，而在院内获得性感染中，厌氧菌和铜绿假单胞菌起重要作用。

(一) 厌氧菌

厌氧菌是正常菌群的主要组成部分，但可引起身体任何器官和组织感染。近年来由于厌氧菌培养技术的改进，可以及时得到分离和鉴定。在肺脓肿感染时，厌氧菌是常见的病原体。

引起肺脓肿感染的致病性厌氧菌主要指专性厌氧菌。专性厌氧菌只能在无氧或低于正常大气氧分压条件下才能生存或生长。厌氧菌分为 G^+ 厌氧球菌、G^- 厌氧球菌、G^+ 厌氧杆菌、G^- 厌氧杆菌。其中 G^- 厌氧杆菌包括类杆菌属和梭杆菌属，类杆菌属是最主要的病原菌，以脆弱类杆菌和产黑素类杆菌最常见。G^+ 厌氧球菌主要为消化球菌属和消化链球菌属。G^- 厌氧球菌主要为产碱韦荣球菌。G^+ 厌氧杆菌中产芽孢的有梭状芽孢杆菌属和产气荚膜杆菌；不产芽孢的为放线菌属、真杆菌属、短棒菌苗属、乳酸杆菌属和双歧杆菌属。外源性厌氧菌肺炎较少见。

（二）需氧菌

需氧菌常形成坏死性肺炎，部分区域发展成肺脓肿，因而其在影像学上比典型的厌氧菌引起的肺脓肿病变分布弥散。

金黄色葡萄球菌是引起肺脓肿的主要 G^+ 需氧菌，是社区获得的呼吸道病原菌之一。通常健康人在流感后可引起严重的金黄色葡萄球菌肺炎，导致肺脓肿形成，并伴薄壁囊性气腔和肺大疱，后者多见于儿童。金黄色葡萄球菌是儿童肺脓肿的主要原因，也是老年人在基础疾病上并发院内获得性感染的主要病原菌。金黄色葡萄球菌也可由体内其他部位的感染灶经血液循环播散，在肺内引起多个病灶，形成血源性肺脓肿，有时很像是肿瘤转移。其他可引起肺脓肿的 G^+ 菌是化脓性链球菌（甲型链球菌，乙型 B 溶血性链球菌）。

最常引起坏死性肺炎伴肺脓肿的 G^- 需氧菌为肺炎克雷白杆菌，这种肺炎形成一道多个脓肿者占 25%，同时常伴菌血症。但需注意有时痰培养结果可能是口咽定植菌，该病病死率高，多见于老年人和化疗患者，肾上腺皮质激素应用者，糖尿病患者也多见。铜绿假单胞菌也影响类似的人群，如免疫功能低下患者、有严重并发症者。铜绿假单胞菌在坏死性过程中形成多发小脓肿。

其他由流感嗜血杆菌、大肠埃希菌、鲍曼不动杆菌、变形杆菌、军团菌等所致坏死性肺炎引起脓肿则少见。

三、病理

肺脓肿时，细支气管受感染物阻塞，病原菌在相应区域形成肺组织化脓性炎症，局部小血管炎性血栓形成、血供障碍，在实变肺中出现小区域散在坏死，中心逐渐液化，坏死的白细胞及死亡细菌积聚，形成脓液，并融合形成 1 个或多个脓肿。当液化坏死物质通过支气管排出，形成空洞、形成有液平的脓腔，空洞壁表面残留坏死组织。当脓肿腔直径达到 2 cm，则称为肺脓肿。炎症累及胸膜可发生局限性胸膜炎。如果在早期及时给予适当抗生素治疗，空洞可完全愈合，胸 X 线片可不留下破坏残余或纤维条索影。但如治疗不恰当，引流不畅，炎症进展，则进入慢性阶段。脓肿腔有肉芽组织和纤维组织形成，空洞壁可有血管瘤。脓肿外周细支气管变形和扩张。

四、分类

肺脓肿可按病程分为急性和慢性，或按发生途径分为原发性和继发性。急性肺脓肿通常少于 4 周，病程迁延 3 个月以上则为慢性肺脓肿。大多数肺脓肿是原发性，通常有促使误吸的因素，或由正常宿主肺炎感染后在肺实质炎症的坏死过程演变而来。而继发性肺脓肿则为原有局部病灶基础上出现的并发症，如支气管内肿瘤、异物或全身性疾病引起免疫功能低下所致。细菌性栓子通过血液循环引致的肺脓肿也为继发性。膈下感染经横膈直接通过淋巴管或膈缺陷进入胸腔或肺实质，也可引起肺脓肿。

五、临床表现

肺脓肿患者的临床表现差异较大。由需氧菌（金黄色葡萄球菌或肺炎克雷白菌）所致的坏死性肺炎形成的肺脓肿病情急骤、严重，患者有寒战、高热、咳嗽、胸痛等症状。儿童在金黄色葡萄球菌肺炎后发生的肺脓肿也多呈急性过程。一般原发性肺脓肿患者首先表现吸入性肺炎症状，有间歇发热、畏寒、咳嗽、咳痰、胸痛、体重减轻、全身乏力、夜间盗汗等，和一般细菌性肺炎相似，但病程相对慢性化，症状较轻，可能和其吸入物质所含病原体致病力较弱有关。甚至有的起病隐匿，到病程后期多发性肺坏死、脓肿形成，与支气管相交通，则可出现大量脓性痰，如为厌氧菌感染则伴有臭味。但痰无臭味并不能完全排除厌氧菌感染的可能性，因为有些厌氧菌并不产生导致臭味的代谢终端产物，也可能是病灶尚未和气管支气管交通。咯血常见，偶尔可为致死性的。

继发性肺脓肿先有肺外感染症状（如菌血症、心内膜炎、感染性血栓静脉炎、膈下感染），然后出现肺部症状。在原有慢性气道疾病和支气管扩张的患者则可见痰量显著改变。

体格检查无特异性，阳性体征出现与脓肿大小和部位有关。如脓肿较大或接近肺的表面，则可有叩诊浊音，呼吸音降低等实变体征，如涉及胸膜则可闻及胸膜摩擦音或胸腔积液体征。

六、诊断

肺脓肿诊断的确立有赖于特征性临床表现及影像学和细菌学检查结果。

（一）病史

原发性肺脓肿有促使误吸因素或口咽部炎症和鼻窦炎的相关病史。继发性肺脓肿则有肺内原发病变或其他部位感染病史。

（二）症状与体征

由需氧菌等引起的原发性肺脓肿呈急性起病，如以厌氧菌感染为主者则呈亚急性或慢性化过程，脓肿破溃与支气管相交通后则痰量增多，出现脓痰或脓性痰，可有臭味，此时临床诊断可成立。体征则无特异性。

（三）实验室检查

1.血常规检查

血白细胞和中性粒细胞升高，慢性肺脓肿可有血红蛋白和红细胞减少。

2.胸部影像学检查

影像学异常开始表现为肺大片密度增深、边界模糊的浸润影，随后产生1个或多个比较均匀低密度阴影的圆形区。当与支气管交通时，出现空腔，并有气液交界面（液平），形成典型的肺脓肿。有时仅在肺炎症渗出区出现多个小的低密度区，表现为坏死性肺炎。需氧菌引起的肺脓肿周围常有较多的浓密炎性浸润影，而以厌氧菌为主的肺脓肿外周肺组织则较少见浸润影。

病变多位于肺的低垂部位和发病时的体位有关，侧位胸X线片可帮助定位。在平卧位时吸入者75%病变见于下中位背段及后基底段，侧卧位时则位于上叶后外段（由上叶前段和后段分支形成，又称腋段）。右肺多于左肺，这是受重力影响吸入物最易进入的部位。在涉及的肺叶中，病变多分布于近肺胸膜处，室间隔鼓出常是肺炎克雷白杆菌感染的特征。病变也可引起胸膜反应、脓胸或气胸。

当肺脓肿愈合时，肺炎性渗出影开始吸收，同时脓腔壁变薄，脓腔逐渐缩小，最后消失。在71例肺脓肿系列观察中，经适当抗生素治疗，13%脓腔在2周消失，44%为4周，59%为6周，3个月内脓腔消失可达70%，当有广泛纤维化发生时，可遗留纤维条索影。慢性肺脓肿脓腔周围有纤维组织增生，脓腔壁增厚，周围细支气管受累，继发变形或扩张。

血源性肺脓肿则见两肺多发炎性阴影，边缘较清晰，有时类似转移性肿瘤，其中可见透亮区和空洞形成。

胸部 CT 检查对病变定位，坏死性肺炎时肺实质的坏死、液化的判断，特别是对引起继发性肺脓肿的病因诊断均有很大的帮助。

3. 微生物学监测

微生物学监测的标本包括痰液、气管吸引物、经皮肺穿刺吸引物和血液等。

(1) 痰液及气管分泌物培养：在肺脓肿感染中，需氧菌所占比例正在逐渐增加，特别是在院内感染中。虽然有口咽菌污染的机会，但重复培养对确认致病菌还是有意义的。由于口咽部厌氧菌内环境，痰液培养厌氧菌无意义，但脓肿性痰标本培养阳性，而革兰染色却见到大量细菌，且形态较一致，则可能提示厌氧菌感染。

(2) 应用防污染技术对下呼吸道分泌物标本采集：是推荐的方法，必要时可采用。厌氧菌培养标本不能接触空气，接种后应放入厌氧培养装置和仪器以维持厌氧环境。气相色谱法检查厌氧菌的挥发脂肪酸，迅速简便，可用于临床用药选择的初步参考。

(3) 血液标本培养：因为在血源性肺脓肿时常可有阳性结果，需要进行血培养，但厌氧菌血培养阳性率仅 5%。

4. 其他

(1)CT 引导下经胸壁脓肿穿刺吸引物厌氧菌及需氧菌培养，以及其他无菌体腔标本采集及培养。

(2) 纤维支气管镜检查，除通过支气管镜进行下呼吸道标本采集外，也可用于鉴别诊断，排除支气管肺癌、异物等。

七、鉴别诊断

(一) 细菌性肺炎

肺脓肿早期表现和细菌性肺炎相似，但除由一些需氧菌所致的肺脓肿外，症状相对较轻，病程相对慢性化。后期脓肿破溃与支气管相交通后则痰量增多，出现脓痰或脓性痰，可有臭味，此时临床诊断则可成立。胸部影像学检查，特别是 CT 检查，容易发现在肺炎症渗出区出现多个小的低密度区。当与支气管交通时，出现空腔，肝有气液交界面 (液平)，形成典型的肺脓肿。

(二) 支气管肺癌

在 50 岁以上男性出现肺空洞性病变时，肺癌 (通常为鳞癌) 和肺脓肿的鉴别常需考虑。由支气管肺癌引起的空洞性病变 (癌性空洞)，无吸入病史，其病灶也不一定发生在肺的低垂部位。而肺脓肿则常伴有发热、全身不适、脓性痰、血白细胞和中性粒细胞升高，对抗生素治疗反应好。影像学上显示偏心空洞，空洞壁厚，内壁不规则，则常提示恶性病变。痰液或支气管吸引物的细胞学检查以及微生物学涂片和培养对鉴别诊断也有帮助。如对于病灶的诊断持续存在疑问，情况允许时，也可考虑手术切除病灶及相应肺叶。其他肺内恶性病变，包括转移性肺癌和淋巴瘤也可形成空洞病变。

需注意的是，肺癌和肺脓肿可能共存，特别在老年人中。因为支气管肿瘤可使其远端引流不畅，分泌物潴留。引起阻塞性肺炎和肺脓肿。一般病程较长，有反复感染史，脓痰量较少。纤维支气管镜检查对确定诊断很有帮助。

(三) 肺结核

空洞继发感染肺结核常伴空洞形成，胸部 X 线检查空洞壁较厚，病灶周围有密度不等的散在结节病灶。合并感染时空洞内可有少量液平，临床出现黄痰，但整个病程长，起病缓慢，常有午后低热、乏力、盗汗、慢性咳嗽、食欲缺乏等慢性症状，经治疗后痰中常可找到结核杆菌。

（四）局限性脓胸

局限性脓胸常伴支气管胸膜漏和肺脓肿有时在影像学上不易区别。典型的脓胸在侧位胸部X线片呈"D"字阴影，从后胸壁向前方鼓出。CT对疑难病例有帮助，可显示脓肿壁有不同厚度，内壁边缘和外表面不规则；而脓胸腔壁则非常光滑，液性密度将增厚的壁层胸膜和受压肺组织下的脏层胸膜分开。

（五）大疱内感染

患者全身症状较胸X线片显示状态要轻。在X线片和CT上常可见细而光滑的大疱边缘，和肺脓肿相比其周围肺组织清晰。以往胸部X线片将有助于诊断。大疱内感染后有时可引起大疱消失，但很少见。

（六）先天性肺病变继发感染

支气管脓肿及其他先天性肺囊肿可能无法和肺脓肿鉴别，除非有以往胸X线片进行比较。支气管囊肿未感染时，也不和气管支气管交通，但囊肿最后会出现感染，形成和气管支气管的交通，气体进入囊肿，形成含气囊肿，可呈单发或多发含气空腔，壁薄而均一；合并感染时，其中可见气液平面。如果患者一开始就表现为感染性支气管囊肿，通常清晰的边界就会被周围肺实质炎症和实变所遮掩。囊肿的真正本质只有在周围炎症或渗血消散吸收后才能显示出来。

先天性肺隔离症感染也会同样出现鉴别诊断困难，可通过其所在部位（多位于下叶）及胸部CT扫描和磁共振成像（MRI）及造影剂增强帮助诊断，并可确定异常血管供应来源，对手术治疗有帮助。

（七）肺挫伤血肿和肺撕裂

胸部刺伤或挤压伤后，影像学可出现空洞样改变，临床无典型肺脓肿表现，有类似的创伤病史常提示此诊断。

（八）膈疝

通常在后前位胸X线片可显示"双重心影"，在侧位上在心影后可见典型的胃泡，并常有液平。如有疑问可进行钡剂及胃镜检查。

（九）包囊肿和其他肺寄生虫病

包囊肿可穿破，引起复合感染，曾在羊群牧羊分布的区域居住者需考虑此诊断。乳胶凝聚试验，补体结合和酶联免疫吸附试验，也可检测血清抗体，帮助诊断。寄生虫中如肺吸虫也可有类似症状。

（十）真菌和放线菌感染

肺脓肿并不全由厌氧菌和需氧菌所致，真菌、放线菌也可引起肺脓肿。临床鉴别诊断时也需考虑。

（十一）其他

易和肺脓肿混淆的还有空洞型肺栓塞、Wegener肉芽肿、结节病等，偶尔也会形成空洞。

八、治疗

肺脓肿的治疗应根据感染的微生物种类，以及促使产生感染的有关基础或伴随疾病而确定。

(一) 抗感染治疗

抗生素应用已有半个世纪，肺脓肿在有效抗生素合理应用下，加上脓液通过和支气管交通向体外排出，因而大多数对抗感染治疗有效。

近年来，某些厌氧菌已产生 β 内酰胺酶，在体外或临床上对青霉素耐药，故应结合细菌培养及药敏结果，及时合理选择药物。但由于肺脓肿患者很难及时得到微生物学的阳性结果，故可根据临床表现，感染部位和涂片染色结果分析可能性最大的致病菌种类，进行经验治疗。由于大多数和误吸相关，厌氧菌感染起重要作用，因而青霉素仍是主要治疗药物，但近年来情况已有改变，特别是院内获得感染的肺脓肿。常为多种病原菌的混合感染，故应联合应用对需氧菌有效的药物。

1. 青霉素 G

为首选药物，对厌氧菌和 G^+ 球菌等需氧菌有效。

用法: 240 万 U/d 肌内注射或静脉滴注；严重病例可加量至 1000 万 U/d 静脉滴注，分次使用。

2. 克林霉素

克林霉素是林可霉素的半合成衍生物，但优于林可霉素，对大多数厌氧菌有效，如消化球菌、消化链球菌、类杆菌梭形杆菌、放线菌等。目前有 10% ～ 20% 脆弱类杆菌及某些梭形杆菌对克林霉素耐药。主要副作用是假膜性肠炎。

用法：0.6 ～ 1.8/d，分 2 ～ 3 次静脉滴注，然后序贯改口服。

3. 甲硝唑 (灭滴灵)

该药是杀菌药，对 G 厌氧菌，如脆弱类杆菌有作用。多为联合应用，不单独使用。通常和青霉素、克林霉素联合用于厌氧菌感染。

对微需氧菌及部分链球菌如密勒链球菌效果不佳。

用法：根据病情，一般 6 ～ 12 g/d，可加量到 24 g/d。

4. β- 内酰胺类抗生素

某些厌氧菌如脆弱类杆菌可产生 β 内酰胺酶，故青霉素、羧苄西林、三代头孢中的头孢噻肟、头孢哌酮效果不佳。对其活性强的药物有碳青霉烯类，替卡西林克拉维酸、头孢西丁等，加酶联合制剂作用也强，如阿莫西林克拉维酸或联合舒巴坦等。

院内获得性感染形成的肺脓肿，多数为需氧菌，并行耐药菌株出现，故需选用 β- 内酰胺抗生素的第二代、第三代头孢菌素，必要时联合氨基糖苷类。

血源性肺脓肿致病菌多为金黄色葡萄球菌，且多数对青霉素耐药，应选用耐青霉素酶的半合成青霉素的药物，对耐甲氧西林的金黄色葡萄球菌 (MRSA)，则应选用糖肽类及利奈唑胺等。

给药途径及疗程尚未有大规模的循证医学证据，但一般先以静脉途径给药。

和非化脓性肺炎相比，其发热呈逐渐下降，7 天达到正常。如 1 周未能控制体温，则需再新评估。影像学改变时间长，有时达数周，并有残余纤维化改变。

治疗成功率与治疗开始时症状、存在的时间以及空洞大小有关。对治疗反应不好者，还需注意有无恶性病变存在。总的疗程要 4 ～ 6 周，可能需要 3 个月，以防止反复。

（二）引流

(1) 痰液引流对于治疗肺脓肿非常重要，体位、引流有助于痰液排出。纤维支气管镜除作为诊断手段，确定继发性脓肿原因外，还可用来经气道内吸引及冲洗，促进引流，利于愈合。有时脓肿大、脓液量多时，需要硬质支气管镜进行引流，以便于保证气道通畅。

(2) 合并脓胸时，除全身使用抗生素外，应局部胸腔抽脓或肋间置入导管水封并引流。

（三）外科手术处理

内科治疗无效，或疑及有肿瘤者为外科手术适应证。包括治疗 4～6 周后脓肿不关闭、大出血、合并气胸、支气管胸膜瘘。在免疫功能低下、脓肿进行性扩大时也需考虑手术处理。有效抗生素应用后，目前需外科处理病例已减少，小于 10%，手术时要防止脓液进入对侧，麻醉时要置入双腔导管，否则可引起对侧肺脓肿和 ARDS。

九、预后

取决于基础病变或继发的病理改变，治疗及时、恰当者，预后良好。厌氧菌和 G 杆菌引起的坏死性肺炎，多表现为脓腔大（直径大于 6 cm)，多发性脓肿，临床多发于有免疫功能缺陷、年龄大的患者。并发症主要为脓胸、脑脓肿、大咯血等。

十、预防

应注意加强个人卫生，保持口咽内环境稳定，预防各种促使误吸的因素。

（戈艳蕾 李建）

参考文献

[1] 戈艳蕾，李建，王红阳，等 . 维生素 D 治疗慢性阻塞性肺疾病急性加重期合并低钙血症患者疗效观察 . 中国老年学杂志 .2014，34(08):2250-2251.

[2] 戈艳蕾，刘香玉，李建，等 . 丹红注射液及肝素雾化吸入治疗间质性肺炎疗效 [J]. 时珍国医国药 .2013，24(7):1668-1669.

[3] 戈艳蕾，刘聪辉，曹书华，等 . 老年中重度慢性阻塞性肺病伴阻塞性睡眠呼吸暂停低参通气综合征患者认知障碍与相关因子水平 [J]. 中国老年学杂志 .2014(19):5558-5559.

[4] 戈艳蕾，刘聪辉，崔紫阳，等 . 慢性阻塞性肺疾病合并阻塞性睡眠呼吸暂停综合征患者血清 Caspase-3 和 Caspase-9 水平与认知功能障碍的相关性研究 [J]. 中国现代医学杂志 .2016，26(11):77-80.

[5] 戈艳蕾，李建，王红阳，等 . 钙尔奇 D 治疗 COPD 急性加重并低血钙患者临床疗效 [J]. 临床肺科杂志 .2014，19(1):160-161.

第十九节 睡眠呼吸暂停低通气综合征

睡眠呼吸暂停低通气综合征 (sleep apnea hypopnea syndrome，SAHS) 是多种原因导致睡眠状态下反复出现低通气和（或）呼吸中断，引起间歇性低氧血症伴高碳酸血症以及睡眠结构紊乱，进而使机体发生一系列病理生理改变的临床综合征。主要临床表现为睡眠打鼾伴呼吸暂停及日间嗜睡、疲乏等。随病情发展可导致高血压、冠心病、心律失常、脑血管意外、糖与脂类代谢紊乱及肺动脉高压等一系列并发症。

一、流行病学

在欧美等发达国家，SAHS 的成人患病率 2% ～ 4%，国内多家医院的流行病学调查显示有症状的 SAHS 的患病率为 3.5% ～ 4.8%。男女患者的比率大约为 (2 ～ 4)∶1，进入更年期后女性的患病率明显升高。老年人睡眠时呼吸暂停的发生率增加，但65岁以上的重症患者减少。

二、病因和发病机制

（一）中枢型睡眠呼吸暂停综合征 (CSAHS)

CSAHS 一般不超过呼吸暂停患者的 10%，原发性更为少见，继发性 CSAHS 的常见病因包括各种中枢神经系统疾病、脑外伤、充血性心力衰竭、麻醉和药物中毒等。神经系统病变主要有血管栓塞或变性疾病引起的脑干、脊髓病变，脊髓灰质炎，脑炎，枕骨大孔发育畸形和家族性自主神经功能异常等。一半以上的慢性充血性心力衰竭患者出现称为 Cheyne-Stokes 模式的中枢型睡眠呼吸暂停。中枢型睡眠呼吸暂停的发生主要与呼吸中枢呼吸调控功能的不稳定性增强有关。

（二）阻塞型睡眠呼吸暂停低通气综合征 (OSAHS)

OSAHS 是最常见的睡眠呼吸疾病。其发病有家庭聚集性和遗传倾向，多数患者肥胖或超重，存在上呼吸道包括鼻、咽部位的解剖狭窄，如变应性鼻炎、鼻息肉、扁桃体腺样体肥大、软腭下垂松弛、悬雍垂过长过粗、舌体肥大、舌根后坠、下颌后缩、颞颌关节功能障碍和小颌畸形等。部分内分泌疾病如甲状腺功能减退症、肢端肥大症常合并 OSAHS。OSAHS 的发生与上气道解剖学狭窄直接相关，呼吸中枢反应性降低及与神经、体液、内分泌等因素亦与发病有关。

三、临床表现

临床上最常见的 SAHS 是 OSAHS，其临床特点主要包括睡眠时打鼾、他人目击的呼吸暂停和日间嗜睡。患者多伴发不同器官的损害，生活质量受到严重影响。

（一）夜间临床表现

1. 打鼾

几乎所有的 OSAHS 患者均有打鼾。典型者表现为鼾声响亮且不规律，伴间歇性呼吸停顿，往往是鼾声，气流停止 - 喘气 . 鼾声交替出现。夜间或晨起口干是自我发现夜间打鼾的可靠征象。

2. 呼吸暂停

是主要症状，多为同室或同床睡眠者发现患者有呼吸间歇停顿现象。一般气流中断的时间为数十秒，个别长达 2 分钟以上，多伴随大喘气、憋醒或响亮的鼾声而终止。患者多有胸腹呼吸的矛盾运动，严重者可出现发绀、昏迷。

3. 憋醒

多数患者只出现脑电图觉醒波，少数会突然憋醒而坐起，感觉心慌、胸闷、心前区不适，深快呼吸后胸闷可迅速缓解，有时伴胸痛，症状与不稳定型心绞痛极其相似。有食管反流者可伴剧烈呛咳。

4. 多动不安

患者夜间睡眠多动与不宁，频繁翻身，肢体舞动甚至因窒息而挣扎。

5. 夜尿增多

部分患者诉夜间小便次数增多，少数患者出现遗尿。以老年人和重症者表现最为突出。

6. 睡眠行为异常

表现为磨牙，惊恐，呓语，幻听和做噩梦等。

（二）白天临床表现

1. 嗜睡

是主要症状，也是患者就诊最常见的主诉。轻者表现为开会时或看电视、报纸时困倦、瞌睡，重者在吃饭、与人谈话时即可入睡。入睡快是较敏感的征象。

2. 疲倦乏力

患者常感睡觉不解乏，醒后没有清醒感。白天疲倦乏力，工作效率下降。

3. 认知行为功能障碍

注意力不集中，精细操作能力下降，记忆力、判断力和反应能力下降，症状严重时不能胜任工作，可加重老年痴呆症状。

4. 头痛、头晕

常在清晨或夜间出现，隐痛多见，不剧烈，可持续 1 ～ 2 小时。与血压升高、高 CO_2 致脑血管扩张有关。

5. 个性变化

烦躁、易激动、焦虑和多疑等，家庭和社会生活均受一定影响，可表现抑郁症状。

6. 性功能减退

约有 10% 的男性患者可出现性欲减退甚至阳痿。

（三）并发症及全身靶器官损害的表现

OSAHS 患者由于反复发作的夜间间歇性缺氧和睡眠结构破坏，可引起一系列靶器官功能受损，包括高血压、冠心病、心律失常、肺动脉高压和肺源性心脏病、缺血性或出血性脑卒中、代谢综合征、心理异常和情绪障碍等症状和体征。此外，OSAHS 也可引起左心衰竭、哮喘夜间反复发作，儿童患有 OSAHS 可导致发育迟缓、智力降低。

（四）体征

多数患者肥胖或超重，可见颈粗短、下颌短小、下颌后缩，鼻甲肥大和鼻息肉、鼻中隔偏曲、口咽部阻塞、软腭垂肥大下垂、扁桃体和腺样体肥大、舌体肥大等。

四、实验室和其他检查

（一）血常规及动脉血气分析

病程长、低氧血症严重者，血红细胞计数和血红蛋白可有不同程度的增加。当病情严重或已并发肺心病、呼吸衰竭者，可有低氧血症、高碳酸血症和呼吸性酸中毒。

（二）多导睡眠图 (poly somno graphy，PSG)

通过多导生理记录仪进行睡眠呼吸监测是确诊 SAHS 的主要手段，通过监测可确定病情严重程度并分型，及与其他睡眠疾病相鉴别，计价各种治疗手段对 OSAHS 的疗效。可参照

AHI 及夜间最低 SaO_2 对 SAHS 病情严重程度进行分级，分级标准见表 1-6，实践中多需要结合临床表现和并发症的发生情况综合评估。家庭或床边应用的便携式初筛仪也可作为 OSAHS 的初步筛查。

表 1-6 SAHS 的病情程度分级

病情分度	AHI(次 / 小时)	夜间最低 SaO_2(%)
轻度	5 ～ 15	85 ～ 90
中度	> 30	80 ～ 85
重度	> 30	< 80

（三）胸部 X 线检查

并发肺动脉高压、高血压、冠心病时，可有心影增大，肺动脉段突出等相应表现。

（四）肺功能检查

患者可表现为限制性肺通气功能障碍，流速容量曲线的吸气部分平坦或出现凹陷。肺功能受损程度与血气改变不匹配提示有 OSAHS 的可能。

（五）心电图及超声心动图检查

有高血压、冠心病时，出现心肌肥厚、心肌缺血或心律失常等变化。动态心电图检查发现夜间心律失常提示 OSAHS 的可能。

（六）其他

头颅 X 线检查可以定量地了解颌面部异常的程度，鼻咽镜检查有助于评价上气道解剖异常的程度，对判断阻塞层面和程度及是否考虑手术治疗有帮助。

五、诊断

根据典型临床症状和体征，诊断 SAHS 并不困难，确诊并了解病情的严重程度和类型，则需进行相应的检查。

根据患者睡眠时打鼾伴呼吸暂停、白天嗜睡、肥胖、颈围粗、上气道狭窄及其他临床症状可做出 OSAHS 临床初步诊断。PSG 监测 AHI ≥ 5 次 / 小时，伴有日间嗜睡者等症状者可确定诊断。

六、鉴别诊断

（一）单纯性鼾症

睡眠时有明显的鼾声，规律而均匀，可有日间嗜睡、疲劳。PSG 检查 AHI 小于 5，睡眠低氧血症不明显。

（二）上气道阻力综合征

上气道阻力增加，PSG 检查反复出现 α 醒觉波，夜间微醒觉 > 10 次 / 小时，睡眠连续性中断，有疲倦及白天嗜睡，可有或无明显鼾声，无呼吸暂停和低氧血症。食管压力测定可反映与胸腔内压力的变化及呼吸努力相关的觉醒。试验性无创通气治疗常可缓解症状。

（三）发作性睡病

是 OSAHS 外引起白天犯困的第二大病因。主要表现为白天过度嗜睡、发作性猝倒、睡眠瘫痪和睡眠幻觉，多发生在青少年。除典型的猝倒症状外，主要诊断依据为多次小睡睡眠潜伏时间试验时平均睡眠潜伏期＜8分钟伴≥2次的异常快速眼动睡眠。鉴别时应注意询问家族史、发病年龄、主要症状及PSG监测的结果，同时应注意该病与OSAHS合并发生的机会也很多，临床上不可漏诊。少数有家族史。

七、治疗

睡眠呼吸暂停低通气综合征的治疗目的是消除睡眠低氧和睡眠结构紊乱，改善临床症状，防止并发症的发生，提高患者生活质量，改善预后。

（一）一般治疗

1. 减肥

包括饮食控制、药物或手术。

2. 睡眠体位改变

侧位睡眠，抬高床头。

3. 戒烟酒，慎用镇静促眠药物。

（二）病因治疗

纠正引起OSAHS或使之加重的基础疾病，如应用甲状腺素治疗甲状腺功能减低等。

（三）药物治疗

因疗效不肯定，目前尚无有效的药物治疗。

（四）无创气道正压通气治疗

包括持续气道正压通气(continuous positive airway pressure，CPAP)、双水平气道正压通气(bi-level positive airway pressure，BiPAP)和智能型CPAP(auto-CPAP)。受睡眠体位、睡眠阶段、体重和上气道结构等因素的影响，不同患者维持上气道开放所需的最低有效治疗压力不同，同一患者在一夜睡眠中的不同阶段所需压力也不断变化。因此，在进行无创通气治疗前应先行压力滴定(pressure titration)，设定个体所需最适治疗压力后在家中长期治疗，并定期复诊，根据病情变化调整治疗压力。

1. 经鼻持续气道内正压通气(nasal-CPAP)是治疗中重度OSAHS患者的首选方法，采用气道内持续正压送气，可减低上气道阻力，使患者的功能残气量增加，特别是通过机械压力使上气道畅通，同时通过刺激气道感受器增加上呼吸道肌张力，从而防止睡眠时上气道塌陷。可以有效地消除夜间打鼾、改善睡眠结构、改善夜间呼吸暂停和低通气、纠正夜间低氧血症，也显著改善白天嗜睡、头痛及记忆力减退等症状。

适应证：① AHI≥15次/小时的患者；② AHI＜15次/小时，但白天嗜睡等症状明显或合并心脑血管疾病和糖尿病的患者；③手术治疗失败或复发者；④不能耐受其他方法治疗者。

副作用：口鼻黏膜干燥、憋气、局部压迫、结膜炎和皮肤过敏等。选择合适的鼻罩和加用湿化装置可以减轻不适症状。多可通过加温湿化、选择合适的鼻罩而改善。

禁忌证：昏迷，有肺大疱、咯血、气胸和血压不稳定者。

2. 双水平气道正压(BiPAP)治疗

使用鼻(面)罩呼吸机时，在吸气和呼气相分别给予不同的送气压力，在患者自然吸气时，送气压力较高，而自然呼气时，送气压力较低。因而既保证上气道开放，又更符合呼吸生理过程，利于 CO_2 排出，增加了治疗依从性。适用于 CPAP 压力需求较高的患者，不耐受 CPAP 者，OSAHS 合并 COPD(即重叠综合征) 的 CO_2 潴留患者。

3. 智能 (auto-CPAP) 呼吸机治疗

根据患者夜间气道阻塞程度及阻力的不同，呼吸机送气压力随时调整。耐受性可能优于 CPAP 治疗。

(五) 口腔矫治器 (oral appliance，OA) 治疗

下颌前移器是目前临床应用较多的一种，通过前移下颌位置，使舌根部及舌骨前移，上气道扩大。优点是简单、温和、费用低。

适应证：①单纯性鼾症；②轻、中度 OSAHS 患者；③不能耐受其他治疗方法者。有颞颌关节炎或功能障碍者不宜采用。

(六) 手术治疗

手术治疗包括耳鼻喉科手术和口腔颌面外科手术两大类，其主要目标是纠正鼻部及咽部的解剖狭窄、扩大口咽腔的面积，解除上气道阻塞或降低气道阻力。包括鼻手术 (如鼻中隔矫正术、鼻息肉摘除术、鼻甲切除术等)、扁桃体手术、气管切开造瘘术、腭垂软腭咽成形术 (uvulo pala-to pharyngo plasty，UPPP) 和正颌手术 (如下颌前移术、颏前移术、颏前移和舌骨肌肉切断悬吊术、双颌前移术等)。

(戈艳蕾 李建)

参考文献

[1] 戈艳蕾，李建，王红阳，等 . 维生素 D 治疗慢性阻塞性肺疾病急性加重期合并低钙血症患者疗效观察 . 中国老年学杂志 .2014，34(08):2250-2251.

[2] 戈艳蕾，刘香玉，李建，等 . 丹红注射液及肝素雾化吸入治疗间质性肺炎疗效 [J]. 时珍国医国药 .2013，24(7):1668-1669.

[3] 戈艳蕾，刘聪辉，曹书华，等 . 老年中重度慢性阻塞性肺病伴阻塞性睡眠呼吸暂停低参通气综合征患者认知障碍与相关因子水平 [J]. 中国老年学杂志 .2014(19):5558-5559.

[4] 戈艳蕾，刘聪辉，崔紫阳，等 . 慢性阻塞性肺疾病合并阻塞性睡眠呼吸暂停综合征患者血清 Caspase-3 和 Caspase-9 水平与认知功能障碍的相关性研究 [J]. 中国现代医学杂志 .2016，26(11):77-80.

[5] 曹海涛，李建，王红阳，等 . 围手术期并发肺栓塞患者临床特征分析 [J]. 临床肺科杂志 .2014，19(2):348-349.

第二十节 急性呼吸窘迫综合征

急性呼吸窘迫综合征 (ARDS) 是指患者原有心肺功能正常，由于肺内、肺外多种不同致病因素所引起的急性肺损伤 (ALI)，导致以肺血管阻力增加、顺应性降低、肺泡萎陷、毛细血

管分流和渗透性增加为主要表现的一种急性进行性呼吸衰竭，临床上以呼吸频率加快、呼吸窘迫和进行性低氧血症为特征，是全身炎症反应 (SIR) 在肺部的表现。ARDS 是 ALI 的严重阶段，常可引发或合并多脏器功能障碍，甚至衰竭，是临床各科常见的急危重症。ALI/ARDS 的流行病学由于对定义和诊断标准的理解差异，导致其发生率报道不同。依据北美欧洲学术会议 (NAECC) 定义所报告的发病率为 75/100 000 人，儿童发病率为 (8.5 ～ 10.4)/1000 人。

一、病因和发病机制

(一) 病因

引起 ARDS 的原因或危险因素很多，可以分为肺内因素 (直接因素) 和肺外因素 (间接因素)，但是这些直接和间接因素及其所引起的炎症反应、影像改变及病理生理反应常常相互重叠。ARDS 的常见危险因素列于表 1-7。

表 1-7 急性呼吸窘迫综合征的常见危险因素

肺炎	重度烧伤
非肺源性感染中毒症	非心源性休克
胃内容物吸入	药物过量
大面积创伤	输血象关急性肺损伤
肺挫伤	肺血管炎
胰腺炎	溺水
吸入性肺损伤	重度烧伤

(二) 发病机制

ARDS 的发病机制尚未完全阐明。尽管有些致病因素可以对肺泡膜造成直接损伤，但是 ARDS 的本质是多种炎症细胞 (巨噬细胞、中性粒细胞、血管内皮细胞、血小板) 及其释放的炎症介质和细胞因子间接介导的肺脏炎症反应。ARDS 是系统性炎症反应综合征 (systemic inflamma-tory response syndrome，SIRS) 的肺部表现。SIRS 即指机体失控的自我持续放大和自我破坏的炎症瀑布反应；机体与 SIRS 同时启动的一系列内源性抗炎介质和抗炎性内分泌激素引起的抗炎反应称为代偿性抗炎症反应综合征 (compensatory anti-inflammatory response syndrome，CARS)。如果 SIRS 和 CARS 在疾病发展过程中出现平衡失调，则会导致多器官功能障碍综合征 (multipleorgan dysfunction syndrome，MODS)。ARDS 是 MODS 发生时最早受累或最常出现的脏器功能障碍表现。

炎症细胞和炎症介质是启动早期炎症反应与维持炎症反应的两个主要因素，在 ARDS 的发生发展中起关键作用。炎症细胞产生多种炎症介质和细胞因子，最重要的是肿瘤坏死因子 -α(TNF-α) 和白细胞介素 -1(interleukin-1，IL-1)，导致大量中性粒细胞在肺内聚集、激活，并通过 "呼吸暴发" 释放氧自由基、蛋白酶和炎症介质，引起靶细胞损害，表现为肺毛细血管内皮细胞和肺泡上皮细胞损伤，肺微血管通透性增高和微血栓形成，大量富含蛋白质和纤维蛋白的液体渗出至肺间质和肺泡，形成非心源性肺水肿，透明膜形成，进一步导致肺间质纤维化。

二、病理

ARDS 的病理改变为弥散性肺泡损伤 (diffuse alveolar damage)，主要表现为肺广泛性充血水肿和肺泡腔内透明膜形成。病理过程可分为三个阶段：渗出期、增生期和纤维化期，三个阶段常重叠存在。ARDS 肺脏大体表现为暗红色或暗紫红色的肝样变，重量明显增加，可见水肿、出血，切面有液体渗出，故有"湿肺"之称。显微镜下可见肺微血管充血、出血、微血栓形成，肺间质和肺泡腔内有富含蛋白质的水肿液及炎症细胞浸润。经过约 72 小时后，由凝结的血浆蛋白、细胞碎片、纤维素及残余的肺表面活性物质混合形成透明膜，伴灶性或大面积肺泡萎陷。可见 I 型肺泡上皮细胞受损坏死。经 1～3 周以后，逐渐过渡到增生期和纤维化期。可见 II 型肺泡上皮细胞、成纤维细胞增生和胶原沉积。部分肺泡的透明膜经吸收消散而修复，亦可有部分形成纤维化。ARDS 患者容易合并或继发肺部感染，可形成肺小脓肿等炎症改变。

三、病理生理

由于肺毛细血管内皮细胞和肺泡上皮细胞损伤，肺泡膜通透性增加，引起肺间质和肺泡水肿；肺表面活性物质减少，导致小气道陷闭和肺泡萎陷不张。通过 CT 观察发现，ARDS 肺形态改变具有两个特点，一是肺水肿和肺不张在肺内呈"不均一"分布，即在重力依赖区 (dependent re-gions，仰卧位时靠近背部的肺区) 以肺水肿和肺不张为主，通气功能极差，而在非重力依赖区 (non-dependent regions，仰卧位时靠近前胸壁的肺区) 的肺泡通气功能基本正常；二是由于肺水肿和肺泡萎陷，使功能残气量和有效参与气体交换的肺泡数量减少，因而称 ARDS 患者的肺为 "婴儿肺 (baby lung)" 或 "小肺 (small lung)"。上述病理和肺形态改变可引起严重通气 / 血流比例失调、肺内分流和弥散障碍，造成顽固性低氧血症和呼吸窘迫。

呼吸窘迫的发生机制主要有：①低氧血症刺激颈动脉体和主动脉体化学感受器，反射性刺激呼吸中枢，产生过度通气；②肺充血、水肿刺激毛细血管旁 J 感受器，反射性使呼吸加深、加快，导致呼吸窘迫。由于呼吸的代偿，$PaCO_2$ 最初可以降低或正常。极端严重者，由于肺通气量减少以及呼吸窘迫加重呼吸肌疲劳，可发生高碳酸血症。

四、临床表现

起病多急骤，多于原发疾病的救治过程中出现呼吸频率增加，呼吸困难，心率增快，发绀，烦躁。其特点是进行性加重的呼吸窘迫和严重的低氧血症，用一般氧疗难以纠正。无论是哪一种病因与诱因，ARDS 的临床演变都要经过以下 4 期。

（一）损伤期

在起病后 4～6 小时出现，主要以原发病症状和体征为主，或被原发病的临床表现所掩盖。呼吸无变化或轻度增快，但无呼吸窘迫，胸部 X 线片无异常所见。

（二）相对稳定期

在起病后 6～24 小时，经过对原发病的积极救治，患者循环功能可得以稳定，但逐渐出现呼吸困难，呼吸频率加快（> 30 次 / 分钟），发绀，因通气过度，$PaCO_2$ 降低，此时肺部体征尚不明显，或偶闻干性啰音或哮鸣音。胸部 X 线片可见肺纹理增强、模糊和网状浸润影，提示出现血管周围液体积聚增多和间质性肺水肿。

（三）呼吸衰竭期

起病后 24～48 小时，患者呼吸困难和发绀进行性加重，呈呼吸窘迫，常伴有烦躁、焦虑、多汗等。其呼吸困难特点是不能用常规的氧疗方法使之改善，也不能用其他心肺疾病来解释。呼吸频率加快，可达 35～50 次/分钟，肺部可闻干、湿性啰音。心率增快。胸部 X 线片示两肺散在斑片状阴影并有融合趋势，可伴有奇静脉影增宽。由于低氧血症引起通气过度，$PaCO_2$ 降低，出现呼吸性碱中毒。

（四）终末期

呼吸窘迫和发绀持续加重，出现神经精神症状，如嗜睡、谵妄、昏迷等。胸部 X 线片显示融合大片浸润阴影，支气管充气征明显，由于呼吸肌疲劳导致 CO_2 潴留，产生混合性酸中毒，最终可发生循环功能障碍，甚至心搏骤停。

五、影像及实验室检查

（一）胸部 X 线片

早期可无异常，或呈轻度间质改变，表现为边缘模糊的肺纹理增多，继之出现斑片状以至融合成大片状的磨玻璃或实变浸润影。其演变过程符合肺水肿的特点，快速多变；后期可出现肺间质纤维化的改变。

（二）动脉血气分析

典型的改变为 PaO_2 降低，$PaCO_2$ 降低，pH 升高。根据动脉血气分析和吸入氧浓度可计算肺氧合功能指标，如肺泡-动脉氧分压差 $[P_{(A-a)}O_2]$、肺内分流 (Q_S/Q_T)、呼吸指数 $[P_{(A-a)}O_2/PaO_2]$、氧合指数 (PaO_2/FiO_2) 等指标，对建立诊断、严重性分级和疗效评价等均有重要意义。

目前在临床上以 PaO_2/FiO_2 最为常用，PaO_2 的单位采用 mmHg，FiO_2 为吸入氧浓度（吸入氧分数），如某位患者在吸入 40% 氧气的条件下，PaO_2 为 80 mmHg，则 PaO_2/FiO_2 为 80/0.4=200 mmHg。PaO_2/FiO_2 正常值为 400～500 mmHg，≤ 300 mmHg 是诊断 ARDS 的必要条件。考虑到 ARDS 的病理生理特点，新的 ARDS 柏林定义对监测 PaO_2/FiO_2 时患者的呼吸支持形式进行了限制，规定在监测动脉血气分析时患者应用的呼气末正压 (PEEP)/持续气道内正压 (CPAP) 不低于 5 cmH_2O。

早期由于过度通气而出现呼碱，pH 可高于正常，$PaCO_2$ 低于正常。后期若出现呼吸肌疲劳或合并代谢性酸中毒，则 pH 值可低于正常，甚至出现 $PaCO_2$ 高于正常。

（三）床边呼吸功能监测

ARDS 时血管外肺水增加、肺顺应性降低、出现明显的肺内右向左分流，但无呼吸气流受限。上述改变，对 ARDS 疾病严重性评价和疗效判断有一定的意义。

（四）心脏超声和 Swan-Ganz 导管检查

有助于明确心脏情况和指导治疗。通过置入 Swan-Ganz 导管可测定肺动脉楔压 (PAWP)，这是反映左心房压较为可靠的指标。PAWP 一般 < 12 mmHg，若 > 18 mmHg 则支持左心衰竭的诊断。考虑到心源性肺水肿和 ARDS 有合并存在的可能性，目前认为 PAWP > 18 mmHg 并非 ARDS 的排除标准，如果呼吸衰竭的临床表现不能完全用左心衰竭解释时，应考虑 ARDS 诊断。

六、诊断

根据 ARDS 柏林定义，满足如下 4 项条件方可诊断 ARDS。

1. 明确诱因下 1 周内出现的急性或进展性呼吸困难。

2. 胸部 X 线片 / 胸部 CT 显示双肺浸润影，不能完全用胸腔积液、肺叶 / 全肺不张和结节影解释。

3. 呼吸衰竭不能完全用心力衰竭和液体负荷过重解释。如果临床没有危险因素，需要用客观检查 (如超声心动图) 来评价心源性肺水肿。

4. 低氧血症根据 PaO_2/ FiO_2 确立 ARDS 诊断，并将其按严重程度分为轻度、中度和重度 3 种。需要注意的是上述氧合指数中 PaO_2 的监测都是在机械通气参数 PEEP/CPAP 不低于 $5\ cmH_2O$ 的条件下测得；所在地海拔超过 1000 m 时，需对 PaO_2/ FiO_2 进行校正，校正后的 $PaO_2/ FiO_2=(PaO_2/ FiO_2)\times($ 所在地大气压值 $/760)$。

轻度：$200\ mmHg < PaO_2/ FiO_2 \leqslant 300\ mmHg$

中度：$100\ mmHg < PaO_2/ FiO_2 \leqslant 200\ mmHg$

重度：$PaO_2/FiO_2 \leqslant 100\ mmHg$

七、鉴别诊断

上述 ARDS 的诊断标准是非特异的，建立诊断时必须排除大面积肺不张、心源性肺水肿、高原肺水肿、弥漫性肺泡出血等，通常能通过详细询问病史、体检和胸部 X 线片、心脏超声及血液化验等做出鉴别。心源性肺水肿患者卧位时呼吸困难加重，咳粉红色泡沫样痰，肺湿啰音多在肺底部，对强心、利尿等治疗效果较好；鉴别困难时，可通过测定 PAWP、超声心动图检测心室功能等做出判断并指导治疗。

八、治疗

治疗原则与一般急性呼吸衰竭相同。主要治疗措施包括：积极治疗原发病、氧疗、机械通气以及调节液体平衡等。

(一) 原发病的治疗

是治疗 ARDS 的首要原则和基础，应积极寻找原发病并予以彻底治疗。感染是 ARDS 的常见原因，也是 ARDS 的首位高危因素，而 ARDS 又易并发感染，所以对所有患者都应怀疑感染的可能，除非有明确的其他导致 ARDS 的原因存在。治疗上宜选择广谱抗生素。

(二) 纠正缺氧

采取有效措施尽快提高 PaO_2。一般需高浓度给氧，使 $PaO_2 \geqslant 60\ mmHg$ 或 $SaO_2 \geqslant 90\%$。轻症者可使用面罩给氧，但多数患者需使用机械通气。

(三) 机械通气

尽管 ARDS 机械通气的指征尚无统一标准，多数学者认为一旦诊断为 ARDS，应尽早进行机械通气。轻度 ARDS 患者可试用无创正压通气 (NIPPV)，无效或病情加重时尽快气管插管行有创机械通气。机械通气的目的是维持充分的通气和氧合，以支持脏器功能。由于 ARDS 肺病变具有"不均一性"和"小肺"的特点，当采用较大潮气量通气时，气体容易进入顺应性较好、位于非重力依赖区的肺泡，使这些肺泡过度扩张，造成肺泡上皮和血管内皮损伤，加重肺损伤；而萎陷的肺泡在通气过程中仍处于萎陷状态，在局部扩张肺泡和萎陷肺泡之间产生剪切力，也可引起严重肺损伤。因此 ARDS 机械通气的关键在于：复张萎陷的肺泡并使其维持开放状态，以增加肺容积和改善氧合，同时避免肺泡过度扩张和反复开闭所造成的损伤。目前，ARDS 的机械通气推荐采用肺保护性通气策略，主要措施包括合适水平的 PEEP 和小潮气量。

1.PEEP 的调节

适当水平的 PEEP 可使萎陷的小气道和肺泡再开放，防止肺泡随呼吸周期反复开闭，使呼气末肺容量增加，并可减轻肺损伤和肺泡水肿，从而改善肺泡弥散功能和通气 / 血流比例，减少肺内分流，达到改善氧合和肺顺应性的目的。但 PEEP 可增加胸内正压，减少回心血量，并有加重肺损伤的潜在危险。因此在应用 PEEP 时应注意：①对血容量不足的患者，应补充足够的血容量以代偿回心血量的不足；同时不能过量，以免加重肺水肿。②从低水平开始，先用 5 cmH$_2$O，逐渐增加至合适的水平，争取维持 PaO$_2$ 大于 60 mmHg 而 FiO$_2$ 小于 0.6。一般 PEEP 水平为 8 ～ 18 cmH$_2$O。

2. 小潮气量 ARDS

机械通气采用小潮气量，即 6 ～ 8 mL/kg，旨在将吸气平台压控制在 30 ～ 35 cmH$_2$O，防止肺泡过度扩张。为保证小潮气量，可允许一定程度的 CO$_2$ 潴留和呼吸性酸中毒 (pH 值 7.25 ～ 7.30)，即允许性高碳酸血症。合并代谢性酸中毒时需适当补碱。

迄今为止，对 ARDS 患者机械通气时如何选择通气模式尚无统一标准。压力控制通气可以保证气道吸气压不超过预设水平，避免呼吸机相关肺损伤，因而较容量控制通气更常用。其他可选的通气模式包括双相气道正压通气、反比通气、压力释放通气等，并可联用肺复张法 (recruitment maneuver)、俯卧位通气等进一步改善氧合。

(四) 液体管理

为减轻肺水肿，应合理限制液体入量，以可允许的较低循环容量来维持有效循环，保持肺脏处于相对"干"的状态。在血压稳定和保证脏器组织灌注前提下，液体出入量宜轻度负平衡，可使用利尿药促进水肿的消退。关于补液性质尚存在争议，由于毛细血管通透性增加，胶体物质可渗至肺间质，所以在 ARDS 早期，除非有低蛋白血症，不宜输注胶体液。对于创伤出血多者，最好输新鲜血；输库存 1 周以上的血时，应加用微过滤器，以免发生微栓塞而加重 ARDS。

(五) 营养支持与监护

ARDS 时机体处于高代谢状态，应补充足够的营养。静脉营养可引起感染和血栓形成等并发症，应提倡全胃肠营养，不仅可避免静脉营养的不足，而且能够保护胃肠黏膜，防止肠道菌群异位。ARDS 患者应入住 ICU，动态监测呼吸、循环、水电解质、酸碱平衡及其他重要脏器的功能，以便及时调整治疗方案。

(六) 其他治疗

糖皮质激素、表面活性物质、鱼油和吸入一氧化氮等在 ARDS 中的治疗价值尚不确定。

九、预后

文献系统综述提示 ARDS 的病死率为 36% ～ 44%。预后与原发病和疾病严重程度明显相关。继发于感染中毒症或免疫功能低下患者并发条件致病菌引起的肺炎患者预后极差。ARDS 单纯死于呼吸衰竭者仅占 16%，49% 的患者死于 MODS。另外，老年患者 (年龄超过 60 岁) 预后不佳。有效的治疗策略和措施是降低病死率改善预后的关键因素。ARDS 协作网在 1997 年至 2009 年期间开展的临床试验显示，ARDS 的病死率呈现明显的下降，这可能与采取的允许性高碳酸血症和保护性肺通气策略、早期应用抗生素、预防溃疡和血栓形成、良好的液体管理、营养支持和其他脏器支持等措施有关。ARDS 存活者大部分肺脏能完全恢复，部分遗留肺纤维化，但多不影响生活质量。

（戈艳蕾 李建）

参考文献

[1] 戈艳蕾，李建，王红阳，等 . 维生素 D 治疗慢性阻塞性肺疾病急性加重期合并低钙血症患者疗效观察 . 中国老年学杂志 .2014，34(08):2250-2251.

[2] 戈艳蕾，刘香玉，李建，等 . 丹红注射液及肝素雾化吸入治疗间质性肺炎疗效 [J]. 时珍国医国药 .2013，24(7):1668-1669.

[3] 戈艳蕾，刘聪辉，曹书华，等 . 老年中重度慢性阻塞性肺病伴阻塞性睡眠呼吸暂停低参通气综合征患者认知障碍与相关因子水平 [J]. 中国老年学杂志 .2014(19):5558-5559.

[4] 戈艳蕾，刘聪辉，崔紫阳，等 . 慢性阻塞性肺疾病合并阻塞性睡眠呼吸暂停综合征患者血清 Caspase-3 和 Caspase-9 水平与认知功能障碍的相关性研究 [J]. 中国现代医学杂志 .2016，26(11):77-80.

[5] 李建，曹海涛，王红阳，等 . 超声诊断感染性心内膜炎并发肺栓塞 1 例并文献学习 [J]. 临床肺科杂志 .2014，19(1):190-191.

第二十一节 呼吸衰竭

呼吸衰竭 (respiratory failure) 是指各种原因引起的肺通气和 (或) 换气功能严重障碍，使静息状态下亦不能维持足够的气体交换，导致低氧血症伴 (或不伴) 高碳酸血症，进而引起一系列病理生理改变和相应临床表现的综合征。其临床表现缺乏特异性，明确诊断有赖于动脉血气分析：在海平面、静息状态、呼吸空气条件下，动脉血氧分压 (PaO_2) < 60 mmHg，伴或不伴二氧化碳分压 ($PaCO_2$) > 50 mmHg，可诊断为呼吸衰竭。

一、病因

(一) 呼吸道阻塞性病变

气管支气管炎症、痉挛、肿瘤、异物等引起气道阻塞导致通气不足，或伴有气体分布不均导致通气 / 血流比例失调，发生缺氧和二氧化碳潴留。

(二) 肺组织病变

各种累及肺泡和 (或) 肺间质的病变如肺炎、重度肺结核、肺气肿、弥漫性肺纤维化、肺水肿、急性呼吸窘迫综合征 (ARDS)、硅沉着病 (硅沉着病) 等，可引起参与呼吸的肺泡减少、有效弥散面积减少、肺顺应性减低，通气 / 血流比例失调，导致缺氧或合并二氧化碳潴留。

(三) 肺血管疾病

如肺动脉栓塞等，引起通气 / 血流比例失调或部分静脉血未经过氧合直接流入肺静脉，发生低氧血症。

（四）胸廓胸膜病变

如胸廓外伤、畸形、手术创伤、气胸和胸腔积液等，影响胸廓活动和肺脏扩张，导致通气减少及吸入气体分布不均匀，影响换气功能。

（五）神经中枢及其传导系统和呼吸肌疾患

脑血管病变、脑炎、脑外伤、电击、药物中毒等直接或间接抑制呼吸中枢；脊髓灰质炎、多发性神经炎以及重症肌无力等导致呼吸肌无力和疲劳。因呼吸动力下降引起通气不足。

二、分类

（一）按动脉血气分析分类

Ⅰ型缺氧而无二氧化碳潴留（$PaO_2 < 60$ mmHg，PaO_2 降低或正常）。见于换气功能障碍（通气／血流比例失调、弥散功能损害和肺动–静脉样分流）的病例，如 ARDS 等。

Ⅱ型缺氧伴二氧化碳潴留（$PaO_2 < 60$ mmHg，$PaO_2 > 50$ mmHg），系肺泡通气不足所致。单纯通气不足，缺氧和二氧化碳潴留的程度是平行的，若伴换气功能损害，则缺二氧化碳更为严重，如慢性阻塞性肺疾病。

（二）按病程分类

1. 急性呼吸衰竭简称呼衰，是指呼吸功能原来正常，由于突发原因或病情迅速发展，引起通气或换气功能严重损害，如溺水、药物中毒、创伤、毒物吸入及急性呼吸窘迫综合征均可在短时间内引起呼衰。如不及时抢救，会危及患者生命。

2. 慢性呼吸衰竭是指一些慢性疾病，包括呼吸和神经肌肉系统疾病等，导致呼吸功能损害逐渐加重，经过较长时间才发展为呼衰。最常见的病因是慢性阻塞性肺疾病等。虽有缺氧或伴二氧化碳潴留，但通过机体代偿适应，生理功能障碍和代谢紊乱较轻。另一种临床较常见的情况是在慢性呼衰的基础上，因合并呼吸系统感染或气道痉挛等情况，出现急性加重。在短时间内 PaO_2 明显上升和 PaO_2 明显下降，称为慢性呼衰急性加重。尽管归属于慢性呼衰，但其病理生理学改变和临床情况兼有急性呼衰的特点。

（三）按病理生理分类

亦可将呼衰分为泵衰竭（如神经肌肉病变引起者）和肺衰竭（呼吸器官如气道、肺和胸膜病变引起者）。

三、慢性呼吸衰竭

（一）病因

慢性呼吸衰竭以支气管，肺疾病所引起者为常见，如慢性阻塞性肺疾病、重症肺结核、肺间质纤维化、尘肺等。胸廓和神经肌肉病变如胸部手术、外伤、广泛胸膜增厚、胸廓畸形、脊髓侧索硬化症等，亦可导致慢性呼吸衰竭。

（二）发病机制和病理生理

1. 缺氧和二氧化碳潴留的发生机制

(1) 肺泡通气量不足：在静息呼吸空气时，总肺泡通气量（VA）约为 4 L/min 才能维持正常的肺泡氧分压和二氧化碳分压。肺泡通气量减少，则肺泡氧分压下降，二氧化碳分压上升。

(2) 通气／血流比例失调：肺泡通气量与其周围毛细血管血流量的比例必须协调才能保证有效的气体交换。正常肺泡通气量（V）为 4 L/min，肺毛细血管总血流量（Q）为 SL/min，两者之比为 0.8。如果此比率增大，吸入气体不能与血液进行有效的交换，即为无效腔效应；比率减少，使静脉血未能充分氧合，则形成肺动 . 静脉样分流。通气 / 血流比例失调通常仅产生缺氧，而无二氧化碳潴留。但是，严重的通气 / 血流比例失调亦可导致二氧化碳潴留。

(3) 弥散障碍：肺内气体交换是通过弥散过程完成的，气体的弥散受弥散膜的厚度、弥散面积、弥散膜两侧的气体分压差及气体的弥散能力 (系数)、气体和血液接触的时间等因素的影响。氧弥散能力仅为二氧化碳的 1/20，故在弥散障碍中通常以低氧为主。

(4) 氧耗量增加：氧耗量增加是加重缺氧的原因之一。正常人平静呼吸耗氧 200 mL/min，随着活动量的增加耗氧量增加，发热、寒战、呼吸困难和抽搐均增加氧耗量，氧耗量增加，肺泡氧分压下降，正常人可以增加通气量防止缺氧，如同时伴有通气功能障碍，当氧耗量增加时，会出现严重的低氧血症。

2. 缺氧、二氧化碳潴留对机体的影响

(1) 对中枢神经的影响：脑组织耗氧量大，占全身耗氧量的 1/5 ～ 1/4。大脑皮层对缺氧最为敏感。故缺氧时中枢神经系统症状出现最早。对中枢神经影响的程度与缺氧的程度和发生的急缓有关。急性缺氧会引起烦躁不安，全身抽搐，可在短时间内引起死亡。通常完全停止供氧 4 ～ 5 分钟即可引起不可逆的脑损害。逐渐出现的缺氧，症状出现较轻微和缓慢。轻度缺氧可引起注意力不集中、智力减退、定向障碍；随着缺氧加重，当 PaO_2 低于 50 mmHg 时，可导致烦躁不安、神志恍惚、谵妄；低于 30 mmHg 时，会使神志丧失，乃至昏迷；低于 20 mmHg 则会发生不可逆转的脑细胞损伤。

二氧化碳潴留使脑脊液氢离子浓度增加，影响脑细胞代谢，降低脑细胞兴奋性，抑制皮质活动；但轻度的二氧化碳增高，对皮质下层刺激加强，间接引起皮质兴奋；若 PaO_2 继续升高，皮质下层受抑制，使中枢神经处于麻醉状态。在出现麻醉前的患者，往往先有失眠、精神兴奋、烦躁不安的先兆兴奋症状。

缺氧和二氧化碳潴留，均会使脑血管扩张，血流阻力减少，血流量增加以代偿之。严重缺氧和二氧化碳潴留会发生血管通透性增加，引起脑间质水肿和脑细胞内水肿，导致颅内压增高，挤压脑组织，压迫血管，进而加重脑组织缺氧，形成恶性循环。

(2) 对心脏、循环的影响：缺氧可刺激心脏，使心率加快和心排血量增加，血压上升。冠状动脉血流量在缺氧时明显增加，心脏的血流量可超过脑和其他脏器。心肌对缺氧十分敏感，早期轻度缺氧即在心电图上显示出来。急性严重缺氧可导致心室颤动或心搏骤停。长期慢性缺氧可导致心肌纤化，心肌硬化。缺氧能引起肺小动脉收缩而增加肺循环阻力，导致肺动脉高压和增加右心负荷，最终导致肺源性心脏病。

二氧化碳潴留可使心率加快，心排血量增加，使脑血管、冠状血管舒张，皮下浅表毛细血管和静脉扩张，而使肾、脾和肌肉的血管收缩。早期二氧化碳潴留可引起血压升高。

组织氧分压低可使红细胞生成素产生增加，促使红细胞增生，引起继发性红细胞增多。红细胞增多有利于增加血液携氧量，但亦增加血液黏稠度。当血细胞比容超过 0.55 时，会明显加重肺循环阻力和右心负担。

(3) 对呼吸影响：缺氧对呼吸的影响比二氧化碳潴留对呼吸的影响小得多。缺氧主要通过颈动脉窦和主动脉体化学感受器的反射作用刺激通气，使呼吸加快，通气量增加。但二氧化碳对呼吸的调节作用较复杂，二氧化碳是强有力的呼吸中枢兴奋剂，轻度二氧化碳潴留可通过外周化学感受器反射性作用于呼吸中枢，使通气量增加，随着二氧化碳浓度的增高，可直接抑制呼吸中枢，导致通气量下降。故轻度缺氧和二氧化碳潴留对外周的化学感受器和呼吸中枢的作用是一致的。但是，当严重缺氧和二氧化碳潴留时，由于二氧化碳对呼吸中枢的抑制，此时完全靠缺氧刺激通气。

(4) 对肝、肾和胃肠道影响：缺氧可直接或间接损害肝细胞，使丙氨酸氨基转移酶上升，但随着缺氧的纠正，肝功能逐渐恢复正常。

动脉血氧降低时，肾血流量减少，肾小球滤过率、尿量和钠排出量减少。出现肾功能障碍，蛋白尿、血尿素氮和肌酐升高。

胃肠道平滑肌因缺氧而痉挛、收缩，胃肠黏膜缺血、坏死出现消化道出血。

(5) 对酸碱平衡和电解质的影响：严重缺氧可抑制细胞能量代谢的中间过程，如三羧酸循环、氧化磷酸化作用和有关酶的活动。使无氧酵解增加，酸性物质堆积，引起代谢性酸中毒。体内二氧化碳主要经肺排出，二氧化碳增高，可导致呼吸性酸中毒。

血液 pH 值的改变进一步影响到体内电解质的分布。pH 值降低时，钠离子和氢离子进入细胞内，钾离子向细胞外移动，可出现细胞外高钾；pH 值升高时钾离子向细胞内移动，则细胞外钾浓度降低，出现低钾血症。

(三) 临床表现

除引起慢性呼衰的原发疾病症状和体征外，主要是缺氧和二氧化碳潴留所致的呼吸困难和多脏器功能紊乱的表现。

1. 呼吸困难

多数患者有明显的呼吸困难，表现在频率、节律和幅度的改变。并发二氧化碳潴留、呼吸性酸中毒或合并呼吸肌疲劳时，则出现浅慢呼吸或潮式呼吸。

2. 发绀

发绀是严重缺氧的典型表现。当动脉血氧饱和度低于90%时，可在口唇、指甲处出现发绀；另应注意，因发绀的程度与还原型血红蛋白含量相关，所以红细胞增多者发绀更明显，贫血者则发绀不明显或不出现。

3. 精神神经症状

缺氧和二氧化碳潴留可引起不同程度的精神、神经症状，症状的轻重取决于缺氧和二氧化碳潴留的程度、发生的速度和患者的耐受性，急性缺氧和二氧化碳潴留，尽管程度不重，但症状很明显。慢性缺氧和二氧化碳潴留，症状出现较慢。慢性缺氧早期表现为记忆力减退，反应迟钝，逐渐出现定向力障碍、狂躁、昏迷；二氧化碳潴留的早期可出现兴奋、失眠继而睡眠颠倒、神志淡漠。严重时肌肉震颤、精神错乱、呼吸抑制、嗜睡、昏睡、昏迷，最终导致呼吸停止。由于肺部疾病导致严重缺氧和二氧化碳潴留引起的一系列精神 - 神经症状，临床上称为"肺性脑病"。

4. 血液循环系统

多数患者有心率加快；因脑血管扩张，产生搏动性头痛；严重缺氧、酸中毒可引起心肌损害，亦可引起周围循环衰竭、血压下降、心律失常。慢性缺氧和二氧化碳潴留引起肺动脉高压，最终导致肺心病的发生。

5. 消化和泌尿系统症状

严重呼衰对肝、肾功能都有影响，部分病例可出现丙氨酸氨基转移酶与血浆尿素氮升高；个别病例可出现尿蛋白、红细胞和管型。因胃肠道黏膜屏障功能损害，导致胃肠道黏膜充血水肿、糜烂渗血或应激性溃疡，引起上消化道出血。但以上这些症状均可随缺氧和二氧化碳潴留的纠正而消失。

（四）诊断

1. 原发疾病

有引起慢性呼吸衰竭的原发病，如慢性支气管炎、阻塞性肺气肿、肺心病、支气管哮喘等。

2. 缺氧和二氧化碳潴留

缺氧和二氧化碳潴留所引起的一系列临床表现，以及由此造成的全身多脏器功能损害的临床表现。

3. 动脉血气分析

慢性呼吸衰竭时典型的动脉血气改变是 $PaO_2 < 60\ mmHg$，可伴有或不伴有 $PaO_2 > 50\ mmHg$，临床上以伴有 $PaO_2 > 50\ mmHg$（Ⅱ型呼衰）为常见。pH 值改变不如 PaO_2 改变明显。实际的 pH 值取决于 HCO_3^- 与 PaO_2 的比例。当 PaO_2 升高，但 pH 值 ≥ 7.35 时，称为代偿性呼吸性酸中毒，如 pH 值 < 7.35 时则称为失代偿性呼吸性酸中毒。另一种临床常见的情况是患者在吸氧状态下做动脉血气分析，PaO_2 升高，但 $PaO_2 > 60\ mmHg$，这种情况应该理解为Ⅱ型呼吸衰竭吸氧后的表现。

（五）治疗

治疗原则是在保持呼吸道通畅条件下，改善通气和氧合功能，纠正缺氧、二氧化碳潴留和代谢功能紊乱，防治多器官功能损害，并积极治疗原发病。

1. 氧疗

是通过增加吸入氧浓度，从而提高肺泡内氧分压，提高动脉血氧分压和血氧饱和度 (SaO_2)，增加可利用氧的方法。合理的氧疗还能减轻呼吸做功和降低缺氧性肺动脉高压，减轻右心负荷。

(1) 缺氧不伴二氧化碳潴留的氧疗：应给予高浓度吸氧 ($> 35\%$)，使 PaO_2 提高到 $60\ mmHg$ 以上或 SaO_2 在 90% 以上。此类患者主要的病变是氧合功能障碍，由于通气量足够，高浓度吸氧后并不会引起二氧化碳潴留。

对完全的肺实变和肺不张引起的通气与血流比例失调和肺内动 - 静脉样分流性缺氧，因氧疗并不能增加分流静脉血的氧合，吸氧较难提高 PaO_2。

(2) 缺氧伴明显二氧化碳潴留的氧疗：氧疗原则应低浓度 ($< 35\%$) 持续给氧，理由如下：慢性呼衰失代偿者缺氧伴二氧化碳潴留是通气不足的后果。由于高碳酸血症的慢性呼衰患者，其呼吸中枢化学感受器对二氧化碳反应性差，呼吸的维持主要靠低氧血症对颈动脉窦、主动脉体的化学感受器的兴奋作用。若吸入高浓度氧，PaO_2 迅速上升，使外周化学感受器失去了低氧血症的刺激，患者的呼吸变慢而浅，肺泡通气量下降，PaO_2 上升，严重时可陷入二氧化碳麻醉状态。这种神志改变往往与 PaO_2 上升的速度有关。

此外，吸入高浓度的氧，解除低氧性肺血管收缩，使肺内血流重新分布，有可能加重通气与血流比例失调，引起生理无效腔与潮气量之比 (VDNT) 的增加，从而使有效肺泡通气量减少，PaO_2 进一步升高。根据血红蛋白氧解离曲线的特性，在严重缺氧时，PaO_2 与 SaO_2 的关系处于氧解离曲线的陡直段，PaO_2 稍有升高，SaO_2 便有较多的增加，所以，低流量给氧即可解除严重缺氧。但由于缺氧未完全纠正，故仍能刺激化学感受器，维持对通气的刺激作用。通常宜调节吸入氧浓度，使 PaO_2 在 60 mmHg 以上或 SaO_2 在 90% 以上。合理的控制性氧疗通常不会引起明显的 PaO_2 增高。

2. 建立通畅的气道

(1) 清除气道分泌物，保持气道通畅：在氧疗和改善通气之前，必须采取各种措施，使呼吸道保持通畅。首先要注意清除口咽部分泌物或胃内反流物，要预防呕吐物反流至气管。口咽部护理和鼓励患者咳痰很重要。可用多孔导管经鼻孔或经口腔吸引法，清除口咽部潴留物。此法亦能刺激患者咳嗽，有利于气道内痰液的咳出。对于有严重排痰障碍者可考虑用纤维支气管镜吸痰。吸痰时可同时做深部痰培养，以分离病原菌。

(2) 支气管扩张剂的应用：对于 COPD 特别是合并有气道高反应性的患者，应该考虑使用支气管扩张剂。常用的有茶碱、β_2 受体激动剂和抗胆碱能药。近年来，国内使用定量气雾器 (MDI) 和氧气驱动雾化器吸入 β_2 受体激动剂和抗胆碱能药，效果较好。临床使用茶碱和 β_2 受体激动剂过程中，需注意心脏的副作用。国外有将吸入抗胆碱能药作为 COPD 患者的首选治疗药物，从黏膜吸收极少，局部应用十分安全，尤其适用于有心脏疾患的患者。

(3) 祛痰剂的应用：呼吸道分泌物过多或不易排出，常加重通气障碍，使患者病情进一步恶化。临床上常用的药物有溴己新 (必嗽平)16 mg，3 次 / 天，或溴环己胺醇 (沐舒坦)30 mg，3 次 / 天。该药的祛痰作用较前者强，它不仅降低痰液黏度，而且增强黏膜纤毛运动，促进痰液排出。

如经上述处理无效，病情危重者，可采用气管插管和气管切开建立人工气道。过去最常用经口插管，72 小时未能脱机改为气管切开。近年来，较多采用经鼻插管法治疗慢性呼衰。人工气道建立后可做机械通气，亦方便吸引痰液。随着对呼吸生理和病理生理认识的加深，鼻 (面) 罩和人工气道的改进，呼吸机性能的不断完善和呼吸监护水平的提高，机械通气对抢救呼衰患者常起关键作用。

3. 抗感染治疗

呼吸道感染是诱发或加重慢性呼吸衰竭的主要原因。因此，应选择有效的抗菌药物，采用适当的剂量和疗程控制感染，并尽可能防止药物的副作用、二重感染及细菌耐药性的产生。细菌是引起呼吸道感染的主要病原体，COPD 所致的感染，很多是以革兰阴性杆菌为主的混合感染，在未明确病原体之前，多属经验性用药，有条件的单位应及时进行痰细菌培养及药物敏感试验，以便指导治疗。用药时尽量采用静脉给药，必要时联合使用抗感染药物。

4. 改善通气

(1) 呼吸兴奋剂：呼吸兴奋剂通过刺激呼吸中枢 (或) 外周化学感受器，增加呼吸频率和潮气量，改善肺泡通气。临床常用山梗菜碱 15 mg，尼可刹米 1.875 g，加入 5% 葡萄糖注射液 500 mL 中缓慢持续静脉滴注。呼吸兴奋剂应用时应注意观察病情，剂量较大可引起患者烦躁不安、颜面潮红、甚至抽搐，同时应定时做动脉血气分析，观察治疗效果。因在使用呼吸兴奋剂的同时，患者耗氧量增加与通气量增加成正比，而且，若存在气道阻塞和胸肺顺应性降低等因素，反而加重呼吸困难。故须严格掌握其适应证。

(2) 机械通气：对 COPD 所致的慢性呼吸衰竭，经积极抗感染、氧疗、扩张支气管、祛痰等综合处理后，病情未缓解或加重时应考虑使用机械通气。临床主要根据患者的一般情况(神志、呼吸频率及节律、自主排痰能力) 及动脉血气指标的动态变化来判定。也有人主张，在开始机械通气之前应充分估计原发病是否可逆、有无撤机的可能，并综合考虑医疗、社会、经济等综合因素。

一般来讲，当患者出现神志障碍，呼吸频率过快或过慢、呼吸节律不规则、无力咳痰及吸氧条件下 $PaO_2 < 80$ mmHg、$PaCO_2 > 75$ mmHg、pH 值< 7.20 时，提示需要及时使用机械通气。

5. 纠正酸碱失衡和电解质紊乱

慢性呼吸衰竭最常见的酸碱平衡紊乱是呼吸性酸中毒、呼吸性酸中毒合并代谢性酸中毒、呼吸性酸中毒合并代谢性碱中毒，后者多为医源性因素所致。

(1) 呼吸性酸中毒：主要由于通气不足，二氧化碳在体内潴留产生高碳酸血症所致。补充碱剂虽可纠正 pH 值到正常范围，但常可引起通气量减少，原则上不应常规补充碱剂，仅当 pH 值< 7.20 时可少量补充 5% $NaHCO_3$(40 ～ 50 mL)，并注意复查血气。根本的治疗主要是采取上述各项措施，改善肺泡通气量。

(2) 呼吸性酸中毒：合并代谢性酸中毒由于低氧血症、血容量不足、心排血量减少和周围循环障碍，可引起体内固定酸 (如乳酸等) 产生增加，发生此型失衡者常提示病情危重、预后差。处理措施包括增加肺泡通气量、纠正二氧化碳潴留，治疗引起代谢性酸中毒的病因，适当使用碱剂。

(3) 呼吸性酸中毒：合并代谢性碱中毒常见于呼吸性酸中毒治疗过程中补充碱剂过量；应用利尿剂、肾上腺皮质激素等药物致排钾过多，出现低血钾；呕吐或利尿剂使用引起低血氯等。碱中毒使组织缺氧加重、抑制呼吸中枢而对机体危害较大。处理原则为在纠正呼吸性酸中毒的同时，只要每日尿量在 500 mL 以上，可常规补充氯化钾 3 ～ 5 g。若 pH 值过高，可酌情静脉滴注盐酸精氨酸。

6. 其他

对于慢性呼衰伴有左心功能不全时，可考虑适当使用洋地黄类药物，但患者因长期缺氧及感染，对洋地黄类药物耐受性很低，疗效差，易发生心律失常。用药原则是选用小剂量、作用快、排泄快的强心剂。

慢性呼吸衰竭患者因能量代谢增高、蛋白分解增加、摄入不足可出现营养不良，结果降低机体的防御功能，感染不易控制。呼吸肌易疲劳，影响通气驱动力，不利于患者的康复。故治疗过程中需注意对患者的营养支持。

四、急性呼吸衰竭

急性呼吸衰竭 (acute resplratory failure) 是指原肺呼吸功能正常，因各种突发原因或迅速发展的病变，使呼吸功能急剧减退而发生的呼吸衰竭。主要表现为以缺氧为主的 I 型呼吸衰竭。临床上常见的病因包括由各种原因引起的窒息、重症哮喘、严重呼吸系统感染，各种原因引起的急性肺水肿、胸肺部外伤、颅脑和神经肌肉病变、药物中毒等。

另外，因严重创伤、休克、严重感染、误吸刺激性气体等引起的急性肺损伤，发生高通透性。

（一）病因

呼吸系统疾病如严重呼吸系统感染、急性呼吸道阻塞性病变、重度或危重哮喘、各种原因引起的急性肺水肿、肺血管疾病、胸廓外伤或手术损伤、自发性气胸和急剧增加的胸腔积液等，导致肺通气或（和）换气障碍；急性颅内感染、颅脑外伤、脑血管病变（脑出血、脑梗死）等可直接或间接抑制呼吸中枢；脊髓灰质炎、重症肌无力、有机磷中毒及颈椎外伤等可损伤神经 - 肌肉传导系统，引起肺通气不足。上述各种原因均可造成急性呼吸衰竭。

（二）临床表现

急性呼吸衰竭的临床表现主要是低氧血症所致的呼吸困难和多脏器功能障碍。

1. 呼吸困难

呼吸困难 (dyspnea) 是呼吸衰竭最早出现的症状。多数患者有明显的呼吸困难，可表现为频率、节律和幅度的改变。较早表现为呼吸频率增快，病情加重时出现呼吸困难，辅助呼吸肌活动加强，如三凹征。中枢性疾病或中枢神经抑制性药物所致的呼吸衰竭，表现为呼吸节律改变，如潮式呼吸、比奥呼吸等。

2. 发绀

发绀是缺氧的典型表现，当动脉血氧饱和度低于 90% 时，可在口唇、指甲等处出现发绀。另应注意，因发绀的程度与还原型血红蛋白含量相关，所以红细胞增多者发绀更明显，贫血者则不明显或不出现发绀。因严重休克等引起末梢循环障碍的患者，即使动脉血氧分压尚正常，也可出现发绀，称作外周性发绀；而真正由于动脉血氧饱和度降低引起的发绀，称作中央性发绀。发绀还受皮肤色素及心功能的影响。

3. 精神神经症状

急性缺氧可出现精神错乱、躁狂、昏迷、抽搐等症状。如合并急性 CO_2 潴留，可出现嗜睡、淡漠、扑翼样震颤，甚至呼吸骤停。

4. 循环系统表现

多数患者有心动过速；严重低氧血症和酸中毒可导致心肌损害，亦可引起周围循环衰竭、血压下降、心律失常、心搏停止。

5. 消化和泌尿系统表现

严重呼吸衰竭对肝、肾功能都有影响，部分病例可出现丙氨酸氨基转移酶与血浆尿素氮升高，个别病例尿中可出现蛋白、红细胞和管型。因胃肠道黏膜屏障功能受损，导致胃肠道黏膜充血水肿、糜烂渗血或发生应激性溃疡，引起上消化道出血。

（三）诊断

除原发疾病、低氧血症及 CO_2 潴留所致的临床表现外，呼吸衰竭的诊断主要依靠血气分析。而结合肺功能、胸部影像学和纤维支气管镜等检查对于明确呼吸衰竭的原因至关重要。

1. 动脉血气分析

对判断呼吸衰竭和酸碱失衡的严重程度及指导治疗均具有重要意义。pH 值可反映机体的代偿状况，有助于鉴别急性或慢性呼吸衰竭。当 $PaCO_2$ 升高、pH 值正常时，称为代偿性呼吸性酸中毒；若 $PaCO_2$ 升高、pH 值 < 7.35，则称为失代偿性呼吸性酸中毒。需要指出，由于血

气受年龄、海拔高度、氧疗等多种因素影响，具体分析时一定要结合临床情况。

2. 肺功能检测

尽管在某些重症患者，肺功能检测受到限制，但我们能通过肺功能判断通气功能障碍的性质 (阻塞性、限制性或混合性) 及是否合并换气功能障碍，并对通气和换气功能障碍的严重程度进行判断。呼吸肌功能测试能够提示呼吸肌无力的原因和严重程度。

3. 胸部影像学检查

包括普通胸部 X 线片、胸部 CT 和放射性核素肺通气 / 灌注扫描、肺血管造影及超声检查等。

4. 纤维支气管镜检查

对明确气道疾病和获取病理学证据具有重要意义。

(四) 治疗

呼吸衰竭的总体治疗原则是：加强呼吸支持，包括保持呼吸道通畅、纠正缺氧和改善通气等；呼吸衰竭病因和诱因的治疗；加强一般支持治疗以及对其他重要脏器功能的监测与支持。

1. 保持呼吸道通畅

对任何类型的呼吸衰竭，保持呼吸道通畅是最基本、最重要的治疗措施。气道不畅使呼吸阻力增加，呼吸功耗增多，会加重呼吸肌疲劳；气道阻塞致分泌物排出困难将加重感染，同时也可能发生肺不张，使气体交换面积减少；气道如发生急性完全阻塞，会发生窒息，短时间内致患者死亡。

保持气道通畅的方法主要有：①若患者昏迷应使其处于仰卧位，头后仰，托起下颌并将口打开；②清除气道内分泌物及异物；③若以上方法不能奏效，必要时应建立人工气道。人工气道的建立一般有三种方法，即简便人工气道、气管插管及气管切开，后两者属气管内导管。简便人工气道主要有口咽通气道、鼻咽通气道和喉罩，是气管内导管的临时替代方式，在病情危重不具备插管条件时应用，待病情允许后再行气管插管或气管切开。气管内导管是重建呼吸通道最可靠的方法。

若患者有支气管痉挛，需积极使用支气管扩张药物，可选用 β_2 肾上腺素受体激动剂、抗胆碱药、糖皮质激素或茶碱类药物等。在急性呼吸衰竭时，主要经静脉给药。

2. 氧疗

通过增加吸入氧浓度来纠正患者缺氧状态的治疗方法即为氧疗。对于急性呼吸衰竭患者应给予氧疗。

(1) 吸氧浓度：确定吸氧浓度的原则是在保证 PaO_2 迅速提高到 60 mmHg 或脉搏容积血氧饱和度 (SpO_2) 达 90% 以上的前提下，尽量降低吸氧浓度。

Ⅰ型呼吸衰竭的主要问题为氧合功能障碍而通气功能基本正常，较高浓度 (> 35%) 给氧可以迅速缓解低氧血症而不会引起 CO_2 潴留。对于伴有高碳酸血症的急性呼吸衰竭，往往需要将给氧浓度设定为达到上述氧合目标的最低值。

(2) 吸氧装置

1) 鼻导管或鼻塞：主要优点为简单、方便，不影响患者咳痰、进食；缺点为氧浓度不恒定，易受患者呼吸的影响。高流量时对局部鼻黏膜有刺激，氧流量不能大于 7 L/min。吸入氧浓度与氧流量的关系：吸入氧浓度 (%) = 21+4× 氧流量 (L/min)。

2) 面罩：主要包括简单面罩、带储气囊无重复呼吸面罩和文丘里 (Venturi) 面罩。主要优点为吸氧浓度相对稳定，可按需调节，且对鼻黏膜刺激小；缺点为在一定程度上影响患者咳痰、进食。

3. 增加通气量、改善 CO_2 潴留

(1) 呼吸兴奋剂：呼吸兴奋剂的使用原则：必须保持气道通畅，否则会促发呼吸肌疲劳，加重 CO_2 潴留；脑缺氧、脑水肿未纠正而出现频繁抽搐者慎用；患者的呼吸肌功能基本正常；不可突然停药。主要适用于以中枢抑制为主、通气量不足引起的呼吸衰竭，不宜用于以肺换气功能障碍为主所致的呼吸衰竭。常用的药物有尼可刹米和洛贝林，用量过大可引起副作用。近年来这两种药物在西方国家几乎已被淘汰，取而代之的有多沙普仑 (doxapram)，该药对于镇静催眠药过量引起的呼吸抑制和慢阻肺并发急性呼吸衰竭者均有显著的呼吸兴奋效果。

(2) 机械通气：当机体出现严重的通气和 (或) 换气功能障碍时，以人工辅助通气装置 (有创或无创呼吸机) 来改善通气和 (或) 换气功能，即为机械通气。呼吸衰竭时应用机械通气能维持必要的肺泡通气量，降低 $PaCO_2$；改善肺的气体交换效能；使呼吸肌得以休息，有利于恢复呼吸肌功能。

气管插管的指征因病而异。当急性呼吸衰竭患者昏迷逐渐加深，呼吸不规则或出现暂停，呼吸道分泌物增多，咳嗽和吞咽反射明显减弱甚至消失时，应行气管插管使用机械通气。机械通气过程中应根据血气分析和临床资料调整呼吸机参数。机械通气的主要并发症包括：通气过度，造成呼吸性碱中毒；通气不足，加重原有的呼吸性酸中毒和低氧血症；血压下降、心输出量下降、脉搏增快等循环功能障碍；气道压力过高或潮气量过大导致气压伤，如气胸、纵隔气肿或间质性肺气肿；人工气道长期存在可并发呼吸机相关肺炎 (ventilator associated pneumonia，VAP)。

近年来，无创正压通气 (non-invasive positive possure ventilation，NIPPV) 用于急性呼吸衰竭的治疗已取得了良好效果。经鼻 / 面罩行无创正压通气，无须建立有创人工气道，简便易行，与机械通气相关的严重并发症发生率低。但患者应具备以下基本条件：①清醒能够合作；②血流动力学稳定；③不需要气管插管保护 (即患者无误吸、严重消化道出血、气道分泌物过多且排痰不利等情况)；④无影响使用鼻 / 面罩的面部创伤；⑤能够耐受鼻 / 面罩。

4. 病因治疗

如前所述，引起急性呼吸衰竭的原发疾病多种多样，在解决呼吸衰竭本身所致危害的前提下，针对不同病因采取适当的治疗措施十分必要，也是治疗呼吸衰竭的根本所在。

5. 一般支持疗法

电解质紊乱和酸碱平衡失调的存在，可以进一步加重呼吸系统乃至其他系统脏器的功能障碍并干扰呼吸衰竭的治疗效果，因此应及时加以纠正。加强液体管理，防止血容量不足和液体负荷过大，保证血细胞比容 (Hct) 在一定水平，对于维持氧输送能力和防止肺水过多具有重要意义。呼吸衰竭患者由于摄入不足或代谢失衡，往往存在营养不良，需保证充足的营养及热量供给。

6. 其他重要脏器功能的监测与支持

呼吸衰竭往往会累及其他重要脏器，因此应及时将重症患者转入 ICU，加强对重要脏器功

能的监测与支持，预防和治疗肺动脉高压、肺源性心脏病、肺性脑病、肾功能不全、消化道功能障碍和弥散性血管内凝血 (DIC) 等。特别要注意防治多脏器功能障碍综合征。

（五）预后

用天然提取物 (从支气管肺泡灌洗液或羊水提取物短期改善顺应性，提高氧分压。本病预后差，病死率高达 50%。早发现，治疗得当，可提高治愈率和生存率。

（戈艳蕾 李建）

参考文献

[1] 戈艳蕾，李建，王红阳，等 . 维生素 D 治疗慢性阻塞性肺疾病急性加重期合并低钙血症患者疗效观察 . 中国老年学杂志 .2014，34(08):2250-2251.

[2] 戈艳蕾，刘香玉，李建，等 . 丹红注射液及肝素雾化吸入治疗间质性肺炎疗效 [J]. 时珍国医国药 .2013，24(7):1668-1669.

[3] 戈艳蕾，刘聪辉，曹书华，等 . 老年中重度慢性阻塞性肺病伴阻塞性睡眠呼吸暂停低参通气综合征患者认知障碍与相关因子水平 [J]. 中国老年学杂志 .2014(19):5558-5559.

[4] 戈艳蕾，刘聪辉，崔紫阳，等 . 慢性阻塞性肺疾病合并阻塞性睡眠呼吸暂停综合征患者血清 Caspase-3 和 Caspase-9 水平与认知功能障碍的相关性研究 [J]. 中国现代医学杂志 .2016，26(11):77-80.

[5] 李建，戈艳蕾，贾金红，等 . γ - 干扰素联合肝素治疗 IPF 的疗效观察 [J]. 河北医药，2013，35(9):1378-1378.

第二十二节 肥胖低通气综合征

肥胖低通气综合征 (obesity hypoventilation syndrome，OHS) 是一种以肥胖和高碳酸血症为特征的综合征，亦称匹克威克综合征 (pickwickian syndrome)。

临床主要表现为病态肥胖，静息状态下的低氧血症、高碳酸血症、重度嗜睡、肺动脉高压和慢性右心衰竭，通常与 OSAHS 合并存在。但较单纯 OSAHS 有更高的并发症发生率和死亡率。

OHS 在普通人群中的准确发病率不清楚，有报道在肥胖 OSAHS 患者中发病率为 10%～20%，而在 BMI > 35 kg/m^2 的住院人群中发病率为 31%。

一、病因

能量摄入长期超过消耗，导致体内脂肪蓄积过多，至体重显著超过同年龄、同身高正常小儿的标准。肥胖者因体重增加，需要更多的氧，但肥胖者肺不仅不能随之而增加功能，反而肺活量明显低于正常儿童。发生心肺功能不全综合征的主要原因与患者胸腔、腹腔内和全身的脂肪组织增多，导致胸腔容积缩小，膈肌运动受限，患者肺部通、换气功能受限，心脏功能、神经系统受损等一系列改变。

二、诊断

OHS 的诊断包括：

1. 肥胖 (BMI ≥ 30 kg /m^2) 和清醒时的二氧化碳潴留 (PaCO$_2$ ≥ 45 mmHg)，是诊断的必备条件，通常伴有 PaO$_2$ < 70 mmHg。需要指出的是，BMI 在亚洲人或中国人诊断 OHS 所需的标准 (BMI ≥ 30 kg/m^2?) 尚需更多的流行病学资料以明确。

2. 大多数患者 (约 90%) 同时存在睡眠呼吸疾患。

3. 如果患者的夜间动脉血 PaCO$_2$ 较白日升高超过 10 mmHg，则更有意义。

4. 排除其他疾病引起的高碳酸血症，如严重的阻塞性气道疾病；严重的间质性肺疾病；严重的胸壁疾病；严重的甲状腺功能减退；肢端肥大症；神经肌肉疾病和先天性中枢性肺泡低通气综合征。

三、鉴别诊断

需要排除其他疾病的引起高碳酸血症，如严重的阻塞性气道疾病；严重的间质性肺疾病；严重的胸壁疾病；严重的甲状腺功能减低；肢端肥大症；神经肌肉疾病和先天性中枢性肺泡低通气综合征。通过病史、体格检查及辅助检查 (血液甲状腺功能、生长激素检测、胸部影像、肺功能、头颅影像及肌电图等) 不难鉴别。

四、治疗

OHS 的治疗包括：

1. 减重

必要时外科手术辅助减重。体重减低将会有效的逆转 OHS，会改善睡眠呼吸疾病、减轻清醒时的呼吸衰竭并且改善肺功能。

2. 气道内正压通气

无创或有创通气可用于呼吸支持并逆转低通气。对由于急慢性呼吸衰竭而住院的 OHS 患者，及时而正确的正压通气治疗是重要的。稳定的 OHS 患者首先应该使用 nCPAP，CPAP 压力增加可消除所有的呼吸暂停、低通气 (hypopnea)、气流受限；如果气道阻塞解除，仍存在持续的中度低氧，应该考虑使用 BiPAP。增加 IPAP 压力使氧饱和度维持在 90% 以上。如果 IPAP 和 EPAP 之差在 8 ～ 10 cmH$_2$O，氧饱和度仍然持续低于 90%，考虑 BiPAP 治疗的同时给氧或选用定容压力支持模式治疗。为了长期改善白天的低氧和高碳酸血症，大多数 OHS 患者需要 IPAP 在 16 ～ 20 cmH$_2$O，EPAP 需要在 6 ～ 10 cmH$_2$O；两者之间的差至少在 8 ～ 10 cmH$_2$O。没有 OSA 的 OHS 患者，EPAP 压力可置于 5 cmH$_2$O，而增加 IPAP 压力用以改善通气。OHS 患者使用正压通气治疗可改善晨起头痛、白天嗜睡、呼吸困难、动脉血气、肺动脉高压、下肢水肿和继发性红细胞增多症。

3. 气管切开术

上气道阻塞在 OHS 发病中是重要的因素，并且有证据表明气管切开术能有效解决上气道阻塞。因气管切开术严重影响患者的生活质量 . 须严格掌握适应证。此方法仅为气道内正压通气及吸氧治疗无效时的最后手段。

4. 药物

药物治疗可用来刺激呼吸中枢，但目前治疗上进展不大。

5. 氧疗

大约有一半以上的 OHS 患者在正压通气治疗的同时需要夜间吸氧治疗，夜间或白天吸氧可显著减少患者对正压通气治疗的依赖。但单纯氧疗而没有正压通气治疗是不够的，不能改善低通气。

（戈艳蕾 李建）

参考文献

[1] 戈艳蕾，李建，王红阳，等 . 维生素 D 治疗慢性阻塞性肺疾病急性加重期合并低钙血症患者疗效观察 . 中国老年学杂志 .2014，34(08):2250-2251.

[2] 戈艳蕾，刘香玉，李建，等 . 丹红注射液及肝素雾化吸入治疗间质性肺炎疗效 [J]. 时珍国医国药 .2013，24(7):1668-1669.

[3] 戈艳蕾，刘聪辉，曹书华，等 . 老年中重度慢性阻塞性肺病伴阻塞性睡眠呼吸暂停低参通气综合征患者认知障碍与相关因子水平 [J]. 中国老年学杂志 .2014(19):5558-5559.

[4] 戈艳蕾，刘聪辉，崔紫阳，等 . 慢性阻塞性肺疾病合并阻塞性睡眠呼吸暂停综合征患者血清 Caspase-3 和 Caspase-9 水平与认知功能障碍的相关性研究 [J]. 中国现代医学杂志 .2016，26(11):77-80.

[5] 李建，戈艳蕾，王红阳 . 唐山地区老年患者超声心动图拟诊肺动脉高压现患率调查 [J]. 临床肺科杂志，2013，18(8):1523-1523.

第二十三节 烟草病学

吸烟是一种常见的行为，是当今世界上最严重的公共卫生与医疗保健问题之一。虽然我国大部分民众对吸烟的危害有所知晓，但通常只是将吸烟当作一种可自愿选择的不良行为习惯，而对吸烟的高度成瘾性、危害的多样性和严重性缺乏深入认识，以至于我国的吸烟率居高不下，对人民健康造成极为严重的危害。基于坚实的科学证据，深刻地认识吸烟之害，掌握科学的戒烟方法，积极地投身于控制吸烟工作，是当代医学生的历史使命与责任。

一、烟草病学的概念

烟草病学 (tobacco medicine) 是一门研究吸食烟草对健康影响的医学学科。吸烟危害健康已是 20 世纪不争的医学结论。进入 21 世纪，关于吸烟危害健康的新科学证据仍不断地被揭示出来。控制吸烟，包括防治吸烟和促使吸烟者戒烟，已经成为人群疾病预防和个体保健的重要和可行措施。如同在对感染性疾病和职业性疾病的防治中产生了感染病学与职业病学一样，在对吸烟危害健康的研究与防治实践中，已逐步形成烟草病学这样一个专门的医学体系，其学科框架主要包括烟草及吸烟行为、烟草依赖、吸烟及二手烟暴露的流行状况、吸烟对健康的危害、二手烟暴露对健康的危害、戒烟的健康益处、戒烟及烟草依赖的治疗等内容。

二、烟草及吸烟行力

烟草种植、贸易与吸烟是一种全球性的不良生产、经营与生活行为，对人类的健康和社会发展造成了严重的损害。世界上有多种烟草制品，其中大部分为可燃吸烟草制品，即以点燃后吸入烟草燃烧所产生的烟雾为吸食方式的烟草制品，卷烟是其最常见的形式。

烟草燃烧后产生的气体混合物称为烟草烟雾。吸烟者除了自己吸入烟草烟雾外，还会将烟雾向空气中播散，形成二手烟。吸入或接触二手烟称为二手烟暴露。烟草烟雾的化学成分复杂，已发现含有 7000 余种化学成分，其中数百种物质可对健康造成危害。有害物质中至少包括 69 种已知的致癌物 (如苯并芘等稠环芳香烃类、N- 亚硝基胺类、芳香胺类、甲醛、1，3- 丁二烯等)，可对呼吸系统造成危害的有害气体 (如一氧化碳、一氧化氮、硫化氢及氨等) 以及具有很强成瘾性的尼古丁。"烟焦油"是燃吸烟草过程中，有机质在缺氧条件下不完全燃烧的产物，为众多烃类及烃的氧化物、硫化物及氮化物的复杂混合物。烟草公司推出"低焦油卷烟"和"中草药卷烟"以促进消费，但研究证实，这些烟草产品并不能降低吸烟对健康的危害，反而容易诱导吸烟，影响吸烟者戒烟。

三、烟草依赖

吸烟可以成瘾，称为烟草依赖，这是造成吸烟者持久吸烟并难以戒烟的重要原因。烟草中导致成瘾的物质是尼古丁，其药理学及行为学过程与其他成瘾性物质 (如海洛因和可卡因等) 类似，故烟草依赖又称尼古丁依赖。烟草依赖是一种慢性高复发性疾病 [国际疾病分类 (ICD-10) 编码为 F17.2]，许多吸烟者存在不同程度的烟草依赖。烟草依赖者停止吸烟达一定时间后，可出现吸烟渴求、焦虑、抑郁、头痛等一系列戒断症状，会追求再度吸烟，导致戒烟困难。实际上，许多吸烟者并非享受吸烟所带来的愉悦感，而是以吸烟来去除戒断症状。对吸烟者应做出是否患有烟草依赖及其严重程度的评估。烟草依赖患者戒烟常需依靠专业化的戒烟治疗。

四、吸烟及二手烟暴露的流行状况

世界卫生组织 (WHO) 的统计数字显示，全世界每年因吸烟死亡的人数高达 600 万，每 6 秒钟即有 1 人死于吸烟相关疾病，现在吸烟者中将会有一半因吸烟提早死亡；因二手烟暴露所造成的非吸烟者年死亡人数约为 60 万。如果全球吸烟流行趋势得不到有效控制，到 2030 年每年因吸烟死亡人数将达 800 万，其中 80% 发生在发展中国家。由于认识到吸烟的危害，近几十年来，发达国家卷烟产销量增长缓慢，世界上多个国家的吸烟流行状况逐渐得到控制。目前，我国在烟草问题上居三个"世界之最"，最大的烟草生产国，卷烟产销量约占全球的 40%；最大的烟草消费国，吸烟人群逾 3 亿，15 岁以上人群吸烟率为 28.1%，成年男性吸烟率高达 52.9%，另有约 7.4 亿不吸烟人群遭受二手烟；最大的烟草受害国，每年因吸烟相关疾病所致的死亡人数超过 100 万，如对吸烟流行状况不加以控制，至 2050 年将突破 300 万。

五、吸烟对健康的危害

烟草烟雾中所含有的数百种有害物质有些是以其原型损害人体，有些则是在体内外与其他物质发生化学反应，衍化出新的有害物质后损伤人体。吸烟与二手烟暴露有时作为主要因素致病 (如已知的 69 种致癌物质可以直接导致癌症)，有时则与其他因素复合致病或通过增加吸烟者对某些疾病的易感性致病 (如吸烟增加呼吸道感染的风险即是通过降低呼吸道的抗病能力，使病原微生物易于侵入和感染而发病)，有时则兼以上述多种方式致病。

由于吸烟对人体的危害主要是一个长期、慢性的过程，且常常作为多病因之一复合致病，同时与人体的易感性密切相关，因此，研究吸烟与二手烟暴露对人体危害的最科学、最有效、最主要的方法是基于人群的流行病学研究，包括横断面研究、病例对照研究、队列研究和Meta分析、系统评价以及人群干预研究等。鉴于人群调查是揭示人类病因的最高等级证据来源，医学上确凿证明吸烟危害健康所采用的科学证据即主要为基于人群调查的研究数据，辅以实验研究证据。

1964年《美国卫生总监报告》首次对吸烟危害健康进行了明确阐述，此后以系列报告的形式动态发布吸烟危害健康的新科学结论。2012年卫生部发布的《中国吸烟危害健康报告》是我国第一部针对吸烟及二手烟暴露对健康所造成危害的国家报告。该报告对大量国内外研究文献，特别是注重对华人与亚裔人群研究进行收集、整理，在科学、系统的证据评估与评价基础上撰写完成。以下即主要基于这两部报告内容，对吸烟的健康危害进行结论性概要阐述。

大量科学证据表明，吸烟可导致多部位恶性肿瘤、其他慢性疾病、生殖与发育异常，还与其他一些疾病及健康问题的发生密切相关。

（一）吸烟与恶性肿瘤

烟草烟雾中含有69种已知的致癌物，这些致癌物会引发机体内关键基因突变，正常生长控制机制失调，最终导致细胞癌变和恶性肿瘤的发生。有充分证据说明，吸烟可以导致肺癌、口腔和鼻咽部恶性肿瘤、喉癌、食管癌、胃癌、肝癌、胰腺癌、肾癌、膀胱癌和宫颈癌，而戒烟可以明显降低这些癌症的发病风险。此外，有证据提示吸烟还可以导致结肠直肠癌、乳腺癌和急性白血病。

（二）吸烟与呼吸系统疾病

吸烟对呼吸道免疫功能、肺部结构和肺功能均会产生影响，引起多种呼吸系统疾病。有充分证据说明，吸烟可以导致慢性阻塞性肺疾病（慢阻肺）和青少年哮喘，增加肺结核和其他呼吸道感染的发病风险。戒烟可以明显降低上述疾病的发病风险，并改善疾病预后。

（三）吸烟与心脑血管疾病

吸烟会损伤血管内皮功能，可以导致动脉粥样硬化的发生，使动脉血管腔变窄，动脉血流受阻，引发多种心脑血管疾病。有充分证据说明吸烟可以导致冠心病、脑卒中和外周动脉疾病，而戒烟可以显著降低这些疾病的发病和死亡风险。

（四）吸烟与生殖和发育异常

烟草烟雾中含有多种可以影响人体生殖及发育功能的有害物质。吸烟会损伤遗传物质，对内分泌系统、输卵管功能、胎盘功能、免疫功能、孕妇及胎儿心血管系统及胎儿组织器官发育造成不良影响。有充分证据说明女性吸烟可以降低受孕概率，导致前置胎盘、胎盘早剥、胎儿生长受限、新生儿低出生体重以及婴儿猝死综合征。此外，有证据提示吸烟还可以导致勃起功能障碍、异位妊娠和自然流产。

（五）吸烟与糖尿病

有证据提示吸烟可以导致2型糖尿病，并且可以增加糖尿病患者发生大血管和微血管并发症的风险，影响疾病预后。

（六）吸烟与其他健康问题

有充分证据说明，吸烟可以导致髋部骨折、牙周炎、白内障、手术伤口愈合不良及手术后呼吸系统并发症、皮肤老化、缺勤和医疗费用增加，幽门螺杆菌感染者吸烟可以导致消化道溃疡。此外，有证据提示吸烟还可以导致痴呆。

六、二手烟暴露对健康的危害

二手烟中含有大量有害物质及致癌物，不吸烟者暴露于二手烟同样会增加多种吸烟相关疾病的发病风险。有充分的证据说明二手烟暴露可以导致肺癌、烟味反感、鼻部刺激症状和冠心病。此外，有证据提示二手烟暴露还可以导致乳腺癌、鼻窦癌、成人呼吸道症状、肺功能下降、支气管哮喘、慢性阻塞性肺疾病、脑卒中和动脉粥样硬化。二手烟暴露对孕妇及儿童健康造成的危害尤为严重。有充分证据说明，孕妇暴露于二手烟可以导致婴儿猝死综合征和胎儿出生体重降低。此外，有证据提示孕妇暴露于二手烟还可以导致早产、新生儿神经管畸形和唇腭裂。有充分的证据说明儿童暴露于二手烟会导致呼吸道感染、支气管哮喘、肺功能下降、急性中耳炎、复发性中耳炎及慢性中耳积液等疾病。此外，有证据提示儿童暴露于二手烟还会导致多种儿童癌症，加重哮喘患儿的病情，影响哮喘的治疗效果，而母亲戒烟可以降低儿童发生呼吸道疾病的风险。

七、戒烟的健康益处

吸烟会对人体健康造成严重危害，而戒烟是已被证实减轻吸烟危害的唯一方法。吸烟者戒烟后可获得巨大的健康益处，包括延长寿命、降低吸烟相关疾病的发病及死亡风险、改善多种吸烟相关疾病的预后等。吸烟者减少吸烟量并不能降低其发病和死亡风险。任何年龄戒烟均可获益。早戒比晚戒好，戒比不戒好。与持续吸烟者相比，戒烟者的生存时间更长。

八、戒烟及烟草依赖的治疗

在充分认识到吸烟对健康的危害及戒烟的健康获益后，许多吸烟者都会产生戒烟的意愿。对于没有成瘾或烟草依赖程度较低的吸烟者，可以凭毅力戒烟，但经常需要给予强烈的戒烟建议，激发其戒烟动机；对于烟草依赖程度较高者，往往需要给予更强的戒烟干预才能最终成功戒烟。医务人员应主动询问就医者的吸烟情况，对所有吸烟者进行戒烟劝诫，提供戒烟咨询，对其中的烟草依赖者劝导其接受专业化戒烟治疗。目前采用的一线戒烟药物包括尼古丁替代制剂、安非他酮和法尼克兰。戒烟门诊是对烟草依赖者进行强化治疗的有效方式。医务人员应将戒烟干预整合到日常临床工作中，使每位吸烟者都能够在就诊时获得有效的戒烟帮助。

（戈艳蕾　李建）

参考文献

[1] 戈艳蕾，李建，王红阳，等 . 维生素 D 治疗慢性阻塞性肺疾病急性加重期合并低钙血症患者疗效观察 . 中国老年学杂志 .2014，34(08):2250-2251.

[2] 戈艳蕾，刘香玉，李建，等 . 丹红注射液及肝素雾化吸入治疗间质性肺炎疗效 [J]. 时珍国医国药 .2013，24(7):1668-1669.

[3] 戈艳蕾，刘聪辉，曹书华，等 . 老年中重度慢性阻塞性肺病伴阻塞性睡眠呼吸暂停低参通气综合征患者认知障碍与相关因子水平 [J]. 中国老年学杂志 .2014(19):5558-5559.

[4] 戈艳蕾，刘聪辉，崔紫阳，等.慢性阻塞性肺疾病合并阻塞性睡眠呼吸暂停综合征患者血清 Caspase-3 和 Caspase-9 水平与认知功能障碍的相关性研究 [J]. 中国现代医学杂志.2016，26(11):77-80.

[5] 李繁丽，戈艳蕾，李建.乌司他丁治疗重症间质性肺炎疗效观察 [J]. 临床肺科杂志.2013，18(8):1501-1502.:

第二章 超声诊断

第一节 概述

超声波是指声波振动频率超过人耳听阈上限 (20 000 Hz) 的机械波，其进入人体不同的组织会遇到不同的声特性阻抗 (简称声阻抗)，正是各种不同的声阻抗差别构成了人体组织超声显像的基础。研究和应用超声波的物理特性并结合解剖学、病理学及临床医学的相关知识对疾病进行诊断的科学称之为超声诊断学。

一、超声诊断发展简介

随着计算机、信息技术、电子技术、压电陶瓷等高科技的迅速发展和临床诊断和治疗的需求，使图像质量和分辨率越来越高，超声诊断范围和信息量不 断扩充。当前超声诊断已从单一器官扩大到全身，从静态到动态，从定性到定量，从模拟到全数字化，从单参数到多参数，从二维到三维显示，多普勒彩色血液显示 代替了创伤性导管检查，形成了一门新兴的科学——介入性超声学，大大扩充了超声诊断治疗范围，提高了诊断的特异性和信息量。由于其损伤性小，电离辐射轻，价格低廉，易被患者所接受，目前已成为发展最快的成像技术。所以，超声诊断设备是一种高科技产品，在某种程度上反映一个国家的科技进步水平。世界上的超声 诊断设备生产国有美国、日本、德国、澳大利亚、意大利、丹麦、韩国和中国。美国、日本生产的超声诊断设备占世界超声诊断设备的 70%。1995 年世界超声 诊断设备市场达 20 亿美元。仅 1998 年我国即进口超声设备 2242.1 万美元，出口超声设备 2163.3 万美元。超声成像设备大致可分为通用型、心脏科和小器官 / 血管用等三类。不难看出超声诊断设备的需求量很大，特别是中、高档超声诊断设备。下面介绍几种超声诊断技术的最新进展。

(一) 全数字化技术

全数字化技术带来了图像的高质量，使超声成像系统具有更高的可靠性和稳定性。1987 年美国 ATL 公司研制出世界上第一台前端全数字化超声诊断系统以来，该技术已成为现今超声诊断系统最先进的平台。全数字化技术的关键是用计算机控制的数字声束形成及控制系统。这种系统再与工作在射频下的高采集率 AjD 变换器及高速数字信号处理技术结合起来形成数字化的核心。

它包括有三个重要技术。

(1) 数字化声束形成技术。

(2) 前端数字化或射频信号模数变换技术。

(3) 宽频探头和宽频技术。前端数字化后，分辨率改善 30%，动态范围增加 48 dB，随机噪声降低 1/3。超高密度阵元 (512、1 024 阵元) 探头，并可使探头的相对带宽超过 80%。面阵超高密度阵元探头的出现，使二维聚集成为可能，它能同时改善侧向分辨力和横向分辨力。而宽频探头结合数字声束形成和射频数字化使现今的全数字化系统能实现宽频技术，该技术可避免使用模拟式仪器损失 50% 以上频带信息的弊端。所以宽频探头和宽频技术，不仅能解决分辨力和穿透力的矛盾，而且信息量丰富，有可能获取完整的组织结构反射的宽频信号。真正的数字式超声诊断仪应从波束形成到信号转化的全过程采用数字处理，图像分辨率要比 64 ~ 128 通道的模拟式超声诊断仪要高出 2 倍。因超声的关键技术是分辨率。数字式超声采用数字波束形成技术，能够实现像素聚焦超声，实现完全没有失真的超声图像。全数字化超声诊断仪是在数字波束形成的基础上，包括数字图像管理和数字图像传送，无失真的图像存储和调用，采用 PACS(影像存储与通信系统) 的 DICOM 界面，运算快、容量大，无失真图像传送。2000 年美国 GE 公司发明的数字编码超声技术是对超声脉冲进行编码和解码，从而将数字化超声进一步前推到超声波束，达到了将有用的微弱信号提升放大，抑制不需要的超声回波信号。多方面改善了超声波图像的质量，更为编码 M 次谐波 (CodedHarmonics) 等一系列临床应用技术奠定了基础。总之，全数字化技术保证了超声诊断设备图像更清晰、更准确，分辨率更高，大大提高了超声诊断的准确率，直接决定着超声诊断设备的整体质量。21 世纪末，90% 以上的 B 超将采用前端数字化，这是必然趋势。在一定程度上可解决带宽、噪声、动态范围、暂态特性之间的矛盾，改善分辨力 30%，动态范围增加 48 dB，随机噪声降低。所以说超声图像处理的潮流是数字化图像替代模拟方式的一次飞跃。

(二)M 维超声成像技术

20 世纪 70 年代中期人们开始探讨发展三维超声成像技术，自 80 年代后期开始，由于计算机技术的飞速发展，使得三维超声成像技术得到了实现，三维超声成像目前有三种成像模式：表面成 像、透明成像及多平面成像 (或称断面成像)。三维超声成像的基本步骤是利用二维超声成像的探头，按一定的空间顺序采集一系列的二维图像存入二维重建工作站中，计算机对按照某一规律采集的二维图像进行空间定位，并对按照某一规律采集的空隙进行像素补差平滑，形成一个三维立体数据库，即图像的后处理，然后勾画感兴趣区，通过计算机进行三维重建，将重建好的三维图像在计算机屏幕上显示出来。门图像具有更高的空间分辨率，所含的信息量大，对组织结构的分辨力更强更直观。三维图像的优劣在很大程度上取决于二维图像质量的好坏，即三维超声目前仍未摆脱二维超声。

目前已有：

(1) 静态三维超声 (Stati 3 D) 以空间分辨率为主，重组各种图像。

(2) 动态三维超声 (Dynamic 3 D) 以时间分辨率为主，可以做出 3 个立体相交平面上的投影图、F 形图、俯视图、表面观、透视观和环视观。三维成像起初是在妇科做胎儿成像的。目前已用于心脏、脑、肾、前列腺、眼科、腹部肿瘤和动脉硬化的诊断。三维超声诊断仪已推出的有 ACUSON 的 Sequoia、MEDISON 的 530 D 型、奥地利 KretZ 公司生产的 Voluson 350 D 型。可以这样说，从一维成像到三维成像是超声诊断设备技术的一次重大突破。

(三) 对比谐波和组织谐波显像

利用人体回声信号的二次谐波成分构成人体器官的图像，称为谐波成像 (Hazmonic Imaging，HI)。原理是在基频范围内消除了引起噪音的低频成分，使器官组织的边缘成像更清晰。对比谐波成像 (Contrast Hoonto Imaging，CHI)，指用超声造影剂的谐波成像。它利用直径小于 10 Pm 的气泡明显增强的散射信号具有丰富的二次谐波，可以有效地抑制不含造影剂的组织(背景噪音)的回声。有效观察室壁运动，结合心肌灌注，应用多帧触发技术，检查心肌灌注质量，对缺血和心肌存活性的检测更为敏感。但二次谐波的帧度接近基波，通过减去或脉冲及相这，获得血管内血流的二次谐波显像，称为脉冲及相谐波成像技术(bolselnversion HPIH)。组织谐波成像(TissueHarmonic Imaging, THI)是利用超宽频探头，接受组织通过非线性产生的高频信号及组织细胞的谐波信号，对多频移信号进行实时平均处理，增强较深部组织的回声信号，改善图像质量，提高信噪比。因而能增强心肌和心内膜显示，增强微病变的显现力，增强肝内血流信号 帮助鉴别肝内血管和了解肝内细小血管病变。'THI技术对肥胖、肋间隙狭窄、胸廓畸形、肺气肿及老年患者的心脏检查中，技术在显影困难患者的心内膜边界先是更加清晰，心室壁运动的评价更为准确。目前超声诊断仪不断进展，具有超宽的动态范围，窄的发射频率，尖锐的接收滤波器和数字化波未形成器的仪器，可接收来源于组织的微弱高频谐波信号，通过 降低像素点大小提高了对比分辨力和轴向分辨力，明显减少了图像的伪像，更好的显示组织微细特征，便由体型或病理原因产生的显像困难大为减少。"伽 HDI ～ 5 000 彩色多普勒超声诊断仪即设有 THI 软件。探头中心频率 3 ot MHZ。其次，美国 GE 的 LOGIQ 4 ho、500、700 PRO 数字彩色多普勒超声诊断仪、百胜的 AUSPartner 彩超等都设有 THI 软件。

(四)彩色多普勒血流成像技术(CDFI)及其发展

CDFI 技术于 1982 年由美国的 Bornner 和日本的 Namekawa、Kasai 最先研制成功。日本 Aloka 公司于 1982 年生产出第一台彩色多普勒血流显像仪。CDFI 显示人体的血流，二、三维超声成像显示人体的解剖结构，两者提供了完整的人体解剖信息。以 CDFI 为基础，由于 CDFI 不需要方向分离、频域解调等处理，可降低检测阈值，便于显示小血管中的低速血流，但不能区分流向和流速。CDFI、CDTI、CDE 都是利多普勒频移信号的信息量加在常规的二维图上进行成像的，它显示血流或组织的运动情况。CDE 虽不能表示彩色血流的方向和速度，但有很高的空间分辨力，对小血管的低速血流很敏感。日本东芝公司将 CDFI 和 CDE 两者所长结合起来，发明了一种 DPA(方向能量图)，既能对低速血流的敏感性，又有彩色多普勒的方向性。CCD(彩色多普勒速度能量图)是近年来开发的新技术对血流显像更简便、更敏感。尤其是可显示心肌内的冠脉穿插支，对冠心病的研究开拓了新领域。美国 GEFIOW 的专利技术得到更好的血管及血流图像的空间分辨率和时间分辨率，能动忘清晰地看到血流的运动和血管壁的不规则运动。是超声技术的 新突破。QTV(定量组织速度成像)技术是近年兴起的新技术，是定量分析心肌存活性的新手段。以原始数据存储和超高帧频为基础，克服了传统多普勒心肌成像 的局限性，因此临床上可广泛地应用于冠心病、高血压、心肌病、心脏电生理等方面的检查。今年 Ge system Five 型高档数字多普勒超声诊断仪推出的 AMM(直线解剖 M 型)技术，发展了传统 M 型超声心动图技术。在 360°范围内任意取样对心脏各室壁均能精确观察其厚度及增厚情况，也有利于射血分数的准确测量。在不同时期存储二维超声心动图基础上得到的 M 型图像，在不同时期存储的二维超声心动图上得到的 M 型图像，可比较同一患者不同时期多个室壁节段运动情况，对了解治疗及判断预后均有重要意义。CMM(曲线解剖 M 型)于二维彩色多普勒速度图像之上，将"M 型曲线"放置于扫查切面内任意一段心肌，其取样线走向可为任意方向、任意形状，并可置于心肌壁中央，然后获得实时的二维彩色多普勒图像中扫查切面内所有心肌节段的舒缩运动时相信息，以及速度、运动幅度、加速度、能量及应力率等局域心肌功能指标。与定量组织速度成像 (QTVI) 技术结合，给心肌缺血、心肌激动顺 序及多节段心肌运动分析带来了新的手段。近年开展的 AQ(超声声学定量技术)、CK(彩色宝壁运动成像技术) 技术可用于心内膜自动描记，方便的观察心脏室 壁运动。心脏超声软件也十分丰富。有些高档次心脏彩超可以报告川多种心脏检测参数，对临床诊断各类心脏疾病极有价值。腹部彩超除作其他腹部脏器检查外都装 有丰富的产科软件，可方便地检出胎龄，从而准确方便地判定胎儿发育状况及报告、羊水指数及多项胎儿发育参数。高档彩超，特别是三维彩超都装备了变频探头、宽频探头及超声 CT 软件，使图像更清晰更逼真，分辨率更强，临床应用更广泛。今天的彩色超声多普勒所显示的灰阶和彩色图像质量对体内流体 (血液) 的敏感程 度均达到理想程度。所以说彩色超声多普勒设备的开发成功是超声医学发展史上的又一个里程碑。

(五) 换能器技术的发展

高频超声波可以分辨更细微的病灶，提高图像的轴向分辨力。高档换能器是保证超声诊断图像分辨率和高清晰度的关键技术。制作振子的压电材料有单晶、多晶、压电聚合物复合 压电材料、压电高分子材料 (聚乙烯共聚物) 等。20 世纪 90 年代日本用聚乙烯共聚物制作的线阵超声换能器性能良好。90 年代后，国外几个主要公司都研制出高水平的 各种换能器，高密度线阵探头已做到 196 元，相对带宽达 80%，超宽带换能器可以保证临床诊断所需要的探测深度并获得最佳的图像质量。工作频率从 20 MHz 可做到 60 MHz，在血管及内镜超声成像中，已采用频率为 20 ～ 40 MHz 的换能器。适用于皮肤病变检查用的 60 ～ 100 MHz 探头已研制成功，超高频和超声后向散射显微镜的频率范围也达到 40 ～ 100 MHz，被用于皮肤、眼前房、冠状动脉内成像。凸阵的曲率半径可小于 10 mm。环阵换能器为 一代扇扫探头，可实现二维全程动态聚焦，改善横 向和切片分辨力，在焦区内波束能量集中，提高了穿透力和回波 SIN 比。德国超声电机编码传动机构的环阵探头的性能较佳。美国斯坦福大学 BME 中心多年来一 直研究面阵探头，并已试用于临床，为三维成像创造一定条件。90 年代初日本 AIOka 公司已开发出三维扫描用凸阵探头。90 年代初，有人大胆提出液晶大面 积声光换能器的制作。 多频 (二颁、三颁)、多平面 (TEE)，宽角 (114 ～ 365)、微细 (2 ～ 3 mm 血管内探头)、扇扩线阵 (两侧 28”，单侧 20”)、凸形相阵、小凸阵 (R 10) 环阵及各种腔内探 头。由介入性超声的开展，各种腔内探头 (直肠、膀胱、阴道、食道、管腔内、血管内及内窥镜探头) 应运而生。微电子工艺使换能器的振子 (阵元) 数高度密集，声束 扫描线密度高，令图像更加细腻。M 维高密探头在 Z 轴方向的聚焦，改善了侧向短轴方向的分辨力。

总之，超声诊断技术发展迅速，已从形态学过渡到生物力学、生物物理学的分析阶段，即从静态到动态，从定性到定量，从模拟到全数字化，从单参数到多参数，从二 维到三维显示，多普勒彩色血液显示代替了创伤性导管检查。使超声图像的质量和分辨率大幅度提高，能清晰显示出实质脏器内数毫米的肿瘤，显示手正中神经和手指韧带的纤维束，显示静脉瓣和眼前房结构等，充分证明了超声的空间分辨率达到理想的新阶段。 提高了临床诊断和应用的范围，使超声影像学技术产生了质的飞跃，进入了超声影像学发展的黄金时代。

二、超声诊断学的内容与特点

超声诊断学是应用超声波进行临床诊断的一门学科，超声波是指超过 2000Hz 的机械振动波，它们在人体内传播过程中会产生大量有价值的回声信号，通过专用的信号处理器和不同的显示方式，可以清楚地显示人体的组织结构和血流，并具有较高的分辨率，可以检查出组织结构和血流的微小病变。

与放射医学的 X 线、核医学的 γ 射线不同，超声波对人体组织的损伤性极小，通常称其为无损伤性检查，在临床上应用一般不受限制。

超声诊断学的种类很多，有早期的振幅型超声 (amplitude-modulation，简称 A 型)，属于一维结构显示，M 型超声 (motion-mode)，主要用于心脏随时间的动态结构显示。二维超声 (two dimensional ultrasound)，早期也称之为 B 型超声，或灰阶超声 (brightness modulation)，用于心脏地称之为扇形扫描，是超声诊断学的重要方法和内容。二维超声能实时、动态显示脏器和组织的形态和解剖结构，同时还是频谱多普勒、彩色多普勒血流显像和组织多普勒等特殊显像的基础。多普勒超声 (Doppler，简称 D 型)，包括频谱多普勒超声、彩色多普勒血流显像、组织多普勒和能量多普勒超声等，主要用于检测血流信号和组织运动信号，也是超声诊断学的重要方法和内容，与二维超声共同组成了日常超声检查工作的主体。

三维超声 (three dimensional ultrasound) 是近年来逐渐应用到临床的新方法，采用的是容积成像技术，以立体的方式显示，能更全面的显示和观察人体脏器、组织结构和血流，其图像与真实的解剖结构极其相似，更有利于认识、理解和交流，尤其是让临床医生和患者更易读懂超声检查报告。随着技术水平的进一步提高，三维超声检查必将成为常规的日常超声工作。

根据解剖结构和临床需求的不同，超声检查的方式亦有不同。常用的方式是经皮肤检查，如常规的心脏、腹部、乳腺等检查。其他的方式包括经阴道的腔内超声检查、经食管超声检查、经直肠超声检查和经血管内超声检查等。此外，还有在手术过程中应用的介入超声和术中超声，在床旁应用的床旁超声。

超声诊断学的应用领域很广，检查已从早期的腹部脏器和心脏扩展到全身各个脏器和组织。根据中华医学会超声学会和中国医师协会超声医师分会的专业划分，目前超声医学专业可大致划分 5 个亚专业领域，包括腹部、心脏、妇产、浅表脏器和介入学组。其中浅表脏器学组的内容较宽泛，包括乳腺、甲状腺、血管、肌骨、神经、眼、淋巴结和男性外生殖器等。

超声诊断学的主要内容包括：

1. 解剖学检查

二维和三维超声检查可清晰地显示脏器的位置、形态和断层解剖结构图像，同时可以显示病变组织的位置、病灶的数量、回声的高低程度、几何形态、有无包膜等声学特点，同时还可以通过变换体位动态观察病变情况，判断其有无活动度及其与邻近组织的关系。

2. 血流动力学检查

应用多普勒技术动态显示心脏和血管内血液的流动状态，可以判断血流的方向和性质，定量测量血流动力学指标，如血流速度，跨瓣压差、加速时间等，在评估心血管内狭窄性病变、反流性病变和分流性病变方面发挥着重要作用。此外，最新的超声造影技术还可用于实时观测组织内的微循环变化，显示微循环的分布、数量及实时流动过程；

3. 功能性检查

结合应用二维和多普勒超声，可以对特定脏器和结构进行功能性测量。主要应用于心脏的收缩和舒张功能的评估，其他的还包括胆囊收缩功能和胃排空功能等。

4. 介入性超声 (interventionalultrasound)，是指以临床诊断和 (或) 治疗为目的有介入性质的超声应用，包括超声监视下或引导下完成的各种穿刺活检、药物治疗和物理治疗，也包括术中超声、经阴道的腔内超声检查、经食管超声检查、经直肠超声检查和经血管内超声检查等。

超声诊断的特点如下：

(1) 无放射性损伤，可视为无创伤性检查方法，临床应用一般不受限制。

(2) 准确性，超声解剖与人体解剖结构一致，且二维切面图像质量高，现代高端仪器可检测出毫米级病灶；多普勒超声可探测小于 10 cm/s 的低速血流和大于 5 m/s 的高速血流。

(3) 实时动态性，更符合人体的生理性。

(4) 便捷性，所占空间小，可移动，可携带，适于床旁危重患者和突发事件。

(5) 经济性，费用较低，受检者易接受。

(6) 及时报告结果，如需要可短时间内重复检查。

(7) 检查时与受检者面对面，可及时了解患者信息，有助于正确诊断。

(8) 高度的操作者和仪器依赖性，超声医生的诊断能力差异较大，仪器质量对诊断有较大的影响。

超声诊断的局限性：

(1) 对含气器官如肺及骨骼等高密度组织显示较差，不如 CT、MRI。病变与脏器界面之间声阻抗差较小时，图像显示缺乏特征，容易漏诊。

(2) 脉冲多普勒超声受到脉冲重复频率的限制，对高速血流的检测易产生混叠现象。连续多普勒超声缺乏距离分辨力，难以定位。

(3) 超声成像中伪像较多，显示范围较小，整体观不如 CT、MRI。

三、超声诊断学习指导

(一) 超声诊断学的学习方法

1. 要掌握有关的基础学科知识超声成像的原理涉及声学、电子学的基础，学习时要经常复习与之有密切联系的相关基础知识，加深对图像特征的认识，减少伪像的干扰、提高图像采集、重建、传输及存储资料的客观性、真实性。

2. 要学习解剖学、病理学的知识解剖学、病理学的知识是超声诊断的基础。不同组织在不同切面所表现的正常超声图像的规律变化及病理情况下组织结构特征性改变的识别均有赖于对医学基础知识的全面掌握。

3. 要学习必要的临床医学知识"同病异图、异病同图"的现象在临床并不少见，为此必须结合临床相关知识的学习，以加深对图像特征的理解和分析能力，减少图像采集的失误率。

(二) 要学会正确的临床思维方法

超声诊断的成像原理决定了其临床应用可能出现的局限性，以及由于操作者的经验、态度所致的漏诊、误诊，因此对超声诊断的认识应持客观态度。为全面评价超声诊断的准确性应坚持临床和术后追踪随访，对超声探测结果进行验证，不断提高技术水平。

(三) 要重视实践操作技能的训练

超声诊断的有效性和正确性在很大程度上取决于操作人员的技术水平，正确的超声诊断有赖于客观、真实的图像资料分析。因此要求操作人员能通过规范而熟练的切面操作获取标准的图像，而掌握一个标准切面的操作需要无数次的实践才有可能完成，因此实践操作技能的训练对于超声技术人员来说至关重要，必须予以高度重视。

（李建　戈艳蕾）

参考文献

[1] 戈艳蕾，李建，王红阳，等 . 乌司他丁联合大剂量氨溴索治疗重症肺炎疗效观察 [J]. 临床肺科杂志 .2013，18(1):63-64.

[2] 李建，戈艳蕾，贾金红，等 . γ - 干扰素联合肝素治疗 IPF 的疗效观察 [J]. 河北医药，2013，35(9):1378-1378.

[3] 李建，曹海涛，王红阳，等 . 超声诊断感染性心内膜炎并发肺栓塞 1 例并文献学习 [J]. 临床肺科杂志 .2014，19(1):190-191.

[4] 戈艳蕾，李建，王红阳，等 . 丹红联合乙酰半胱氨酸治疗特发性间质性肺炎疗效观察 [J]. 临床肺科杂志 .2012，17(12):2172-2173.

[5] 戈艳蕾，李建，王红阳，等 . 钙尔奇 D 治疗 COPD 急性加重并低血钙患者临床疗效 [J]. 临床肺科杂志 .2014，19(1):160-161.

[6] 李建，戈艳蕾，王红阳 . 唐山地区老年患者超声心动图拟诊肺动脉高压现患率调查 [J]. 临床肺科杂志 .2013，18(8):1523-1523.

[7] 曹海涛，李建，王红阳，等 . 围手术期并发肺栓塞患者临床特征分析 [J]. 临床肺科杂志 .2014，19(2):348-349.

[8] 戈艳蕾，李建，王红阳，等 . 维生素 D 治疗肺心病合并低钙血症患者临床疗效探讨 [J]. 中国现代医学杂志 .2014，24(33):58-60.

[9] 李繁丽，戈艳蕾，李建 . 乌司他丁治疗重症间质性肺炎疗效观察 [J]. 临床肺科杂志 .2013，18(8):1501-1502.

[10] 戈艳蕾，李建，王红阳，等 . 维生素 D 治疗慢性阻塞性肺疾病急性加重期合并低钙血症患者疗效观察 . 中国老年学杂志 .2014，34(08):2250-2251.

[11] 戈艳蕾，刘香玉，李建，等 . 丹红注射液及肝素雾化吸入治疗间质性肺炎疗效 [J]. 时珍国医国药，2013，24(7):1668-1669.

[12] 戈艳蕾，刘聪辉，曹书华，等 . 老年中重度慢性阻塞性肺病伴阻塞性睡眠呼吸暂停低参通气综合征患者认知障碍与相关因子水平 [J]. 中国老年学杂志 .2014(19):5558-5559.

[13] 戈艳蕾，刘聪辉，崔紫阳，等 . 慢性阻塞性肺疾病合并阻塞性睡眠呼吸暂停综合征患者血清 Caspase-3 和 Caspase-9 水平与认知功能障碍的相关性研究 [J]. 中国现代医学杂志 .2016，26(11):77-80.

第二节 超声诊断的基础和原理

一、诊断超声的物理特性

(一) 定义

1. 超声

为物体的机械振动波，属于声波的一种，其振动频率超过人耳听觉上限阈值 [2000 赫 (Hz) 或 20 千赫 (kHz)] 者。医学超声 (medical ultrasound) 是利用超声波的物理特性，通过研究声波在人体组织器官传播中的声学特性，为临床进行诊断或治疗的一门学科。

2. 超声诊断

应用较高频率 [1 ~ 40 MHz，常用为 2.2 ~ 10 MHz 间] 超声作为信息载体，从人体内部获得某几种声学参数的信息后，形成图形 (声像图，血流流道图)、曲线 (A 型振幅曲线，M 型心动曲线，流速曲线) 或其他数据，用以对疾病的信息进行分析。近年来，在声像图等引导下，可作各种穿刺、活检、造影或治疗 (介入性超声)，亦属于广义的医学超声范畴。

(二) 声源、声束、声场与分辨力

声源：能发生超声的物体称为声源 (sound source)。超声声源亦称为超声换能器 (transducer)，通常采用压电陶瓷 (钛酸钡、锆钛酸铅、钛酸铅等)、压电有机材料 (PVDF，PVDF) 或混合压电材料 (压电陶瓷与压电有机材料的混合物) 组成。加以电脉冲后即转发声脉冲。用超声换能器制成可供手持检查用的器件则称超声探头。探头品种甚多，可分为单晶片机扫描型、多晶片电子扫描型、多晶片相控扇扫描型、相控环阵机扫描型等。此外，尚有单平面、双平面、腔内式等多种专用探头。

超声波的传播符合波的传播规律。在介质中传播通常有如下三种波形：①纵波：当媒质中粒子振动的方向与波传播的方向平行。固体介质当其体积发生交替变化时均能产生纵波。②横波：粒子振动的方向与波传播的方向垂直。由于介质除了能承受体积变形外，同时承受切变变形，因此，当其有剪切应力交替作用于介质时均能产生横波。横波只能在固体介质中传播。③表面波：在两种介质的界面传播中传播，具有纵波和横波的双重性质的波。可看成是由平行于表面的纵波和垂直于表面的横波合成。

声束 (sound beam)：是指从声源发出的声波，一般它在一个较小的立体角内传播。声束的中心轴线称为声轴 (beam axis)，它代表超声在声源发生后其传播的主方向。如沿声轴做切面，则获得声束平面图。声束两侧边缘间的距离为束宽。

近场与远场：声束各处宽度不等。在邻近探头的一段距离内，声束宽度几乎相等，称为近场区 Fresnelzone(near field)，近场区为一复瓣区，此区内声强高低起伏；远方为远场区 Fraunhoffer zone(far field)，声束开始扩散，远场区内声强分布均匀。近场区的长度 (L) 与声源的面积 (r^2) 成正比，而与超声的波长成反比 (图 2-1)。

即：$1\ mm = r^2(mm^2)\lambda(mm)$，或 $1\ mm = r^2(mm^2)/f(MHz)/C(mm/s)$

其中 $C \approx 1.5 \times 10^6\ mm/s$

远场区声束扩散程度的大小亦与声源的半径及超声波长有关，用 θ 代表半扩散角时，则：Sinθ=1.22 λ/D，或：Sinθ：0.61 λ/r. 因此，θ 愈小，声束扩散愈小。

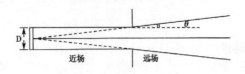

图 2-1 近场与远场

D：声源直径；θ：半扩散角

近场区及远场区都有严格的物理定义，它随探头工作频率及探头发射时的有效面积而变化。实用超声仪上 near 及 far 名为近段 (程) 及远段 (程) 调节，而非近场区及远场区。

声束的聚焦 (convergence) 平面型声源无论在近场区或在远场区中声束束宽均嫌过大，使图像质量下降。故需加用声束聚焦技术。单片型探头一般在其表面加置声透镜聚焦；多阵元型探头需用两种聚焦方法——加置半圆柱形声透镜使声束在探头的短轴方向聚焦；使用多阵元的相控发射及相控接收使声束在探头的长轴方向聚焦。

分辨力 (resolution power)：分辨力为超声诊断中极为重要的技术指标。可分为两大类：基本分辨力及图像分辨力。

1. 基本分辨力

指根据单一声束线上所测出的分辨两个细小目标的能力。正确分辨力的测定系两个被测小靶标移动至回声波形与波形间在振幅高度的 50% 处 (-6 dB) 能分离时，此时两小点间距为确切的分辨力。模拟试块上测试分辨力受总增益及 DGC(深度增益补偿) 调节而明显改变，只供一般参考。基本分辨力又分 3 类。

(1) 轴向分辨力：指沿声束轴线方向的分辨力。轴线上分辨力的优劣影响靶标在浅深方向的精细度。分辨力佳则在轴向的图像点细小、清晰。通常用 3 ~ 3.SMHz 探头时，轴向分辨力在 1 mm 左右。

(2) 侧向分辨力：指在与声束轴线垂直的平面上，在探头长轴方向的分辨力。声束越细，侧向分辨力越好，其分辨力好坏由晶片形状、发射频率、聚焦效果及距离换能器远近等因素决定。在声束聚焦区，3 ~ 3.5MHz 的侧向分辨力应在 1.5 ~ 2 mm。

(3) 横向分辨力：指在与声束轴线垂直的平面上，在探头短轴方向的分辨力 (国内误称为厚度分辨力)。超声探头具有一定厚度，超声切面图像是一个较厚的断面信息的叠加图像，这就有横向分辨力的问题。横向分辨力是探头在横向方向上声束的宽度，它与探头的曲面聚焦及距换能器的距离有关。横向分辨力越好，图像上反映组织的切面情况越真实。

横向分辨力对超声图像的影响不可低估，图 2-2 是横向分辨力对图像影响的示意图。A 图表示 4 个点不在一个平面内，但均在声束宽度内，而显示在同一图像平面上；B 图表示与探头距离相等的 2 个线状物，它们也在声束宽度内，图像上却以一条线显示出来。

2. 图像分辨力

是指构成整幅图像的目标分辨力。这种分辨力由 1985 年首先提出，它包括：①细微分辨力；

用以显示散射点的大小。细微分辨力与接收放大器通道数成正比。而与靶标的距离成反比。故先进超声诊断仪采用 256 独立通道的发射——接收放大器，获得 -20 dB 的细小点的细微声像图。②对比分辨力：用以显示回声信号间的微小差别。一般为 -40 ～ 60 dB 间，而 -50 dB 更为适中。在采用数字扫描变换技术 (DSC) 后，可获得优越的对比分辨力。

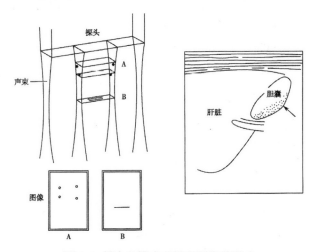

图 2-2　横向分辨力对超声图像的影响

左图：示意图；右图：胆囊切面厚度伪像 (箭头所示)

3. 彩色多普勒分辨力

彩色多普勒系统是将血管 (心脏) 腔内的血流状态用彩色标示并完全重叠在实时灰阶声像图上。彩色多普勒分辨力分为两类。

(1) 空间分辨力：指彩色血流信号的边缘光滑程度以及这种彩色信号能在正确解剖学的管腔内显示的能力，还包括能同时正确地在空间清晰显示几条血管中血流方向、流速及血流状态的能力。

(2) 时间分辨力：指彩色多普勒系统能迅速地反映实时成像中不同彩色及彩色谱的能力。时间分辨力即反映心动周期中血流的不同位相的能力。

(三) 人体组织的声学参数

1. 密度 (p)

各种组织、脏器的密度为重要声学参数中声特性阻抗的基本组成之一。密度的测定应在活体组织保持正常血供时；任何降低动脉血供或致使静脉凝血，以及组织固定后的测值均缺乏真实意义。密度的单位为 g/cm^3。

2. 声速 (c)

声波在介质 (或媒质) 内的传播速度。单位为 m/s 或 mm/μs，不同组织内的声速不同。一般说固体物含量高者声速最高；含纤维组织 (主要成分为胶原纤维) 高者声速较高；含水分较高的软组织声速较低；体液的声速更低；而含气脏器中的气体，其声速最低 (表 2-1)。

表 2-1 人体正常组织的密度、声速和声特性阻抗

介质名称	p(g/cm³)	c(m/s)	Z(×10⁶ Pa·s/m)	测试频率 (MHz)
空气 (22℃)	0.001 18	334.8	0.000 407	
水 (20℃)	-	1 483	1.49³⁶	
羊水	1.013	1 474	1.49³⁶	
血浆	1.027	1 571	·	1
血液	1.055	1 571	1.656	1
大脑	1.038	1 540	1.599	1
小脑	1.030	1 470	1.514	
脂肪	0.955	1 476	1.410	1
软组织 (平均值)	1.016	1 500	1.524	1
肌肉 (平均值)	1.074	1 570	1.784	1
肝	1.050	1 570	1.648	1
脾	-	1 520 ~ 1 591	-	
肾	-	1 560	-	1
心	-	1 572	-	1
脑脊液	1.000	1 522	1.522	
颅骨	1.658	3 860	5.571	1
甲状腺	-	-	1.620 ~ 1.660	
胎体	1.023	1 505	1.540	
胎盘	-	1 541	-	
角膜	-	1 550	-	
前房水	0.994 ~ 1.012	1 495	1.486 ~ 1.513	
晶状体	1.136	1 650	1.874	
玻璃体	0.992 ~ 1.000	1 495	1.483 ~ 1.510	
巩膜	-	1 630		
皮肤	-	1 498		
软骨	-	1 665		
肌腱	-	1 750		
子宫 (活体，37℃ 未孕妇女)		1 633±2		5
子宫 (妊娠，活体 37℃)		1 625±1.63		5
乳腺 (活体，30℃)		1 510±5		2

（续表）

介质名称	p(g/cm³)	c(m/s)	Z(×10⁶ Pa·s/m)	测试频率 (MHz)
乳腺（甲醛浸泡，23℃）		1 450±1 570		7
胆石		1 400±2 200		2.25

3. 声特性阻抗 (acoustic specific impedance)(Z)

为密度与声速的乘积。单位为 $g/(cm^2 \cdot s)$。声特性阻抗为超声诊断中最基本的物理量，但它不可简称为声阻抗。声像图中各种回声显像均主要由声特性阻抗差别形成。

4. 界面 (boundary)

两种声特性阻抗不同物体接触在一起时，形成一个界面，接触面的大小称为界面尺寸。尺寸小于超声波长时为小界面；反之称为大界面。不同频率在人体软组织中的波长参见表 2-2。

表 2-2 不同频率超声在人体软组织中波长

频率 (MHz)	波长 (mm)	频率 (MHz)	波长 (mm)
1	1.5	6	0.25
2	0.75	7	0.21
2.25	0.67	7.5	0.2
2.5	0.6	10	0.15
3	0.5	15	0.1
3.5	0.43	18	0.083
5	0.3	20	0.075

均质体与无界面区：在一个脏器、组织中如由分布十分均匀的小界面组成称为均质体；无界面区仅在清晰的液区中出现。液区内各小点的声特性阻抗完全一致。人体内无界面区在生理情况下可见于胆囊内胆汁、膀胱中尿液、成熟卵泡以及眼球玻璃体；在病变情况中可见于胸水、腹水、心包积液、盆腔积液、囊肿、肾盂输尿管积水等。

（四）人体组织对入射超声的作用

人体组织对入射超声可产生多种物理现象，表现为声像图的各种特征。

1. 散射 (scattering)

小界面对入射超声产生散射现象。散射使入射超声能量中的一部分向各个空间方向分散辐射，故散射无方向性，其返回至声源的回声能量甚低。但散射回声来自脏器内部的细小结构，其临床意义十分重要。

2. 反射 (reflection)

大界面对入射超声产生反射现象。反射使入射超声能量中的较大部分向一个方向折返，大界面反射遵守 Snell 定律，即：①入射和反射回声在同一平面上；②入射声束与反射声束在法线的两侧；③入射角与反射角相等。

平滑大界面如入射角过大，可使反射声束偏离声源，则回声失落而在声像图上不显示此界面。

反射的能量的大小取决于界面两侧介质的声特性阻抗差。组织间 (介质) 的声特性阻抗相差越大，反射率越大；当声特性阻抗差大到一定程度时，可造成超声的能量几乎全部反射，不再到达深部组织。例如空气软组织界面和骨骼软组织界面。如声特性阻抗相差较小时，两种介质构成的界面反射率小，仅一小部分被反射，大部分透射到深层组织，当发射的能量低到一定程度上可造成图像上不能显示。均匀的介质中不存在声特性阻抗差，故无超声反射，换能器接收不到该处的回声，例如胆汁和尿液中就没有回声，声像图上出现无回声的区域。介质间的声特性阻抗相差 0.1% 即可出现超声反射，超声检查是一种比较灵敏的方法。

3. 折射 (refraction)

由于人体各种组织、脏器中的声速不同，声束在经过这些组织间的大界面时，产生声束前进方向的改变，称为折射。折射角与入射角的正弦比值与界面两侧的声速比值相等。由于折射效应，示波屏上的声像图在实际上是一幅多向扭曲的图形。折射可使测量及超声导向两个方面产生误差。

4. 全反射 (total reflection)

如第二介质中声速大于第一介质，则折射角大于入射角。入射角增大至某一角度时，可使折射角等于 90°，即折射声束与界面平行，此时的入射角称为临界角。入射角大于临界角时，折射声束完全返回至第一介质称为"全反射"。全反射不遵守 Snell 定律中的第三个条件。全反射发生时不能使声束进入第二介质，该区因"失照射"而出现的图形病灶两侧边缘后方的"折射声影"。

5. 绕射 (diffraction) 又名衍射。在声束边缘与大界面之间的距离，等于 1～2 个波长时，声束传播方向改变，趋向这一界面，称为绕射现象。声束绕过物体后仍以经偏斜后的方向传播。

6. 衰减 (attenuation) 声束在介质中传播时，因小界面散射、大界面的反射、声束的扩散以及软组织对超声能量的吸收等，造成了超声的衰减。声衰减系数 (α) 的单位为 dB/cm。在人体组织中，超声的弛豫吸收引起声衰减系数 α 与频率近似成正比，即 $\alpha=\rho\beta$ (式中 β 也为声衰减系数，单位 dB/cm·MHz，f 为超声频率)。人体软组织的衰减计算比较复杂，一般说声衰减与选用的频率 1 次幂成正比，与距离的 1 次幂成正比。由于衰减现象的普遍存在，故需在仪器设计中使用"深度增益补偿 (DGC) 调节"，使声像图深浅均匀 (图 2-3)。

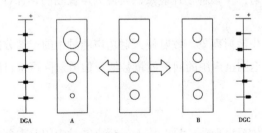

图 2-3 图像的 DGC 调节示意图

7. 会聚 (convergence) 声束在经过圆形低声速区后，可致声束的会聚。液性的囊肿或脓肿后方可见声束会聚后逐步收缩变细，呈蝌蚪尾状。在声束通过梭状的腹壁脂肪块后，亦可有一些声束会聚产生 (图 2-4)。

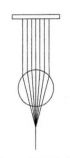

图 2-4　超声的会聚

8. 发散 (divergence) 声束在经过圆形高声速区后，可致声束的发散。实质性含纤维成分较多的圆形肿块后方可见声束发散，呈"八"字形。有些肿瘤内含纤维较多，其后方常呈发散现象 (图 2-5)。

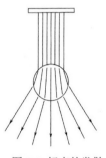

图 2-5　超声的发散

9. 多普勒效应 (Doppler effect) 入射超声遇到活动的小界面或大界面后，散射或反射回声的频率发生改变，称为多普勒频移。界面活动朝向探头时，回声频率升高，呈正频移；反之，回声频率降低，呈负频移。频移的大小与活动速度呈正比。因此，利用多普勒效应可测算出有无血流或组织的活动、活动方向及活动速度，以此原理发展成彩色多普勒超声血流成像系统 (图 2-6)。

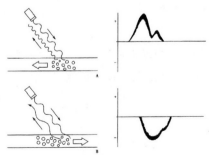

图 2-6　超声多普勒效应

A. 多普勒正频移；B. 多普勒负频移

（五）入射超声对人体组织的作用

超声携带能量大小差别较大。脉冲式超声通常可分为 4 种超声声强 (acoustic intensity)：①空间平均时间平均声强；②空间平均时间峰值声强；③空间峰值时间平均声强；④空间峰值时间峰值声强。其中，空间峰值时间平均声强 (SPTAI，或 ISPTA) 在生物效应中最重要。1970 年代中期曾建议 SPTAI 不得大于 100 mW/cm^2。但近来发现即使 SPTAI ≤ 100 mW/cm^2，仍可使细胞分裂时姊妹染色体互换率增加，活体血小板计数增加并出现伪足，红血细胞膜抗原松解及氧结合力下降。在妇产科常规诊断时，可导致妇女提早排卵，胎儿出生体重低及儿童诵读困难等。在人体组织中对超声敏感者有中枢神经系统、视网膜、视神经、生殖腺、早期妊娠胚胎、胎儿颅脑、胎儿心脏等。对这些脏器的超声检查，每一受检切面上其固定持续观察时间不应超过 1 分钟，建议往复扫查，从而降低进入该组织的平均声能量。如果对同一区域组织仍需观察，可在相隔 2 ～ 3 分钟后再至先前的感兴趣切面固定观察，但持续观察时间仍不应超过 1 分钟。

须注意的是：即使在同一超声诊断设备、同一探头和同一工作频率时，随着显示方式的不同而可产生完全不同的 SPTAI。例如：二维声像图显示时探头发射的超声声强 SPTAI 为 100 mW/cm^2，而彩色声像图显示时 SPTAI 可达 600 ～ 800 mW/cm^2，频谱多普勒显示时 SPTAI 升高达 1000 mW/cm^2。因此，对不同的检测脏器行不同显示方式时，必须调整声强到安全值以下。国际上对超声声强的使用极限值报告 [EDA 510(k)] 如下 (表 2-3)。

表 2-3 EDA 510(k) 超声诊断声强使用数据

名称	声强使用极限值 (SPTAI，mW/cm^2)	名称	声强使用极限值 (SPTAI，mW/cm^2)
心脏	430	眼球	17
周围血管	720	胎儿及其他	94

＊其他：包括腹部、术中、儿科、浅表器官、新生儿头颅、成人颅脑。

1994 年开始，国际新规定在超声诊断仪上用热指数 (TI) 及机械指数 (MI)。TI 为探头输出的声功率与从计算所得使受检组织升温 1℃所需声功率之间的比值，又可分为：① Tlb 指声束经软组织至骨骼表面条件下的 TI 值；② TIc 指声束经过探头近区的骨骼再进入体内软组织条件下的 TI 值；③ TIs 指声束在单纯软组织中的 TI 值。MI 为超声空化效应的重要参数。为声轴线上弛张期峰值负压除以声脉冲频宽的中心频率平方根值。即 $MI = P_R/(fC)^{1/2}$。

（六）人体血流动力学基础

血流动力学是将流体力学的观念和方法应用在人体血液流动的研究中，从而探讨人体血液流动的变化规律，并为不同病理状态对血液流动的影响提供依据。利用差频超声方法可以显示和研究血液的各种变化规律。

1. 血流量 (blood flow)

是指在单位时间内流经血管某一截面的血容量 (体积)，又称容积速度。单位为 ml/min 或 L/min。超声检查中可以通过计算血管横断面积和通过该平面的平均血流速度估计血流量，公式为 Q= Vmean×A(Q：血流量，Vmean：平均流速，A：血管截面积)。

泊肃叶定律 (Poiseuille's law) 是适用于层流状态的血液流动规律，可以计算出血流量，$Q=(\pi r_0^4 (P_1-P_2))/8\eta L$ 其中，Q 代表血液流量，$\triangle P$ 是管道两端的压力差，r_0 为血管半径，L 是血管长度，η 为血液的黏滞度，与液体黏滞度 η 有关。由该式可知单位时间内的血流量与血管两端的压力差 (P_1-P_2) 以及血管半径的 4 次方成正比，而与血管的长度成反比。也就是在其他因素不变的情况之下，如果血管甲的半径为血管乙的两倍，那么，前者的血流量是后者的 16 倍。所以血管直径是决定血流量多少的重要因素。

2. 血流速度 (blood velocity)

血流速度指血液中某一质点在管内移动的速度。当血液在血管内流动时，血流速度与血流量成正比，而与血管的横截面积成反比。

3. 血流方式

血流方式是指血液在管道中流动的形式，可以分为层流 (laminar flow) 和湍流 (turbulenceflow)。层流是一种规则运动，在层流的情况下，液体每个质点的流动方向一致，均与管道长轴平行，但各质点的流速可不同，在管道中央轴心处流速最快，越近管壁的轴层流速越慢，各轴层速度矢量为抛物线图。

正常情况下人体血液循环属于层流形式。然而当血流速度加速到一定程度时层流即可被破坏，血液中各个质点的流动方向不一致并出现漩涡，称为湍流。在湍流的情况下，不适用泊肃叶定律，可用雷诺数 (Reynolds，简写为 Re) 来判断。通常当 Re 数超过 2000 时，即可形成发生湍流。当血流速度快、血管口径大、血液黏滞度低的情况时，容易发生湍流。正常情况下，心室内存在着湍流，一般认为这有利于血液的充分混合。病理情况下，如房室瓣狭窄、主动脉瓣狭窄以及动脉导管未闭等，均可因湍流形成而产生杂音。

4. 血流阻力 (blood resistance)

指血液在血管内流动时所遇到的阻力。造成的原因为血液流动时的摩擦，从而导致势能或动能转化为热能。因此，血液流动时的能量逐渐消耗，使的血液流动的压力差逐渐降低。湍流时血液的流动方向不一致，阻力更大。血液黏滞度的变化也可以影响血流阻力。在其他因素恒定情况下，黏滞度越高，血管阻力越大。正常血液的黏滞度为水的 4～5 倍。

二、超声诊断的显示方式及其意义

超声诊断的显示方式甚多。最常用者有 2 类 5 型。还有一些其他类型目前使用尚不普遍。

(一) 脉冲回声式

脉冲回声式 (pulsed echo mode) 的基本工作原理：①发射短脉冲超声，脉冲重复频率 (PRF)500～1000 Hz 或者更高。②接收放大，因体内回声的振幅差别在 100～120 dB(105～106) 之间，除高速数字化技术外，一般必须使用对数式放大器。③数字扫描转换技术，使各种扫查形式的超声图转换成通用的电视制扫描模式。④显示图形，根据工作及显示方式的不同，可分 3 型。

1.A 型为振幅调制型 (amplitude modulation)。单条声束在传播途径中遇到各个界面所产生的一系列的散射和反射回声，在示波屏时间轴上以振幅高低表达。即示波屏的 x 轴自左至右代表回声时间的先后次序，它一般代表人体软组织的浅深 (可在电子标尺上直读)；而 y 轴自基线上代表回声振幅的高低。

A 型仪为单声束取样分析法，它不能形成直观图型，另外，示波屏上所显波形振幅因受非线性放大及显示压缩等影响，它不与真正的回声振幅成正比关系 (相差甚大)，已逐步被淘汰。目前在眼科临床中仍有应用，但仅取其距离深度测量作分析依据。

2.B 型属辉度调制型 (brightness modulation)。本型的基本原理为将单条声束传播途径中遇到的各个界面所产生的一系列散射和反射回声，在示波屏时间轴上以光点的辉度 (灰度) 表达。B 型示波屏时间轴在 y 轴 (与通用的 A 型仪不同) 上。B 型超声诊断仪的完整含义为超声成像 (或图像) 诊断仪，它包括下列 3 个重要概念：①回声界面以光点表达；②各界面回声振幅 (或强度)以辉度 (灰度) 表达；③声束顺序扫切脏器时，每一单条声束线上的光点群按次分布成切面声像图。

本型又分灰阶 (grey scale)、彩阶 (color scale) 显示，与静态 (static) 和实时 (realtime) 显示等。目前临床最常应用的为实时 (帧频大于 24 f/s；8 ～ 23 f/s 应称准实时) 及灰阶 (灰阶数 > 64)或彩阶仪器。另外，根据探头与扫查方式，又可分线扫 (linear scan)、扇扫 (sector scan)、凸弧扫 (convex linear scan) 及圆周扫 (radialscan) 等。以凸弧扫的适应范围最广。

3.M 型为活动显示型 (time-motion mode)，原理为：①单声束取样获得界面回声；②回声辉度调制；③示波屏 y 轴为距离轴，代表界面深浅；④示波屏 x 轴为另一外加的代表慢扫描时间基线，代表在一段较长时间内 (数秒至数十秒) 的超声与其他有关生理参数的显示线 (图 2-7)。

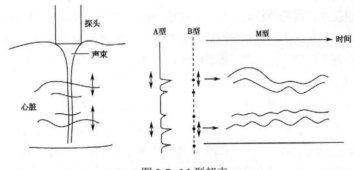

图 2-7 M 型超声

M 型获得"距离—时间"曲线。主要用于诊断心脏病及胎动、胎儿心率及心律测定。自从扇扫出现并发展完善后，M 型已屈居其次。常在扇扫的实时心脏成像中，调节 M 型取样线，作选定心脏或瓣膜结构在时相上的细致分析。M 型可丰富、完善扇扫的图像诊断。

(二) 差频回声式

差频回声式 (frequency shifted mode) 的基本工作原理为：①发射固定频率的脉冲式或连续式超声波；②提取频率已经变化的回声 (差频回声)；③将差频回声频率与发射频率相比，获得两者正负差量值；④显示。

根据工作及显示方式的不同，可分 2 型：

1.D 型 (Doppler mode) 速度曲线 D 型为差频 (或：频移) 示波型。单条声束在传播途径中遇到各个活动界面所产生的差频回声，在 x 轴的慢扫描基线上沿 y 轴代表其差频的大小。通常慢扫描时基线上方显示正值的差频，下方显示负值的差频，振幅高低代表差频的大小。如输入

"声轴一流向"夹角数值，则经 cose 计算可直接显示血流流速。曲线谱宽代表取样线段经过管腔所获得的多种流速范围，各点的辉度代表不同流速间统计分布。另一种则为模拟曲线显示型，只能表示差频回声中功率最大的成分。D 型又可分为两种亚型：

①连续波式 (continuous wave)：对声束线上所有的血管内血流均可获得回声，它可测的最大流速不受限制，但无距离分辨力，不能区分浅、深血管中流速。在此式中，又分 3 种不同性能的装置：a. 非方向性：只估计流速高低不显示方向；b. 方向性：可分别显示血流正、负向；c. 双向性：可在同一瞬时显示正、负两种不同方向上的血流。

②脉冲选通门式 (range gated)：脉冲发射与 A 型仪类似。接收器中设选通门，其门宽及浅深均属可调 (门宽从 0.5 ~ 20 mm 间可调；门深从 0 mm 的皮肤面至 20 cm 处可调)；这一亚型一般均为双向型显示。其不同点为扫描式显示抑或卷轴式显示。此外，有专用的差频频谱分析软件及频谱图显示等 (图 2-8)。

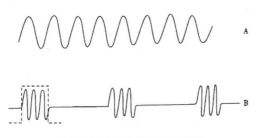

图 2-8 连续波和脉冲波多普勒

A. 连续波；B. 脉冲选通门式

2.D 型彩色描绘 (Doppler color flow mapping)(CFM，CDFI) 近来获得快速发展。通常用自相关技术以迅速获得一个较大腔室或管道中的全部差频回声信息，然后予以彩色编码显示。一般要求为：

(1) 彩色分离：通常用红黄色谱代表一种血流方向，蓝绿色谱代表另一种方向。并用红色表示低流速，愈往黄色，流速愈高，最高流速为白色 (代表屏幕显示色)；以蓝色表示另一方向的低流速，愈往绿色，流速愈高，最高流速为白色 (代表屏幕显示色)。

(2) 彩色实时显示：用以追踪小血管行径。

(三) 时距测速式

时距测速式为另一原理的超声彩色血流流速成像。它不用多普勒原理，而直接用短脉冲超声测定一群红细胞在单位时间内所流动的距离，从而算出流速并用彩色编码显示。本法能获得连续的瞬时 (每 10 毫秒) 流速剖面及血管内径，故可用超声计算符合正确理论要求的血管内血流量。

(四) 非线性血流成像

应用血液中注射超声造影剂 (大量微气泡群) 对入射超声产生能量较大的二次谐频，二次谐频的频率为发射超声中心频率的 2 倍。提取二次谐频的信息成像可实时显示血管中造影剂的流动，液流图像特别清晰。亦即可用以观察脏器内血管分布，研究有关疾病中正常或异常血供。谐频本身由于超声的非线性效应产生，故名为超声非线性血流成像。

（五）弹性成像

1991 年 Ophir 等首先提出了弹性成像 (elastography) 原理，近年来得到了迅速的发展。目前主要应用和研究领域包括乳腺、甲状腺、前列腺、血管壁等部位的病变；同时新的组织弹性成像技术肝纤维化的判断诊断等方面也得到应用。

弹性成像的基本原理是当对组织施加力 (包括内部自身或外部、动态或静态 / 准静态) 的激励，由于组织自身的弹性力学等物理特性的存在，组织将产生响应，包括位移、应变、形变等，组织在沿着探头的纵向压缩，收集被测体在力作用前后的形态、位置等变化信息，估计组织内部不同位置的位移，从而计算出变形程度并以灰阶或彩色编码形式成像。通常情况小，弹性成像以彩色编码叠加在实时两维超声图像之上。

超声成像中，从外界输入人体的"振动源"其频率属兆赫 (MHz) 级；但在弹性成像中，从外界输入人体的"振动源"其频率甚低，仅为数赫～至数千赫 (最高亦不超过 20 kHz)。因其振动源不是超声，故不能称"超声弹性成像"而只能命名为"声弹性成像"。"声弹性成像"方是一个科学性术语，请注意英语正确命名为"acoustic elastography"。

临床应用中，当组织被压缩时，组织内所有的质点均产生一个纵向 (压缩方向) 的应变，如组织内部弹性系数分布不均匀，组织内的应变分布也会有所差异。弹性系数较大的区域，引起的应变比较小；反之，弹性系数较小的区域，相应的应变比较大。技术上通过互相关技术对压缩前、后的射频信号进行延时估计，可以估计组织内部不同位置的位移，从而计算出组织内部的应变分布情况。声弹性成像的技术分类较多，根据给力方式不同声弹性成像技术分为 3 种：①压迫性弹性成像 (compression elastographyof strain imaging)；②间歇性弹性成像 (transient elastography)；③振动性弹性成像 (vibration sonoelastogra-phy)。

（六）超声造影技术

软组织的散射回声强度是血细胞的 1000 ～ 10 000 倍，故血细胞 (主要为红细胞) 在二维图呈现"无回声"。超声造影是通过造影剂增强血液的散射信号强度，从而使得二维超声可以显示血流的存在，达到对某些疾病进行鉴别诊断目的。超声造影微泡有良好的散射性，并能产生丰富的谐频信号以及受声压作用下可被击破重要特性。高质量的新型超声造影剂应具有如下特点：①安全性高、副作用低；②微泡直径和大小均匀，直径小于 8 微米，可自由通过毛细血管，有类似红细胞的血流动力学特征；③可产生丰富的谐频；④具有一定的稳定性，在人体血液中可以维持一定时间不被破坏。

除新型超声造影剂外，超声造影技术还包括造影谐频成像外、间歇式超声成像、能量对比谐频成像、反向脉冲谐频成像、受激声波发射成像、低机械指数成像、造影剂爆破成像＿≯方法。具备超声造影功能的超声设备必须有足够的带宽、高动态范围，能提供充分的参数，如：造影时间、MI 和声强及实时动态硬盘存储功能等。低机械指数成像为目前常用的超声造影技术，当机械指数 (MI) 低于 0.08 时称为低机械指数，此时可最大程度上保护造影剂微泡不被超声能量击破。

（七）其他

超声诊断中还有其他各种显示方式。如：

1.C 型显示 (C-mode) 为等深 (constant depth) 显示技术。

2.F 型显示 (f-mode) 为变深度可挠曲切面式 (flexible) 显示技术。

3. 三维显示 (three-dimensionaldisplay) 为程序连续的 B 型切面组成空间信息的立体组图。又可分为：

(1) 静态三维：用于静态脏器。采集信息时间在 15 秒至 120 秒间。

(2) 动态三维：一般用于心血管成像，同时记录心电图及切面空间连续变换的二维超声图。三维重建时按前、后心电图上同一时相点上的不同空间回声信息组图。收集各切面信息时缓慢；但三维重建后回放图像时与心电同步，从回放图上观察可见"收缩、舒张时的心脏活动状态"。

(3) 实时三维：应用二维阵探头在短期间内获得与在时间上几乎一致、在空间上完全相符的三维活动图形。

4.T 型显示 (t-mode) 属穿透式超声，如 X 线摄片的原理。

5. 超声 CT(ultrasound computed tomography) 将 X 线 CT 原理用于超声从而获得声速重建或衰减重建图。

6. 超声全息 (acoustical holography) 应用激光全息原理，将单一的超声换能器在水槽中分裂成 2 束超声 (同一频率)。其中 1 束超声透过人体组织，透过的声束获得组织的调制信息，称"物体束"；另 1 束仅在水中通过到达液面，称"参考束"。使物体束与参考束在液面相交，形成"干涉条纹"，再以激光束照射该液面，其反射的激光束中可提取超声全息信息。另 1 条研究途径为利用反射式超声与入射超声本身的信息使之相干 (干涉)，在理论上亦可获得超声全息的信息。两种方法均在探索研究中。

7. 超声组织定征利用多种声学参数的相互组合，以分析、鉴别某些脏器中不同疾病的声学参数改变，用于组织声学特征的研究。声学参数包括与频率相关的散射特性、吸收特性、衰减特性、频移特性、与温度有关的声速特性等。目前尚属研究阶段。

三、常见的超声效应与图像伪差

此处的超声效应主要指超声本身的一些比较复杂的物理效应，由此可造成图像伪差 (imaging artifact) 致使错误分析而可影响超声诊断。常见的超声效应可分如下 10 种。

(一) 混响效应

声束经过体内平滑大界面时，部分声能量反射回到探头表面之后，又从探头的平滑面再次反射并第二次进入体内。因此，这是多次反射中的一种。由于第二次反射再进入体内的声强明显减弱，故在一般实质脏器成像时，其微弱二次图形叠加在一次图形中，不被察觉；但如大界面下方为较大液性无回声区时，此微弱二次图形可在液区的前壁下方隐约显示。所显的图形为大界面上方图形的重复、移位。偶然，在上方组织较薄或提高仪器增益后，可出现三次图形，移置于二次图形的下方，更为暗淡。混响效应 (reverberation effect) 多见于膀胱前壁及胆囊底、大囊肿前壁，可被误认为壁的增厚、分泌物或肿瘤等 (图 2-9)。

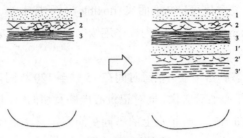

图 2-9 混响效应

1. 皮肤层；2. 皮下组织层；3. 肌肉层

1'. 皮肤层混响效应；2'. 皮下层混响效应；3'. 肌肉层混响效应

(二) 振铃效应

振铃效应 (ringing effect) 又名声尾。系声束在传播途径中，遇到一层甚薄的液体层，且液体下方有极强的声反射界面为形成条件。通常在胃肠道及肺部容易产生。胃肠道管腔内常含较多气体，气体与软组织或液体间的声反射系数在 99.9% 以上，使绝大部分的入射声返回。超声波在薄层液体两侧的声界面之间 (肠壁和肠腔内气体液体界面) 来回往复多次反射。这种多次反射发生在一个薄层小区内，每作一次往复其声能略有减低。随着反射次数的增加，减低亦渐显著。声像图上见到长条状多层重复纹路分布的光亮带，极易辨认。如胃肠道内气体略有变动，则此亮带的部位及内部纹路亦快速变换，如闪光一般。振铃效应的回声带常超越声像全长，抵达甚远处。振铃效应亦可在胆道内气体下方出现，可作为与胆道内泥沙样结石鉴别要点 (图 2-10)。胆囊壁内胆固醇小体伴少量液体时，其后方出现的彗尾 (comet tail) 亦为振铃现象。

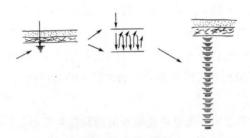

图 2-10 振铃效应

(三) 镜像效应

镜像效应 (mirror effect) 亦称为镜面折返虚像。类似光学中的"镜像"。声束遇到深部的平滑镜面时，镜面把声波反射到与之接近的界面，靶标的反射回声沿原路达镜面再次反射回探头，从而在镜面两侧距离相等显示形态相似的声像图。镜像效应必须在大而光滑的界面上产生。常见于横膈附近。一个实质性肿瘤或液性占位可在横膈的两侧同时显示。横膈的浅侧为实影，深者为虚影或镜像 (图 2-11)。

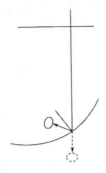

图 2-11 镜像效应

（四）侧壁失落效应

大界面回声具明显角度依赖现象。入射角较大时，回声转向他侧不复回探头，则产生回声失落现象。回声失落时此界面不可能在屏幕上显示。囊肿或肿瘤其外周包以光滑的纤维薄包膜，超声常可清晰显示其细薄的前、后壁，但侧壁不能显示。此由于声束对侧壁的入射角过大而致使侧壁回声失落 (lateralWall echo drop-out)(图 2-12)。

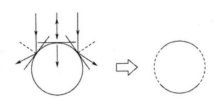

图 2-12 侧壁失落效应

（五）后壁增强效应

声束在传播过程中必然随深度的增加其能力不断衰减，但设计者为使声像图显示深浅均匀、可比，故必须利用深度增益补偿 (DGC) 调节系统。后壁增强效应是指在常规调节的 DCC 系统下所发生的图像显示效应，而不是声能量有所增强的效应。DGC 调节使与软组织衰减的损失一致时，获 "正补偿" 图。而在整体图形正补偿，但其中某一小区的声衰减特别小时，例如液区，则回声在此区的补偿过大，成 "过补偿区" 其后壁亦因补偿过高而较同等深度的周围组织明亮，称为后壁增强效应 (posterial wall enhancementeffect)。此效应常出现在囊肿、脓肿及其他液区的后壁，但几乎不出现于血管腔的后壁。有些小肿瘤如小肝癌、血管瘤的后壁，亦可略见增强 (图 2-13)。

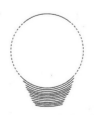

图 2-13 后壁增强效应

与此对应，后壁增强必然伴有后方回声增强效应。但病灶后方应有散射体存在方可显示。

（六）声影

声影 (acoustic shadow) 指在常规 DGC 正补偿调节后，在组织或病灶后方所显示的回声低弱甚或接近无回声的平直条状区。声影系声路中具较强衰减体所造成。如前所述，衰减由于多种因素所综合形成。

高反射系数物体（如气体）下方具声影；高吸收系数物体（如骨骼、结石、瘢痕）下方具声影；兼具高反射及高吸收系数者更具明显声影（图 2-14）。

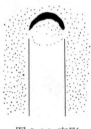

图 2-14 声影

（七）侧后折射声影

侧后折射声影 (posterio-lateral shadowing due to refraction) 发生于圆形病灶周围有纤维包膜（声速较软组织高）情况下，当入射角大于临界角时产生全反射现象，从而导致界面下方第二介质内的失照射，即在圆形病灶的两侧侧后方显示为直线形或锐角三角形的清晰声影。侧后折射声影只从超声物理的角度提示病灶（或脏器）具声速较高的外壁，多为致密的纤维组织组成，而不能推断该病灶的性质，例如：液性或实质，良性或恶性。在胆囊的纵切面中，胆囊底部及胆囊颈部常伴侧后声影。不要以此错误推断该声影的上方胆囊内必然有结石存在。

（八）旁瓣效应

旁瓣效应 (side lobe effect) 系指第 1 旁瓣成像重叠效应。声源所发射的声束具一最大的主瓣，它一般处于声源的中心，其轴线与声源表面垂直，故名为主瓣。主瓣周围存在对称分布的数对小瓣称旁瓣。旁瓣声轴与主瓣声轴间形成大小不同的角度。最靠近主瓣的旁瓣为第 1 旁瓣，与主瓣声轴间呈 $10°$ ～ $15°$ 角。通常第 1 旁瓣的发射超声能量为主瓣的 15% ～ 21% 间。主瓣在扫查成像时，旁瓣亦同时在扫查成像。但旁瓣对同一靶标的测距长且图形甚淡，旁瓣图重叠在主瓣图上，形成虚线或虚图（图 2-15）。

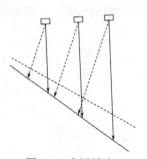

图 2-15 旁瓣效应

旁瓣效应常在显示子宫、胆囊、横膈等处发生。表现为膀胱暗区内的薄纱状弧形带、胆囊暗区内斜形细淡回声点分布及多条横膈线段。

（九）部分容积效应

病灶尺寸小于声束宽度，或者虽然大于束宽，但部分处声束内时，则病灶回声与周围组织的回声重叠，产生部分容积效应(partial volume effect)。部分容积效应较多见于小型液性病灶（图2-16)。例如小型肝囊肿因部分容积效应常可显示其内部出现细小回声（系周围肝组织回声重叠于无回声的液体之上），而难以与实质性肿块鉴别。在此情况下，应立即观察有无后壁增强效应及后方回声增强效应；液性病灶明显存在，而实质性病灶不存在或仅轻微存在。

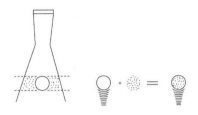

图 2-16 部分容积效应

（十）折射重影效应

声束经过梭形或圆形低声速区时，产生折射现象。折射使声束偏向，但成像于垂直的示波屏扫描线上。显然，由于折射致使实物与图像间产生了空间位置的伪差。由于双侧的内向折射，则 1 个靶标可同时被两处声束所测到。因此，显示了 2 个同样的图像并列一起，如同两个真实的结构，此为折射重影效应(duplicated imaging effect due to refraction)。在上腹部剑突下横切时，常可显示肠系膜上静脉为 2 个并列的血管重影；而腹主动脉亦常可同样显示为 2 个并列的血管重影（图 2-17)。

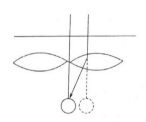

图 2-17 折射重影效应

各种伪差的原因、表现及可能使用的降低伪差或避免方法，参阅表 2-4。

表 2-4 伪差

	原因	表现	减低或避免
声发射	声束束宽及聚焦	部分容积效应	改善聚焦性能；或调节发射聚焦至出现伪差区
	扫查声束能量不均	声像图两侧低弱、模糊	使用"侧方增益补偿"(LGC)
	旁瓣效应	第一旁瓣成像与主瓣二维图形重叠、造成模糊及多余低淡虚像	用"变迹法"及"声跟踪镜法"避免
组织声学特性	声特性阻抗差别过大	(1) 多次发射 A：混响伪差 B：彗星尾	(1) 用"声阻抗匹配"探头
		(2) 镜像效应	(2) 变换探头在体表的位置及声束入射角度
	声速差别过大	(1) 侧壁回声失落	(1) 变换探头部位及声束方向 (显示原失落区)
		(2) 折射定位伪差	(2) 声束与被测物间垂直或尽量减少 θ 角
		(3) 双像伪像	(3) 变动探头在体表部位；或旋转探头 90°；或加压后观察
		(4) 侧后声影	(4) 变动探头在体表部位 (可对原声影区显示)
		(5) 图形扭曲失真	
		(6) 脏器底面形态失真	
	衰减	(1) 后壁及 (或) 后方增强	
		(2) 模糊声影	
		(3) 清晰声影	
	交叉散射	内部结构模糊	
其他	仪器调节不当	(1)DGC 调节不当	(1) 重调节 DGC
		(2) 总增益调节不当	(2) 重调总增益
		(3) 灰度及对比度调节不当	(3) 重调灰度和对比度
	图形识别伪差		
	时间发展伪差		

(李建 戈艳蕾)

参考文献

[1] 李建，戈艳蕾，贾金红 . γ－干扰素联合肝素治疗 IPF 的疗效观察 [J]. 河北医药，2013，35(9):1378–1378.

[2] 李建，曹海涛，王红阳，等 . 超声诊断感染性心内膜炎并发肺栓塞 1 例并文献学习 [J]. 临床肺科杂志 .2014，19(1):190–191.

[3] 李建，戈艳蕾，李繁丽，等 . 社区获得性肺炎住院患者病原体构成分析 . 临床肺科杂志 .2013.02

[4] 李建，戈艳蕾，王红阳 . 唐山地区老年患者超声心动图拟诊肺动脉高压现患率调查 . 临床肺科杂志 2013，18(8):1523–1523

[5] 戈艳蕾，李建，王红阳，等 . 维生素 D 治疗慢性阻塞性肺疾病急性加重期合并低钙血症患者疗效观察 .《中国老年学杂志》 2014，34(08):2250–2251.

[6] 戈艳蕾，刘香玉，李建等 . 丹红注射液及肝素雾化吸入治疗间质性肺炎疗效 .《时珍国医国药》2013，24(7):1668–1669.

[7] 戈艳蕾，刘聪辉，曹书华，等 . 老年中重度慢性阻塞性肺病伴阻塞性睡眠呼吸暂停低参通气综合征患者认知障碍与相关因子水平 [J]. 中国老年学杂志 .2014，34(19) :5558–5559.

[8] 戈艳蕾，刘聪辉，崔紫阳，等 . 慢性阻塞性肺疾病合并阻塞性睡眠呼吸暂停综合征患者血清 Caspase–3 和 Caspase–9 水平与认知功能障碍的相关性研究 [J]. 中国现代医学杂志 .2016，26(11) 77–80.

第三节 呼吸系统常见疾病超声

一、胸部解剖概要

胸部分为胸腔和胸腔内容两部分，胸腔又分为胸壁和膈，胸腔内容又分为中间的纵隔和两侧的肺及胸膜。胸壁 (chest wall)：由胸骨、肋骨、胸椎及其间的关节联结构成的胸廓与附着或覆盖在胸廓的皮肤、肌肉、筋膜、血管、神经等软组织一起构成，胸壁以腋后线为界分为胸前外侧壁和胸后壁。层次包括：皮肤、浅筋膜、深筋膜及胸壁浅层肌、肋骨 (或肋间肌)、胸内筋膜、壁胸膜。

横膈 (horizontal fissura)：位于胸腹腔之间，为一扁而薄的阔肌，呈穹隆状，左右各一。右侧穹隆顶高于左侧，在右锁骨中线达第 5 肋高度。膈有 3 个裂孔，其中主动脉裂孔为主动脉与胸导管通过处；食管裂孔，有食管与迷走神经通过；腔静脉孔为下腔静脉通过处。膈在各起始部之间常形成三角形裂隙，裂隙中仅有两层筋膜，没有肌纤维，是膈的薄弱区。腹部器官可经过裂隙突入胸腔，形成膈疝。

纵隔 (mediastinum)：是两侧纵隔胸膜间脏器和结缔组织的总称。其前界为胸骨，后界为脊柱胸段，两侧为纵隔胸膜，向上达胸廓上口入口，向下抵横膈。通常以胸骨角和第 4 胸椎体下缘的水平面将纵隔分为上纵隔和下纵隔。下纵隔又以心包为界分为前、中、后三部分，胸骨与前侧心包间称为前纵隔，后侧心包与脊柱之间为后纵隔，前后纵隔之间相当于心包的位置为中纵隔。上纵隔内主要有胸腺、出入心脏的大血管、迷走神经、膈神经、气管、食管及胸导管等器官。前纵隔仅有少量淋巴结和疏松结缔组织。中纵隔主要含有心包、心脏及连接心脏的大血管根部。后纵隔内含有胸主动脉、奇静脉、胸交感干、支气管、食管、胸导管及淋巴结等。

　　肺 (lung)：位于胸腔内、纵隔的两侧。每侧肺呈不规则半圆锥形，上端肺尖呈钝圆形，高出锁骨内侧 1/3，约 2 ～ 3 cm。下部肺底向上凸坐在膈肌上，肋面对向肋骨和肋间肌，内侧面对向纵隔有支气管、肺动脉、肺静脉出入，称为肺门。右肺比左肺略大，被斜裂和水平裂分为上、中、下三叶。左叶只有斜裂将左叶分为上下两叶。肺表面包有脏层胸膜，肺内含有大量气体，呈海绵状，质软而轻，比重小于 1，能浮于水面。胸膜及胸膜腔：胸膜是覆盖在肺表面、胸廓内面、膈上面及纵隔侧面的浆膜。被覆于肺表面的部分称脏层胸膜，被覆于胸壁内面、膈上面及纵隔两侧的部分称壁层胸膜。正常胸膜厚约 0.2 ～ 0.4 mm，脏壁两层胸膜紧贴在一起，在肺根部互相延续，在左右两肺周围形成完全分开的封闭潜在的腔隙，称为胸膜腔。腔内仅有少量浆液，以减少呼吸时两层之间的摩擦。胸膜腔在移行处，留有一定的间隙，肺缘不伸入其间，称胸膜窦。每侧肋胸膜和膈胸膜返折处有肋膈窦，其位置最低，胸膜炎症渗出常积聚于此。

二、探测方法

(一) 仪器

　　胸部超声检查，以高分辨率线阵和凸阵实时超声仪为首选。胸壁、胸膜腔及接近胸壁的肺内病变，多用线阵或凸阵探头，探头频率以 5 ～ 7.5 MHz 或 5 ～ 10 MHz 超宽频带探头为宜。对深部肺及纵隔病变，宜选用扇扫式或小凸阵探头，探头频率通常用 3.0 ～ 3.5 MHz。经胸骨上窝、锁骨上窝及剑突下，用扇扫式探头更有利于观察上纵隔、肺尖、肺上沟、肺底及膈肌病变。下纵隔病变，可通过食管超声内镜进行检查。彩色多普勒 (CDFI) 有助于观察肺实变、肺不张和肺内肿物与肺内血管和支气管的关系。

(二) 探测方法

　　参照胸部 X 线和 (或) 胸部 CT 所提示的病变部位，选择扫查途径和范围：

1. 肋间隙扫查

　　经胸壁肋间隙扫查是胸部超声检查最常用的检查方法，适用于胸壁、肋骨、胸腔、胸腔内及近胸壁肺内病灶的探测。患者取坐位、仰卧位、俯卧位、侧卧位。探头沿肋间隙自上而下逐一进行横向扫查或经胸壁矢状扫查，可清晰显示胸壁各层次结构。为了解病变与胸壁或肺的关系、近胸壁肺内病变侵犯胸壁程度，可在呼吸时实时观察胸壁与肺的相对运动状态。

2. 胸骨上窝及胸骨旁扫查

　　适于前及上纵隔病变。胸骨上窝扫查，患者肩下垫枕，取头低后仰位，同时将头略转向左侧或右侧对观察也有帮助。胸骨旁扫查，患者宜取患侧朝下侧卧位，使纵隔结构移位，有利于进行观察。

3. 锁骨上窝扫查

　　适用于肺尖及肺上沟病变，患者取坐位、仰卧位，探头置于锁骨上窝。

4. 肋缘 (剑) 下扫查

　　适用于膈肌和膈旁肺及胸膜病变，患者取仰卧位或侧卧位，探头置于肋缘下或剑突下，通过肝脏或脾脏显示膈肌、膈胸膜。探测时一般在深吸气下进行。

三、正常声像图

（一）肋间隙探测声像图

胸壁各层组织可分别显示：皮肤为线状高回声，皮下脂肪为弱回声，肋间外肌、肋间内肌、肋间最内肌三层显示为不均匀实质弱回声。两层胸膜呈一光滑线状高回声难以分开，正常情况下超声不能区分脏、壁层胸膜，其内的肺组织呈一片强烈回声或多次反射，不能显示肺内结构，但可见其随呼吸有上下运动。呼吸时两侧胸膜各自随胸壁和肺移动，在两者间可出现线状弱回声。探头置于肋骨上时，仅显示肋骨外板为平滑的带状强回声，其后为声影。在婴幼儿声束可透过肋骨时，肋骨内、外板呈高回声，中间为弱回声。

（二）肋缘（剑）下经肝和脾探测声像图

横膈与肺交界面为向上凸起光滑的弧形带状强回声，覆盖于肝和脾的上缘和左缘，高分辨率超声显示膈肌为 2～3 mm 弱回声带，其上方为肺底部肺组织回声。

（三）经胸骨上窝探测上纵隔声像图

冠状及矢状切面可显示主动脉弓的横断面、头臂动脉、上腔静脉、左头臂静脉，右肺动脉、左心房及其附近的组织结构。声束向腹侧倾斜，内可见下腔静脉和升主动脉以及气管前间隙。平行主动脉弓扫查，主要显示主动脉弓长轴，头臂大血管及其起点、降主动脉、主肺动脉间隙、右肺动脉和左方及其邻近组织结构。在婴儿期，于胸骨后方，气管、大血管前方，可见胸腺，分左右两叶，呈均匀实质性低回声，并有包膜。

（四）右胸骨旁探测纵隔声像图

经肋间探头向内倾斜横向扫查，在隆凸水平可显示升主动脉横断面，及其后方的右肺动脉、左头臂静脉、上心包隐窝。在左心房水平，可显示升主动脉及上腔静脉横断面，右上肺静脉进入左房。纵向扫查，可显示右主支气管前壁、整个升主动脉纵断面、左房、右肺动脉及其后方的隆凸下间隙。略向外倾斜纵向扫查，可显示纵断面的上腔静脉进入右房、上腔静脉后方是右肺动脉。

经胸骨上窝和胸骨旁扫查纵隔，可将其分为以下各区：①主动脉上区：为主动脉弓上方间隙，应见到整个主动脉弓及其分支，头臂静脉和上腔静脉分支；②右气管旁区：位于右支气管上方，头臂动脉下方间隙，应见到头臂动脉、右头臂静脉、升主动脉和右肺动脉；③主 - 肺动脉窗：为主动脉弓下方及肺动脉干、右肺动脉及左主支气管上方间隙；④血管前区：位于升主动脉、上腔静脉及主肺动脉干前方，胸骨后间隙；⑤隆凸下区：为气管隆凸下方、左房上方间隙，此区可见升主动脉、右肺动脉和左房；⑥心包旁区：为心脏的前后，应见到左房、左室及两侧心包脂肪垫。正常除心脏、大血管外，以上所有纵隔间隙的结缔组织和脂肪，声像图均呈均匀高回声。

四、胸壁炎症疾病

胸部上接颈部，下连腹部。由胸椎、胸骨、肋骨构成支架，即骨性胸廓。肋与肋之间为肋间隙，其内有肋间组织（肋间肌和神经、血管、淋巴管）。胸廓外被以连接上肢的肌肉和背部固有肌，前侧第三至第六肋之间还有乳房，最外侧是皮肤。胸廓内衬以胸膜，这些结构共同构成胸壁。胸壁和胸腔器官在形态结构和功能上是一个完整的统一体。胸壁的形态改变可影响器官的正常功能，各器官的疾病也可影响胸廓的运动和形态。胸壁疾病与心肺功能关系较密切。胸壁疾病的种类可有畸形、感染、肿瘤等。

胸壁炎症包括：软组织、肋骨、肋软骨及其周围的炎症。其中非化脓性炎症以肋软骨炎为代表，化脓性炎症包括皮下脓肿、胸大肌下脓肿、穿透性脓胸、肋骨骨髓炎等，无热性脓肿以胸壁结核为代表。

（一）胸壁结核 (tuberculosis of chest wall)

胸壁结核是继发于肺或胸膜结核感染的肋骨、胸骨、胸壁软组织结核病变，是一种常见的胸壁疾病。本病常见于 20～40 岁的青、中年人，男性较多。病变好发于乳腺与腋后线之间的第 3～7 肋骨处。临床表现为冷脓肿或慢性窦道，往往继发于肺、胸膜或纵隔的结核病变，仅为结核病的局部表现。大多数患者无明显症状，或有结核感染反应，如低热、盗汗、虚弱无力、局部有不同程度的疼痛。

1. 病理

胸壁结核包括胸膜周围结核、肋骨周围结核及结核性脓肿。绝大多数继发于肺、胸膜结核，结核菌经淋巴途径侵入胸骨旁或肋间淋巴结，首先引起胸壁淋巴结结核，继而形成脓肿，侵入周围胸壁软组织，向胸壁内、外蔓延，侵蚀和破坏肋骨或胸骨。

2. 临床表现

在胸壁疾病中，最常见的是胸壁结核，因此，对没有急性炎症之胸壁包块或已有慢性窦道形成者，就考虑胸壁结核之诊断。如患者肺部或其他器官亦有结核病，诊断为胸壁结核可能性就更大。最可靠的诊断方法是从穿刺脓液中找到结核杆菌；或取窦道处肉芽组织病理活检确定诊断。

全身症状表现不明显，但可有一般性结核感染的消瘦、乏力、盗汗和低热等症状。局部体征按病变情况呈现不同的临床表现和体征。发病初期表现为无痛性冷脓肿，按压时有波动感，但脓肿表面无发红、发热和压痛，脓肿与表面皮肤不相连。穿刺可抽出乳白色脓液或少量干酪样物质，涂片或普通培养无化脓细菌可见。当脓肿日益增大时，脓肿表面皮肤变薄，张力增大。如化脓性细菌侵入脓肿导致继发性化脓性感染，此时脓肿表面皮肤出现发红、发热、肿胀和压痛，甚至可伴有全身急性炎症反应，伴有发热，最后脓肿自行溃破形成久不愈合的慢性窦道，长期流脓。或经切开引流排脓。脓液呈乳白色豆渣样。形成窦道后可经久不愈或时愈时发。脓肿邻近肋骨或胸骨因受脓肿压迫或侵蚀，使骨质破坏呈不规则缺损。X 线检查对胸壁结核的诊断很有帮助，有可能显示肺或胸膜的结核病变、肋骨或胸骨的破坏，胸壁软组织阴影。但肋软骨病变常常不能在 X 线片上显出。

3. 超声检查

胸壁结核的声像图表现：早期病灶较小，限于肋间软组织内，呈椭圆形，内部呈不均匀低回声，干酪坏死后出现无回声区，逐渐增大沿肋间呈梭形，并可见点状钙化，但肋骨无异常。脓肿较大时，可穿破肋间肌，在皮下及胸膜外形成脓肿，包绕肋骨，或内外呈哑铃形，肋骨结构仍保持完整。脓肿晚期侵袭肋骨或胸骨时，可见骨皮质不规则变薄、回声中断或消失。死骨形成时在脓腔中可见不规则片状、斑点状强回声后伴声影。脓肿向胸壁深层及胸内侵袭时，可在胸膜外形成无回声区，凸向肺野，边缘不光整，并可见低回声不规则窦道形成，壁层胸膜回声增强模糊不清，晚期胸膜发生钙化。

（二）肋软骨炎

肋软骨炎是指胸肋软骨与肋骨交界处非炎症性的肿胀疼痛。其原因一般认为与劳损或外伤有关，好发于上臂长期持重的劳动者。临床表现：好发于 20 ～ 30 女性，男与女之比为 1：9。发病有急有缓，急性者可骤然发病，感胸部刺痛，跳痛或酸痛；隐袭者则发病缓慢，在不知不觉中使肋骨与肋软骨交界处呈弓状，肿胀、钝痛，有时放射至肩背部、腋部、颈胸部，有时胸闷憋气。一般有西医治疗和中医治疗，中医治疗一般都是舒肋消肿膏。中医认为肋软骨炎以气滞血瘀、瘀血化热为主，治疗则以行气活血止痛、清热凉血和营为主。

肋软骨炎是疼痛门诊或胸外科门诊常见疾病，分为非特异性肋软骨炎 (Tietze 综合征) 和感染性肋软骨炎。Tieze 综合征一般认为是肋软骨的非特异性、非化脓性炎症，定义为肋软骨与胸骨交界处不明原因发生的非化脓性肋软骨炎性病变，表现为局限性疼痛伴肿胀的自限性疾病。德国学者 Tieze 于 1921 年首先发现并报道该病。多数病例为青壮年，女性居多，老年人亦有发病。

1. 病理

肋软骨炎是一种常见的疾病，分为非特异性肋软骨炎和感染性肋软骨炎，临床中最常见的是非特异性肋软骨炎，可占到门诊量的 95% 以上，是肋软骨的非特异性、非化脓性炎症，为肋软骨与胸骨交界处不明原因发生的非化脓性肋软骨炎性病变，表现为局限性疼痛伴肿胀的自限性疾病。多发于 25 ～ 35 岁成年人，女性居多，老年人亦有发病。感染性肋软骨炎又称化脓性肋软骨炎，是一种较少见的外科感染。

2. 临床表现

肋软骨炎好发于 20 ～ 30 女性，男女之比为 1：9。病变部位多在胸前第 2 ～ 5 肋软骨处，以第 2、3 肋软骨最常见，也可侵犯胸骨柄，锁骨内侧和前下诸肋软骨。受累肋软骨处自感胸部钝痛或锐痛，有压痛和肿大隆起，深吸气，咳嗽或活动患侧上肢时疼痛加剧、有时向肩部或背部放散。甚至不能举臂，但局部皮肤无改变；疼痛轻重程度不等，往往迁延不愈，影响患者的工作和学习。疼痛消失后，肿大的肋软骨甚至可持续数月或数年之久。有时劳累后，疼痛还会发作，发病有急有缓，急性者可骤然发病，感胸部刺痛，跳痛或酸痛；隐袭者则发病缓慢，在不知不觉中使肋骨与肋软骨交界处呈弓状，肿胀、钝痛，有时放射至肩背部、腋部、颈胸部，有时胸闷憋气，休息或侧卧时疼痛缓解，深呼吸、咳嗽、平卧、挺胸与疲劳后则疼痛加重。

妇女患肋软骨炎多数以乳痛就诊，因肋软骨炎的疼痛常放射到乳房。因此，肋软骨炎易与乳房疼痛相混淆。但鉴别并不困难，若系乳房本身疾患，常可在乳房摸到肿块或条索状物，或乳房局部皮肤发红等。肋软骨炎常因咳嗽、深呼吸、举臂侧身等使疼痛加剧，而乳房疼痛则不受这些因素的影响。

3. 超声检查

肋软骨炎的声像图显示，肋软骨交界处增大，局部回声减低，透声性较健侧增强，周边部回声减弱，但无液性暗区出现，可伴有软骨膜增厚。

五、胸壁肿瘤

胸壁肿瘤是指发生在胸廓深层组织的肿瘤，包括骨骼、骨膜、肌肉、血管、神经等组织的肿瘤，但不包括皮肤、皮下组织及乳腺肿瘤。胸壁肿瘤分原发性和继发性两大类，原发性肿瘤又分为良性及恶性两种。原发性良性肿瘤有脂肪瘤、纤维瘤、神经纤维瘤、神经鞘瘤、骨纤维结构不良、骨纤维瘤、软骨瘤、骨软骨瘤及骨囊肿等；原发性恶性肿瘤以纤维肉瘤、神经纤维肉瘤、血管肉瘤、横纹肌肉瘤、软骨肉瘤、骨肉瘤、骨软骨肉瘤及恶性骨巨细胞瘤为多见。继发性胸壁肿瘤几乎都是由其他部位的恶性肿瘤转移而来，常造成肋骨的局部破坏或病理性骨折，引起疼痛，但局部肿块多不明显，主要为转移癌。

（一）软骨肉瘤

软骨肉瘤是第二常见的原发恶性骨肿瘤，约占全身骨组织肉瘤性病变的四分之一。软骨肉瘤一词代表了一组形态学特点不同的病变，包括从生长缓慢、不转移的肿瘤到侵袭性生长并转移的肉瘤，90% 以上被称为传统性软骨肉瘤 (conventional chondrosarcoma)。根据肿瘤的组织学特性 (核的异型性和多孔性)，传统性软骨肉瘤有进一步分为 1 ～ 3 级，反应肿瘤的临床行为。大约 90% 的传统性软骨肉瘤为低 - 中度性肿瘤，临床行为不活跃、转移倾向低。仅 5% ～ 10% 的传统性软骨肉瘤达到 3 级，转移性强。

1. 病理

肿瘤大体表现为分叶状透明软骨结节，与正常软骨有一定程度的相像。分叶状肿瘤的边缘为比较致密的矿化区，呈白色的粉笔状或黄色的颗粒状。软骨肉瘤可存在广泛的灶性象牙样的软骨内骨化。另一方面，肿瘤也可呈质软的黏液样，伴有出血和坏死。中低度软骨肉瘤通常表现为软骨性，中央伴囊性变。恶性度更高的软骨肉瘤则多呈灰色，质脆，易出血。

显微镜下病灶表现为显而易见的软骨性病变。肿瘤细胞像正常的软骨细胞一样位于陷窝内，周围被透明软骨包绕。病灶内可有不同程度的钙化、黏液样改变或灶性的软骨内骨化。肿瘤的小叶大小不一，直径可从 1 毫米到数毫米。小叶之间可以被狭窄的纤维血管带分隔。在外周，可以看见肿瘤小叶穿透骨髓腔隙吞噬松质骨小梁。在髓腔内通常没有或只有很少的反应骨。皮质骨破坏区可见骨膜新生骨。肿瘤细胞可均匀地分布在软骨基质中，也可以聚集成小簇。软骨细胞的细胞质显示出明显的多泡性或气球样。

从诊断的角度，软骨肉瘤可以分为两大类，中低度肿瘤和高度恶性肿瘤。低度恶性或交界性软骨肉瘤与良性的内生软骨瘤很相像，其诊断不能仅凭病理学检查，更需要临床证据的支持。而 2 级和 3 级的软骨肉瘤则可以通过显微镜独立诊断。

总的来说，孤立的软骨性病变，如果细胞丰富，并有开放性染色质、核仁明显、细胞核多形性和双核等现象时，应该怀疑低度恶性的软骨肉瘤。但是诊断软骨肉瘤需要结合临床和影像学检查。软骨性病灶如果镜下显示明显的细胞核异型性、不典型的有丝分裂，以及多个多形性或多核软骨细胞就可以诊断软骨肉瘤。与其他骨与软组织肉瘤相反，软骨肉瘤的组织学分级与临床行为有很好的相关性。软骨肉瘤的不同级别很大程度上反映了该肿瘤的生物学行为特性。

2. 临床表现

患者早期感觉患处不适，几天或几周后出现肿胀及肿块，晚期可出现静脉曲张，局部皮肤温度升高及充血发红。患者会感觉关节周围疼痛，最初是间歇性疼痛，以后逐渐加重，转为持续性疼痛，夜间更为明显，止痛药无效。患者的关节活动受限，部分患者可发生关节积液，甚至会发生病理性骨折。原发性软骨肉瘤以钝性疼痛为主，由间歇性逐渐转为持续性，邻近关节者可引起关节活动受限。局部可扪及肿块，无明显压痛，周围皮肤伴有红热现象。继发性软骨肉瘤多见于 30 岁以上成年男性。好发于骨盆，其次为肩胛骨、股骨及肱骨。偶然发现肿块，病程缓慢、疼痛不明显，周围皮肤无红热现象，临近关节时可引起关节肿胀、活动受限，压迫神经则可引起放射性疼痛、麻木等。很难发现位于胸腔和骨盆的肿瘤，直至压迫内脏，产生相应症状才被发现。

3. 超声检查

软骨肉瘤的声像图显示，肋胸骨破坏，骨皮质回声中断，肿瘤向胸内外生长，呈梭形，凸向肺野，肿瘤肺侧壁回声不减弱，胸壁侧基底较宽，边缘呈锐角。早期胸膜回声完整。肿瘤内部呈较均匀低回声，当发生钙化时，可见斑片状强回声；发生黏液变性时，可见无回声区，胸膜受累后可发生胸腔积液。较大的肿瘤，压迫邻近肋骨使之变形。

（二）肋骨转移瘤

肋骨肿瘤在临床上较为少见，肋骨肿瘤除少数对放射治疗较为敏感外，均应采用手术治疗方法，以彻底清除肿瘤。肋骨肿瘤切除术适用于肋骨的原发或转移瘤，除需将肿瘤前后 5 cm 以内的肋骨切除外，还需切除肋间肌。

1. 病理

肋骨转移瘤，多由肺癌、乳腺癌、前列腺癌、甲状腺癌、肝癌及恶性胸腺瘤等血行转移而来，少数由肺癌和乳腺癌直接侵袭所致。常见于老年人。转移的肋骨局限性溶解破坏，呈梭形肿大，可发生病理骨折。

2. 临床表现

肋骨转移瘤的主要症状为胸壁出现肿块及疼痛，或因病理骨折而被发现。

3. 超声检查

肋骨转移瘤的声像图显示，肋骨局限性梭形肿大，骨质破坏，骨皮质变薄或回声中断，肿瘤多呈较均匀低回声，肿瘤边界多较清楚，肿瘤无后方衰减（图 2-18），很少发生软组织肿块，可先后出现多处肋骨回声相同的病灶。彩色多普勒超声可见肿瘤内动脉血流信号异常。超声引导下穿刺活检可明确诊断。

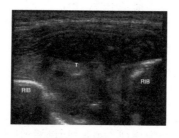

图 2-18 肋骨转移瘤

肿瘤呈不均匀低回声，边界较清，周围骨质被破坏，骨皮质回声中断 RIB：肋骨；T：肿瘤

（三）神经鞘瘤

神经鞘瘤又称雪旺氏瘤，来源于神经鞘，头颈部神经鞘瘤主要发生于颅神经，如听神经、面神经、舌下神经、迷走神经；其次可发生于头面部、舌部的周围神经，发生于交感神经的最为少见。

1. 病理

神经鞘瘤是一种起源于神经髓鞘的良性肿瘤，在胸壁常发生在肋间、后肋椎旁。肿瘤由梭形神经鞘细胞构成，质地硬，有完整包膜，呈圆形或梭形，可发生变性、坏死液化，常突入胸腔内生长。

2. 临床表现

各种年龄、不同性别均可发生。发生于颅神经较周围神经者更为常见。通常为单发，有时多发。大小不等，大者可达数厘米。皮肤损害常发生于四肢，尤其是屈侧较大神经所在的部位。其他如颈、面、头皮、眼及眶部也可发生。此外尚可见于舌、骨及后纵隔。

肿瘤为散在柔软肿块，通常无自觉症状，但有时伴有疼痛及压痛。如肿瘤累及神经组织时，则可发生感觉障碍，特别是在相应的部位发生疼痛与麻木。运动障碍很少见到，最多在受累部位表现力量微弱。此肿瘤生长缓慢，属良性病变，外科切除后很少再发。虽有很少数恶性神经鞘瘤病例报告，但一般认为这些病例开始即为恶性，而不是由良性神经鞘瘤转变而来。

3. 超声检查

神经鞘瘤的声像图显示，肿瘤呈圆形或椭圆形，边界清晰，包膜完整，内部为较均匀低回声，后方回声增强，常见囊性变、坏死、出血。肿瘤位于壁层胸膜外，凸向胸膜腔内或肺内，肿瘤边缘倾斜呈锐角。肿瘤较小时，呼吸时可随胸壁活动，无骨质改变。彩色多普勒超声显示肿瘤内有少许血流信号。

（四）胸壁脂肪瘤

1. 病理

脂肪瘤是最常见的胸壁软组织肿瘤，可发生于皮下，肌层间及胸壁内（胸膜外）。脂肪瘤质软，呈扁平分叶状，有少量结缔组织间隔及包膜，与周围组织分界明显。

2. 临床表现

肿块生长缓慢，一般无症状，挤压时偶有刺痛感。肿块表面皮肤正常。

3. 超声检查

胸壁脂肪瘤的声像图显示，脂肪瘤呈中等回声，内部回声不均伴较多线状高回声，边界清晰或不清，皮下脂肪瘤断面呈扁平形，肋间脂肪瘤可呈哑铃型，部分向外延伸至筋膜下，部分凸向胸内。胸壁内面的脂肪瘤，紧贴胸内壁并向肺侧隆起，但肋骨及胸膜回声无异常。彩色多普勒超声显示肿瘤内部多无血流信号。

六、胸腔积液

胸腔积液是指任何理原因使其产生增多或吸收减少，胸腔内的液体超出正常范围的一种病理改变。胸腔积液分渗出液和漏出液两种。正常情况下，胸膜腔处于负压状态，只含有少量的浆液，起润滑的作用。正常人胸膜腔内有 3～15 mL 液体，在呼吸运动时起润滑作用，但胸膜腔中的积液量并非固定不变。即使是正常人，每 24 小时亦有 500～1000 mL 的液体形成与吸收。根据胸腔积液的液体性质的不同，主要可以分为以下几类：浆液、血液（血胸）、脂性（乳糜胸）、脓性（脓胸）。

1. 病理

任何原因导致胸膜腔内出现过多的液体称胸腔积液，俗称胸水。我们常说胸腔积液，实际上是胸膜腔积液。正常人胸膜腔内有 3 ~ 15 mL 液体，在呼吸运动时起润滑作用，但胸膜腔中的积液量并非固定不变。即使是正常人，每 24 小时亦有 500 ~ 1000 mL 的液体形成与吸收。胸膜腔内液体自毛细血管的静脉端再吸收，其余的液体由淋巴系统回收至血液，滤过与吸收处于动态平衡。若由于全身或局部病变破坏了此种动态平衡，致使胸膜腔内液体形成过快或吸收过缓，临床产生胸腔积液。按照胸腔积液的特点分类，可以将胸腔积液分为漏出液、渗出液 (浆液性或血性)、脓胸、血胸、乳糜胸。

2. 临床表现

结核性胸膜炎多见于青年人，常有发热。中老年人出现胸腔积液，应提高警惕，可能是恶性病变。炎性积液多为渗出性，常伴有胸痛及发热。由心力衰竭所致胸腔积液为漏出液。肝脓肿所伴右侧胸腔积液可为反应性胸膜炎，亦可为脓胸。积液量少于 0.3 升时症状多不明显；若超过 0.5 升，患者可感到胸闷。医生在给患者进行体格检查时，会发现局部叩击呈浊音，呼吸的声音减低。积液量多时，两层胸膜隔开，不再随呼吸摩擦，胸痛亦渐缓解，但呼吸困难会逐渐加剧。若积液进一步增大，使纵隔脏器受压，患者会出现明显的心悸及呼吸困难。

3. 超声检查

(1) 游离性胸腔积液：正常时脏壁两层胸膜合二为一，呈一光滑的回声带，其间的微量液体不易被测出。当胸腔积液时，胸膜的壁层与脏层分开，两层间出现无回声区，这是胸腔积液声像图的最基本、最重要的征象 (图 2-19)。两层胸膜分离的范围与宽度视积液量而定。

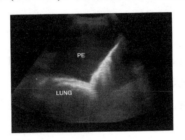

图 2-19 游离性胸腔积液
PE：胸水；LUNG：肺

少量积液因重力作用位于胸腔底部，于肺底与膈肌之间呈现长条带形无回声区，位于后侧肋膈窦的液性暗区呈三角形。其形态和宽度随呼吸、体位而变动，具流动性；吸气时肺下叶膨胀，液体被挤压分散，肋膈窦液区变小或消失；呼气时又重现或增大；健侧卧位时液体流向内侧，外侧液性区变小或消失。中等量积液 (液性区上界不超过第 6 后肋水平)，胸水超出肋膈窦向上扩展，压迫肺下叶，液性区范围增大，深度加宽。由于重力作用，坐位呈上窄下宽分布。呼吸及体位变动，液性无回声区的深度和范围也随之改变，胸廓下部液性无回声区深吸气时增宽，胸廓上部变小；呼气时则相反。由坐位改为仰卧位，液体下注至背侧，肺上浮，因此腋后线胸水无回声区最大，腋中线及腋前线胸水厚度减少或消失。

大量积液 (液性区上界超过第 6 后肋水平)，肺被压部分或全部向肺门纵隔方向萎缩，体积变小，膈肌下移，膈回声光带变平。心脏向健侧移位，大部分胸腔呈液性无回声区，此时呼吸和体位改变，对胸水无回声区厚度影响不大或变化甚微。萎陷的肺呈均匀弱回声，中心部可见支气管的残留气体强回声，深吸气时增多。

　　胸水的透声性 80% 是清晰的，多为漏出液或早期浆液性渗出液。约有 20% 透光性较差，多属浆液纤维蛋白性渗出液、血液或脓液，因此在液性无回声区中，可有长短不定的细纤维带状回声，漂浮于胸水中，左侧与纵隔邻近时，可有与心搏一致的有节律的摆动，或两端与胸膜粘连，大量纤维渗出并沉积在一起，互相构成网络状，常见于结核性及化脓性胸水中 (图 2-20)。肋膈角回声，在漏出液或初期渗出液，呈锐利清晰三角形；渗出液出现纤维素沉着，胸膜增厚，则逐渐模糊，呈毛玻璃样或肋膈角变钝闭塞。在胸膜上出现乳头状或结节状突起者，多见于肿瘤性或结核性胸水中。如需明确胸水性质，应在超声引导下进行胸腔穿刺，送检胸水常规、生化、结核 PCR 及脱落细胞检查。

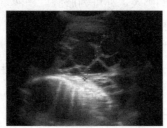

图 2-20 多房性胸腔积液

胸腔积液内可见大量纤维渗出、沉积，呈网格状

　　(2) 局限性胸膜积液

　　1) 包裹性积液 (encapsulated effusion) 胸水在胸壁与肺之间，局限于一处，形成大小不等的圆形、卵圆形或半月形无回声区、凸向肺内，与肺野间分界清楚，近胸壁侧基底较宽，两端呈锐角。腔壁增厚，内壁多不光滑，有时腔内有分隔，并可见粗大点状或条状回声，液体无流动性表现 (图 2-21)。

　　2) 肺底积液 (infrapulmonary pleural effusion) 从肋缘 (剑突) 下探测容易显示，无回声区在肺底与膈之间呈条带状或扁平状，凸向膈上，边缘清楚，肺侧边缘回声增强，有包裹时变换体位无回声区大小不变。

　　3) 叶间积液胸水位于叶间裂，为小范围的局限性积液，呈外窄内宽的片状无回声区，超声较易漏诊。

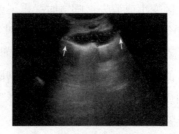

图 2-21 包裹性胸腔积液

积液呈半月形，凸向肺内，与肺野分界清晰，两端呈锐角 (箭头所示)

(3) 化脓性胸膜炎 (简称脓胸)(suppurativepleurisy)

分结核性脓胸与其他细菌引起的脓胸。肺结核干酪样病灶或空洞破溃到胸膜腔可引起结核性脓胸，其他细菌引起的脓胸为非结核性脓胸，如肺脓肿或化脓性肺炎破溃引起的脓胸。临床上急性期可有高热、胸痛、咳嗽、气短、心悸、食欲减退等症状。慢性期全身急性中毒症状不明显，多有消瘦、衰弱、患侧因胸膜肥厚粘连而使胸廓塌陷。

4.临床价值

超声对胸腔积液的诊断有重要临床价值，它可帮助定位、定量、指导穿刺引流和鉴别胸部X 线密度增强阴影是胸膜增厚、肺实质性病灶，还是胸水或包裹性积液。少量胸水 X 线难以诊断时，超声探测肋膈角内有液性暗区即可明确诊断。

七、气胸

胸膜腔由胸膜壁层和脏层构成，是不含空气的密闭的潜在性腔隙。任何原因使胸膜破损，空气进入胸膜腔，称为气胸 (pneumothorax)。此时胸膜腔内压力升高，甚至负压变成正压，使肺脏压缩，静脉回心血流受阻，产生不同程度的肺、心功能障碍。

(一) 病理

胸膜腔内积气，称为气胸，气胸的形成多由于肺组织、支气管破裂，空气进入胸膜腔，或因胸壁伤口穿破胸膜，胸膜腔与外界沟通，空气进入所致。气胸通常分为三大类：自发性气胸、创伤性气胸和人工气胸。

(二) 临床表现

症状的轻重取决于起病快慢、肺压缩程度和肺部原发疾病的情况。典型症状为突发性胸痛，继之有胸闷和呼吸困难，并可有刺激性咳嗽。这种胸痛常为针刺样或刀割样，持续时间很短暂。刺激性干咳因气体刺激胸膜所致。大多数起病急骤，气胸量大，或伴肺部原有病变者，则气促明显。部分患者在气胸发生前有剧烈咳嗽、用力屏气大便或提重物等的诱因，但不少患者在正常活动或安静休息时发病。年轻健康人的中等量气胸很少有不适，有时患者仅在体格检查或常规胸部透视时才被发现；而有肺气肿的老年人，即使肺压缩不到10%,亦可产生明显的呼吸困难。

(三) 超声检查

气胸的主要超声表现是动态观察时缺乏肺的呼吸移动，即无肺滑动征，胸膜间隙消失，呈粗糙的强反射回声，无彗星尾征。存在液气胸时，可有移动的液—气平面，液体内的气泡呈高回声反射。

八、胸膜肿瘤

原发性胸膜肿瘤中，以间皮瘤 (mesothelioma) 最常见，其他如纤维瘤、脂肪瘤、血管瘤较为少见。转移性胸膜肿瘤比原发性多见，常为肺癌、食管癌、纵隔恶性肿瘤、乳腺癌等经血行转移或直接侵犯。

(一) 胸膜间皮瘤

胸膜间皮瘤是胸膜原发肿瘤，有局限型 (多为良性) 和弥漫型 (都是恶性) 之分。其中弥漫型恶性间皮瘤是胸部预后最坏的肿瘤之一。大多数患者在 40 ~ 70 岁之间，男性多于女性。首发症状以胸痛、咳嗽和气短为最常见。也有以发热、出汗或关节痛为主诉症状者。约一半以上的患者有大量胸腔积液伴严重气短。无大量胸水者胸痛常较为剧烈，体重减轻常见。普通 X

线胸部 X 线片发现胸膜腔积液，同时肺被肿瘤组织包裹等，晚期病例可有心包渗液引起的心影扩大及软组织影和肋骨破坏等。对于可疑恶性胸膜间皮瘤的患者，CT 检查最为有用。胸水的细胞学检查也有助于诊断。常规实验室检查中，部分患者可有血小板增多，血清癌胚抗原 (CEA) 升高等。对于常规检查不能明确诊断的，可用胸腔镜做胸膜活检。一般大部分患者可因此而获得诊断。

1. 病理

胸膜间皮瘤起源于胸膜间皮细胞或胸膜下结缔组织，按生长方式分为局限性纤维性间皮瘤和弥漫性恶性间皮瘤两种。前者 80% 为良性，多为单发，30%～50% 肿瘤有短蒂，肿瘤呈圆形有包膜，大小不等，最大直径可达 30 cm。肿瘤坚实，切面呈灰黄色，不向周围浸润，一般不产生胸腔积液。弥漫性恶性间皮瘤，常以大片灰黄色肿瘤充填一侧胸腔包围和压缩肺。肿瘤组织为上皮性，可发生出血、坏死。多伴有浆液性、浆液血性或血性胸水和胸膜增厚。容易向膈肌、肺门、纵隔、心包浸润扩展。

2. 临床表现

(1) 局限型者可无明显不适或仅有胸痛、活动后气促。

(2) 弥漫型者有较剧烈胸痛、气促、消瘦等。

(3) 患侧胸廓活动受限，饱满，叩诊浊音，呼吸音减低或消失。

(4) 可有锁骨上窝及腋下淋巴结肿大。

3. 超声检查

(1) 局限性间皮瘤肿瘤与胸壁相连，呈圆形或扁平形，有完整包膜回声，内部为较均匀实质性低回声，基底宽，与胸壁夹角多呈钝角，有时可见小的囊性变所产生的无回声区和钙化强回声。肿瘤邻近胸膜可均匀或不规则增厚。恶性者一般轮廓不规则，内部回声不均匀。当伴有胸腔积液时，肿瘤显示更为清晰。

(2) 弥漫性恶性间皮瘤胸膜弥漫性增厚，可达膈上而包裹肺。肿瘤多呈结节或结节融合状低回声，边界不规则，与胸壁界限不清 (图 2-22)。较大者，内部回声不均匀，发生坏死、出血时可有灶性无回声区。肿瘤后部多有衰减。常伴有血性胸水。

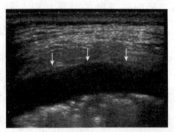

图 2-22 弥漫性恶性间皮瘤

胸膜弥漫性增厚，边界与胸壁界限不清 (箭头所示)

(二) 转移性胸膜肿瘤 (metastatic pleural tumor)

转移性胸膜肿瘤常引起渗出性恶性胸水，提示患者已有全身转移性疾病，预后极差。有三种 3 肿瘤转移至胸膜，引起恶性胸水，约占全部恶性胸水病例的 75%；肺癌 30%，乳腺癌

25%，淋巴瘤 20%。转移性卵巢癌占 6%。肉瘤，特别是黑色素瘤占了 3%。6% 有恶性胸水的患者从未找到原发癌。

1. 病理

转移性胸膜肿瘤较原发性多见，大部为血行转移，少数为邻近器官恶性肿瘤直接侵犯。原发肿瘤最多为肺癌，其次为乳腺癌、纵隔肿瘤、卵巢癌及胰腺癌等。壁脏层胸膜均可受累，转移灶常为多发性。

2. 临床表现

约 50% 胸膜转移癌的患者有恶性胸水，最常见的症状是气短。只有 25% 恶性胸水患者有胸痛，通常为钝性胸痛。有些症状与肿瘤本身有关，例如体重减轻、全身不适和厌食。约 20% 患者在出现胸水时并无症状，胸水量从少量几毫升到几升不等，使患者胸腔完全浑浊，纵隔移向对侧；如果一侧胸腔变浑而纵隔无移位，患者可能有支气管肺癌合并主支气管梗阻或肿瘤累及纵隔使其固定，或是恶性胸膜间皮瘤；如果纵隔移向胸水的一侧，说明患侧胸腔负压较健侧高，胸膜固定术再难以奏效。

在疾病发展过程中，约 50% 支气管肺癌患者合并胸水，所有细胞类型均可引起胸水，但最常见者为腺癌。肺癌患者的胸水多与原发肿瘤同侧，也有双侧者。

约 50% 乳癌转移至胸膜的患者有胸水，多出现在原发肿瘤一侧。发现原发乳癌到出现胸水的平均时间为 2 年，少数病例长到 20 年。

淋巴瘤或白血病患者的胸水可能因纵隔淋巴结受累所致，只有做纵隔 CT 检查才能发现这些病灶。

恶性胸水属渗出液，主要凭其中的乳酸脱氢酶含量来判断其为恶性，而非蛋白水平。肉眼观胸水可能为血性，但 50% 恶性胸水的红细胞计数 $< 10 \times 10^9$/L(10 000/mm^3)，其细胞分类主要是小淋巴细胞，其他如多核细胞或中性粒细胞，嗜酸细胞不常见。约 15% 恶性胸腔积液患者的胸水中的葡萄糖含量降至 3.3 mmol/L(60 mg/dl) 以下，pH 值也低而乳酸脱氢酶水平较高，这些患者常有一巨大肿瘤在胸腔内，预后差，平均生存时间为 1 个月。10% 恶性胸水的淀粉酶升高，但这些患者的原发肿瘤通常不在胰腺。

3. 超声检查

转移性胸膜肿瘤的声像图显示，肿瘤通常位于脏层及 (或) 壁层胸膜表面，单发或多发。多合并胸水，呈结节样或乳头状，内部回声为低 - 中等回声，胸膜侧基底宽，与胸膜呈钝角，也可表现为局部胸膜明显不均匀增厚，表面不光整，向胸腔内凸出。彩色多普勒检查肿瘤内多能检测到血流信号。转移瘤通常与周围组织边界欠清，有时可导致胸膜粘连。

(三) 胸膜局限性纤维性肿瘤

局限型胸膜间皮瘤以往习惯称为良性间皮瘤，目前被称为局限性胸膜间皮瘤，或局限型间皮瘤，但局限性胸膜间皮瘤 (局限型间皮瘤) 包括良性及恶性两类。也有人提出良、恶性局限型纤维瘤为两类不同组织来源的肿瘤。

1. 病理

胸膜局限性纤维性肿瘤 (localized fibrous tumor of pleural，LFTP) 起源于间皮下结缔组织，66% ～ 80% 来源于脏层胸膜。

2. 临床表现

临床上一般无临床症状，少数也可出现胸部症状，如胸痛、呼吸困难等。

3. 超声检查

声像图上显示为紧贴胸膜的实性低回声结节，多呈圆形或椭圆形，较小者内部回声均匀，较大者内部回声不均匀，发生坏死、出血时可见灶性无回声区，良性者边界清晰，恶性者呈侵袭性生长，一般无钙化，部分肿瘤合并同侧胸腔积液。

4. 临床价值

胸膜肿瘤，声像图均缺乏特异性，应与包裹性胸腔积液，石棉肺的胸膜斑和弥漫性胸膜增厚、恶性淋巴瘤等鉴别。定性诊断需依靠超声引导下穿刺活检。

九、肺肿瘤

在肺肿瘤的影像学诊断中，超声是一种有价值的补充方法，超声对肺肿瘤的诊断有助于判断病变性质、对肿瘤进行分期、引导穿刺活检、评估外科手术及监控治疗效果。

（一）肺癌 (bronchogenic carcinoma)

肺癌是一种常见的肺部恶性肿瘤，绝大多数肺癌起源于支气管黏膜上皮。指的是肺部组织内细胞生长失去控制的疾病。这种细胞生长可能会造成转移，就是侵入相邻的组织和渗透到肺部以外。

1. 病理

根据肺癌细胞的分化程度、形态特征，将肺癌分为鳞状上皮细胞癌（简称鳞癌）、未分化小细胞癌、未分化大细胞癌、腺癌、混合型肺癌等，其中鳞癌最常见，约占50%，其次为腺癌、小细胞未分化癌，小细胞未分化癌是恶性程度最高的肺癌。根据肿瘤发生部位将肺癌分为中央型、周围型和弥漫型三类，中央型是指癌肿发生在段支气管以上的支气管，即发生在段支气管和支气管的肺癌；周围型是指发生于段支气管以下的支气管的肺癌；弥漫型指癌肿发生于细支气管或肺泡，多弥漫地分布于两肺。

2. 临床表现

肺癌的临床表现比较复杂，症状和体征的有无、轻重以及出现的早晚，取决于肿瘤发生部位、病理类型、有无转移及有无并发症，以及患者的反应程度和耐受性的差异。肺癌早期症状常较轻微，甚至可无任何不适。中央型肺癌症状出现早且重，周围型肺癌症状出现晚且较轻，甚至无症状，常在体检时被发现。肺癌的症状大致分为：局部症状、全身症状、肺外症状、浸润和转移症状。

3. 超声检查

肺癌的声像图所见：

(1) 肺癌肿块呈结节状或不规则类圆形图案块，内部呈实质性弱回声或等回声多见，轮廓清晰（图2-23）。腺癌多呈弱回声或等回声，较均匀；鳞癌多较大，强弱不均；小细胞癌多呈均匀弱回声或无回声。较大肿瘤或合并出血坏死者，则内部回声不均匀，并可见内壁不光滑的无回声区。与支气管相通的空洞，有时在无回声区中，可见不规则点状强回声。

(2) 肿瘤对胸膜、胸壁侵犯程度，是临床分期、判断手术适应证、决定治疗方式、判定预后的依据。在声像图上，仅脏层胸膜受累，肺胸膜线状回声中断、增厚或消失，呼吸时肿瘤尚可随肺移动。肿瘤累及壁胸膜有粘连或侵犯胸壁时，肿瘤与胸壁分界不清，呼吸时肿瘤与胸壁同步运动或无活动 (表 2-5)。

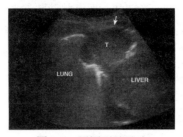

图 2-23 周围型肺腺癌

肿瘤呈均匀低回声，类圆形，与肺胸膜相连，但胸膜光滑、连续 (箭头所示)LWER：肝；T: 肿瘤；LUNC: 肺

表 2-5 肺癌胸壁侵犯分期及超声征象

分期	病理所见	超声征象
P0	癌组织未达肺胸膜表面	肿瘤表面有非含气肺组织且不与胸膜连续
P1	癌组织已达肺胸膜	肿瘤与肺胸膜相连，但胸膜平滑、连续、无增厚及纤维素形成
P2	癌组织超越肺胸膜表面	肺胸膜回声中断、缺损、增厚、有纤维素沉着，但呼吸时肿瘤可移动
P3	癌组织侵入壁层胸膜及相邻胸壁和纵隔脏器	肿瘤与壁层胸膜粘连，胸膜回声消失、增厚、呼吸时肿瘤移动受限或消失

(3) 中心型肺癌超声检查：一般较困难，当肿瘤引起叶、段支气管阻塞时，以实变肺为超声窗，常可显示肿瘤。声像图上肿瘤呈结节状、团块状或形态不规则状，内部呈实质性弱回声，分布均匀或不均匀，边界多较清晰，位于实变肺近肺门的一端。左侧中心型肺癌，肿瘤团块有时在左室长轴及胸旁四腔观上，于左房后上方出现实质性肿块，内部均匀或不均匀，左房受压，后壁向腔内隆起成弧形。肿瘤阻塞的外周肺实变内可显示扩张增宽的支气管液相，肿瘤压迫肺门部可见肺内动脉支扩张，彩色多普勒可显示高速血流。合并中 - 大量胸水时，中心型肺癌位于肺门部的肿块更易被显示。

(4) 膈肌附近：肺底部肺癌于肋缘 (剑突) 下探测，在膈肌的条带状回声上方，可见边界清楚的弱回声实质肿块，内部均匀或不均匀，形态不定。胸膜未被波及时，膈肌回声带光滑、平整；肿瘤侵及胸膜及膈肌时，出现局限性增厚膈回声带中断缺损，深呼吸肿瘤随膈一起活动。可有局限性肺底积液无回声区。

(5) 彩色多普勒超声检测：肺癌病灶内部及周边可检出低速、低阻有搏动性血流、连续性低速血流或出现动静脉瘘血流信号，部分血流可伸向肿瘤内。

(6) 超声造影检查：由于肺脏双重血供的起源不同，超声造影剂的到达时间也有差别。正常人右心在注射造影剂后 1 ～ 5 秒开始显影 (提示肺动脉期)，而左心在 8 ～ 11 秒开始显影 (提示支气管动脉期)，因此病灶内造影剂的增强时间小于 6 秒常提示肺动脉供血，相反大于 6 秒提示支气管动脉供血。病灶的增强程度以脾脏增强程度为参照，高于其增强程度定义为明显增强，反之为轻微增强。

由于肺癌的血供主要来源于支气管动脉，偶有肺动脉参与供血，因此肺癌在"肺动脉期"呈无或轻微增强，而在"支气管动脉期"呈轻微或明显增强，该特征性表现是超声造影诊断肺癌的重要依据。造影动态增强后主要表现为肺癌内部及边缘的新生血管走行扭曲、紊乱，呈典型"螺旋状"。这些新生血管的生成与肿瘤增强程度密切相关，研究表明腺癌增强程度高于鳞癌。

(7) 食管内镜：超声用于判定肺癌淋巴结转移和中心性肺癌对邻近大血管的浸润程度。声像图上，可见血管受压变形，肿瘤浸润和包绕血管，血管搏动和呼吸时，血管与肿瘤间的滑动消失。肺门周围及纵隔淋巴结肿大。

4. 临床价值

超声对早期肺癌、弥漫性及中心性肺癌难以显示。此外，胸骨和肩胛骨等的掩盖区、纵隔胸膜、脊柱旁深部等区域也是超声检查的盲区。唯有对邻近胸壁的周围型肺癌，肿瘤与脏层胸膜间肺组织较薄 ≤ 1.0 cm，或发生阻塞性肺实变，以及合并胸水者，超声才能显示出肿瘤病灶。CDFI 对判定肿瘤的良恶性、观察肺癌化疗及放疗疗效有重要意义。目前临床上仍需依靠穿刺活检明确病理性质，超声引导下肺占位病变的活检操作简便，能避开支气管、血管，成为更安全有效的方法，临床有较高的实用价值。

(二) 肺错构瘤 (hamartoma)

肺错构瘤是正常肺组织结构在胚胎发育过程，错乱组合过度生长形成的瘤样畸形，是常见的肺部良性肿瘤，生长缓慢极少恶变。

1. 病理

肺错构瘤多发生在胸膜下肺表浅部位，呈球形、椭圆形，有完整的包膜，质硬，易与周围肺组织分开。肺错构瘤的直径 0.5 ～ 12 cm，多数小于 3 cm。肿瘤剖面呈灰白色，质硬，有黏液和囊腔。主要成分有软骨、腺体、平滑肌、脂肪及纤维组织等。肿瘤可发生钙化，多位于中心，分布较均匀，此种钙化结构常像爆米花样或核桃肉样。

2. 临床表现

发病年龄为 30 ～ 60 岁，男稍多于女。肺错构瘤生长缓慢且多位于肺的外周，一般无症状，多在健康检查胸部 X 线透视时发现。有症状者常表现为咳嗽、咳痰、咯血、气短、胸痛、发热等症状。主支气管、肺叶支气管，尤其是隆嵴部位的错构瘤，出现症状较早，常伴有喘鸣，甚至引起严重呼吸困难和发绀，被误诊为哮喘。位于肺叶或主支气管内的肿瘤造成管腔狭窄、部分梗阻，引起继发感染，患者多因急性或慢性肺化脓症就诊。

3. 超声检查

肺错构瘤的声像图显示，肿瘤呈均匀或不均匀性低回声，中心部可有条束状高回声，肿瘤的边界清晰光滑、整齐，有时边缘可见钙化，呈圆形或椭圆形，后部回声减弱，很少侵犯胸壁 (图 2-24)。纤维型错构瘤，可有囊性变，出现不规则无回声区。应与炎性假瘤、结核瘤、肿瘤等鉴别。

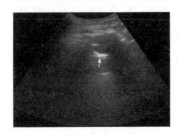

图 2-24　肺错构瘤

肿瘤呈圆形，内部回声均匀，边缘可见钙化（箭头所示）

（三）先天性肺囊肿（pulmonary cyst）

先天性肺囊性病是较少见的先天性肺发育异常。其病理分类和命名比较混乱，意见不一，以往统称先天性肺囊肿，现在比较一致地称为先天性肺囊性病，包括支气管源性囊肿（肺囊肿）、肺泡源性囊肿、肺大叶气肿（肺大疱）、囊性腺瘤样畸形和先天性囊肿性支气管扩张等。

1. 病理

先天性肺囊肿，一般为先天性支气管潴留性囊肿，可分为单房或多房性，囊液澄清或为血性，囊壁菲薄，表面光整，内层有纤毛上皮或柱状上皮细胞被覆，外层有腺体、平滑肌、软骨和纤维组织。一般囊肿不与支气管相通。

2. 临床表现

小的支气管囊肿在临床上不呈现症状，仅在胸部 X 线检查或尸检时才被发现。一旦囊性病变与小支气管沟通，引起继发感染或产生张力性气囊肿、液囊肿、液气囊肿或张力性气胸等压迫肺组织、心脏、纵隔和气管移位时，就可出现症状。

(1) 婴幼儿期：张力性支气管源性囊肿、肺大叶气肿和肺大疱较多见。临床上常呈现胸内张力性高压症状，表现为呼吸急促、发绀或出现呼吸窘迫等症状。体检见气管移向对侧，患侧叩诊鼓音，呼吸音降低或消失。胸部 X 线片显示患侧肺囊性病变引致肺不张，纵隔、气管移位，并可呈现纵隔疝和同侧肺不张，病情危急，不及时诊断和治疗，可因呼吸衰竭死亡。

(2) 儿童期：较多见的为支气管源性囊肿。临床表现为反复肺部感染。患者常因发热、咳嗽、胸痛就诊。症状类似支气管肺炎。

(3) 成人期：多见于后天继发性肺大疱和支气管源性囊肿。临床表现均因继发感染出现症状，如发热、咳嗽、脓痰、咯血、胸闷、哮喘样发作、劳累性气促和反复出现气胸等症状。需与肺脓肿、脓胸、支气管扩张、肺结核空洞和肺部肿瘤等鉴别。

3. 超声检查

较大的邻近胸壁的囊肿，声像图上，囊肿呈圆形，边界清楚，内部为无回声区，囊壁光整回声较高，后壁回声增强。与支气管相通的含气囊肿，上部可见强烈气体回声，下部为液体无回声区。合并感染时，与肺脓肿相似，囊肿壁增厚，内部回声不均匀。

（四）肺包虫囊肿病

肺包虫囊肿病（肺棘球蚴病）是全身性寄生虫病，是由细粒棘球绦虫（犬绦虫）幼虫（棘球蚴）在肺内寄生所致的囊肿性疾病，人畜共患，主要流行于畜牧业发达的地区，几乎遍及世界各地，特别是澳大利亚、新西兰、南美洲等，我国主要分布在甘肃、新疆、宁夏、青海、内蒙古、西藏等省区。分 2 种类型：一种是由细粒棘球蚴引起的单发性包虫囊肿病；另一种是由多房性或泡状棘球蚴所致的泡状棘球蚴病。细粒棘球绦虫最为常见，可发生于人体任何脏器和组织中，其引发包虫囊肿病。

肺包虫囊肿病潜伏期很长，常于感染后 5 年左右发病，有的长达 20 年，甚至 30 年以上。患者多在儿童期感染，至成年后才产生症状，是一种病程极其缓慢的寄生虫病。肺棘球蚴囊肿的发病年龄约 80% 在 40 岁以下，男女之比约为 2：1。早期患者一般无明显症状，多于常规体检时发现。多数患者感染后至囊肿逐渐长大引起压迫或并发炎症时，可出现咳嗽、咳痰、胸痛、咯血等症状。部分患者有全身中毒和过敏症状，包括发热、乏力、食欲缺乏、荨麻疹、哮喘等。患者多数无明显阳性体征。较大囊肿可引起胸廓畸形，多见于少年儿童。

1. 病理

本病见于我国西北，系感染犬棘绦虫蚴所引起，好发于右肺下叶，易破入支气管合并感染。

2. 临床表现

患者一般无症状，继发感染时则有发热、咳嗽、胸痛等症状。

3. 超声检查

肺包虫囊肿多为圆形、卵圆形，边界清晰，囊壁厚而规则，典型时见环形强回声钙化，囊肿随呼吸稍有变形。常为多房性，并可见"囊中囊"，也称"母子囊"。囊内多为无回声液性暗区，内可见强回声漂浮物系脱落的囊壁组织，与支气管相通时，囊内可见气体反射。破入胸腔则可见部分囊壁残缺，胸腔内大量胸水伴点片状强回声。

（五）支气管腺瘤

支气管腺瘤 (bronchial adenoma) 为起源于支气管黏液腺体、腺管上皮或黏膜下的 Kulchitsky 细胞的一组良性肿瘤，但有恶变倾向。常发生于 30 ～ 50 岁，平均 45 岁。男女发病率相仿。手术切除是目前治愈各型支气管腺瘤唯一的方法。

1. 病理

支气管腺瘤为良性肿瘤，有恶变倾向。病理分类癌型和唾液腺型，前者多见。好发于大支气管，右侧多于左侧，多数患者可以在支气管镜下探及。约 3/4 属于中央型支气管腺瘤，1/4 属于周围型支气管腺瘤。

2. 临床表现

支气管腺瘤的确诊年龄较支气管癌早。症状随肿瘤生长部位和支气管腔有否阻塞，局部浸润和远处转移而异。

3. 超声检查

周围型支气管腺瘤位于胸膜下时超声可显示，呈圆形，可有浅分叶，内部回声多为均质等回声，多无钙化，后壁回声清楚，多无衰减。恶变时，包膜不完整，内部回声不均质。中央型支气管腺瘤只在伴有肺实变时才可被超声探及，腺瘤向支气管内呈息肉样生长，超声可观察其形态及大小。

十、肺炎症性病变

(一) 肺脓肿 (lung abscess)

肺脓肿是由于多种病因所引起的肺组织化脓性病变。早期为化脓性炎症，继而坏死形成脓肿。多发生于壮年，男多于女。根据发病原因有经气管感染、血源性感染和多发脓肿及肺癌等堵塞所致的感染。肺脓肿也可以根据相关的病原进行归类，如葡萄球菌性、厌氧菌性或曲霉菌性肺脓肿。自抗生素广泛应用以来，肺脓肿的发生率已大为减少。

1. 病理

肺脓肿是肺的化脓性炎症，发生坏死、液化形成的，浓汁形成后积聚于脓腔内，张力增高，最后破溃到支气管或胸膜腔内，前者咳出大量浓痰，空气进入脓腔，形成脓气腔；后者产生脓气胸。邻近肺边缘的脓肿，常发生局限性胸膜炎，引起胸膜粘连和渗出。

2. 临床表现

(1) 症状

1) 急性吸入性肺脓肿起病急骤，患者畏寒、发热，体温可高达 39℃～40℃。伴咳嗽、咳黏液痰或黏液脓痰。炎症波及局部胸膜可引起胸痛。病变范围较大，可出现气急。此外，还有精神不振、乏力、胃食欲缺乏。7～10 天后，咳嗽加剧，脓肿破溃于支气管，咳出大量脓臭痰，每日可达 300～500 mL，因有厌氧菌感染，痰有臭味，静置后分为 3 层，由上而下为泡沫、黏液及脓渣，脓排出后，全身症状好转，体温下降，如能及时应用有效抗生素，则病变可在数周内渐好转。有时痰中带血或中等量咯血。如治疗不及时不彻底，病变可渐转为慢性。有的破向胸腔形成脓气胸或支气管胸膜瘘。

2) 慢性肺脓肿有慢性咳嗽、咳脓痰、反复咯血、继发感染和不规则发热等，常呈贫血、消瘦等慢性消耗病态。

3) 血源性肺脓肿多先有原发病灶引起的畏寒、高热等全身脓毒血症的症状。经数日至两周才出现肺部症状，如咳嗽、咳痰等。通常痰量不多，极少咯血。

(2) 体征：与肺脓肿的大小和部位有关。病变较小或位于肺脏的深部，可无异常体征。病变较大，脓肿周围有大量炎症，叩诊呈浊音或实音，听诊呼吸音减低，有时可闻湿啰音。血源性肺脓肿体征大多阴性。慢性肺脓肿患者患侧胸廓略塌陷，叩诊浊音，呼吸音减低。可有杵状指（趾）。胸廓也有塌陷畸形，活动差。

3. 超声检查

肺脓肿的声像图显示，早期脓肿病灶呈类圆形，边界不清，内部呈不均匀弱回声，并可见含气小支气管强回声。坏死液化，脓肿形成后，病灶中心部可见不规则无回声区，脓腔周围回声增高，有纤维包膜形成时，边界回声较清楚。脓肿与支气管相通时，脓肿上方可见气体为强回声反射，下方可见浓汁及坏死物质为弱回声的分层现象。合并胸膜腔积液或脓胸时，则可见胸膜增厚及包裹性或游离性液性暗区。超声引导下抽吸获取样本进行病原学检查具有重要意义。

(二) 肺结核 (pulmonarytuberculosis)

结核病是由结核分枝杆菌引起的慢性传染病，可侵及许多脏器，以肺部结核感染最为常见。排菌者为其重要的传染源。人体感染结核菌后不一定发病，当抵抗力降低或细胞介导的变态反应增高时，才可能引起临床发病。若能及时诊断，并予合理治疗，大多可获临床痊愈。

1. 病理

肺结核是常见的肺部疾病，结核病灶以慢性增生、渗出和肉芽肿型病变为特征，继之发生干酪样变、液化及空洞形成。并可继发胸膜炎和其他器官结核。

2. 临床表现

有较密切的结核病接触史，起病可急可缓，多为低热 (午后为著)、盗汗、乏力、食欲缺乏、消瘦、女性月经失调等；呼吸道症状有咳嗽、咳痰、咯血、胸痛、不同程度胸闷或呼吸困难。

3. 超声检查

(1) 结核瘤声像图上，多显示为不均匀实质性团块，呈圆形或椭圆形，轮廓较清晰，边缘光整，周边部回声较强，中心部分干酪样呈弱回声。空洞液化部分为无回声区，并有较厚的弱回声壁。有钙化的结核瘤，可见点状强回声。

(2) 干酪性肺炎声像图上，病灶区显示为较均匀弱回声，病灶内可见含支气管的管状或点状强回声 (图 2-25)。

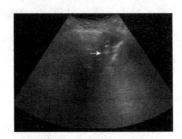

图 2-25 干酪性肺结核

病灶显示为较均匀的弱回声，内有点状强回声 (箭头所示)

(3) 慢性纤维空洞型肺结核病灶区呈不规则回声，强弱不等，空洞内显示为强烈气体回声。病灶边界不清，常可见胸膜增厚。心脏向病灶侧移位，双侧肺受损，常有右心系统内径增大、肝瘀血、肝静脉增宽等改变。

4. 临床价值

肺结核的诊断，主要依赖 X 线、CT 检查。超声检查对某些类型结核也只是起辅助诊断作用，如大片的干酪性肺炎、慢性纤维空洞型结核、接近胸壁的结核瘤、合并胸腔积液的浸润型结核和结核性胸膜炎等。

(三) 肺炎 (pneumonia)

1. 病理

引起肺炎的原因很多，如细菌 (肺炎球菌、甲型溶血性链球菌、金黄色葡萄球菌、肺炎克雷白杆菌、流感嗜血杆菌、铜绿假单胞菌、埃希大肠杆菌、绿脓杆菌等)、病毒 (冠状病毒、腺病毒、流感病毒、巨细胞病毒、单纯疱疹病毒等)、真菌 (白念珠菌、曲霉、放射菌等)、非典型病原体 (如军团菌、支原体、衣原体、立克次体、弓形虫、原虫等)、理化因素 (放射性、胃酸吸入、药物等)。按解剖部位可分为大叶性肺炎、小叶性肺炎、间质性肺炎。按病程分为急性肺炎、迁延性肺炎、慢性肺炎。

2. 临床表现

本病起病急骤，常有淋雨、受凉、劳累等诱因，约 1/3 患者有上呼吸道感染史。自然病程7 ～ 10 天。

3. 超声检查

声像图上大叶性或肺段性肺炎显示肺实变，内部回声增强 (似肝脏回声)，边界清晰，其内可见含支气管的管状强回声 (支气管气相)(图 2-26)，后方有时出现彗星尾征和含液支气管所形成的管状无回声 (支气管液相)，以及由肺实质内残留空气所引起的散射点状强回声等三项改变，胸膜回声光滑连续或轻度凹陷，部分可有少量胸水。彩色多普勒超声检查可于支气管旁显示肺动、静脉血流图和频谱。

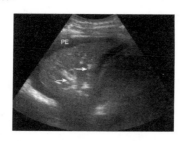

图 2-26 大叶性肺炎

肺实变，内部回声增强，似肝脏回声，其内可见含气的支气管的管状强回声 (箭头所示)，
并伴有少量胸腔积液；PE：胸水

十一、肺隔离症

肺隔离症是指一种少见的先天性肺发育畸形，由异常体循环动脉供血的部分肺组织形成囊性肿块，这部分肺组织可与支气管相通，造成反复发作的局限性感染，不相通时则不会出现任何呼吸道症状，又称为支气管肺隔离症。临床特点为存在异常动脉供血。本病治疗方法主要是手术切除病变肺组织。

1. 病理

肺隔离症为先天性疾病 (非遗传性疾病)，在肺发育过程中，连接原始主动脉与原始肺的血管未退化，高压血流压迫部分肺，影响其发育，使其发生囊性变和纤维性变，形成隔离症。

本病可分为叶内型和叶外形。叶内型与正常肺组织包裹在同一胸膜下，解剖关系密切，与支气管相通，有症状；叶外形单独包裹在其自身的异常胸膜下，与正常肺相对独立，无症状，但 50% 可合并其他畸形，如膈疝、心血管畸形、肺发育不全、脊柱畸形、食管畸形等。临床上以叶内型常见。

2. 临床表现

肺隔离症的临床症状分三类：

(1) 呼吸道症状主要发生在叶内型隔离症，临床表现为反复发作的肺部感染，咳嗽、咳痰，甚至咯血。

(2) 无症状主要在叶外形隔离症，仅在胸部 X 线片上表现为肺内肿块影。

(3) 心血管症状这种表现极少见，主要是为隔离症供血的血管对血液分流导致的心力衰竭。

3. 超声检查

只有肺外形肺隔离症可用超声诊断。声像图上，多见于左、右下叶基底段，肺实变呈类三角形低回声区，其内可见多发散在液性暗区，呈蜂窝状，有较粗伴行血管进入肿块内，类似肝实质样肿块，边界清楚，彩色多普勒血流显像，可见到异常供应动脉血流来自胸或腹主动脉即可提出拟诊。

十二、肺不张

肺不张系指一个或多个肺段或肺叶的容量或含气量减少。由于肺泡内气体吸收，肺不张通常伴有受累区域的透光度降低，邻近结构（支气管、肺血管、肺间质）向不张区域聚集，有时可见肺泡腔实变，其他肺组织代偿性气肿。肺不张可分为先天性或后天获得性两种。先天性肺不张是指婴儿出生时肺泡内无气体充盈，临床上有严重的呼吸困难与发绀，患儿多在出生后死于严重的缺氧。

（一）病理

肺不张 (atelectasis) 指全肺或部分肺呈收缩和无气状态。根据病因分类，肺不张可分为压缩性肺不张和支气管阻塞引起的阻塞性肺不张，压缩性肺不张多由大量胸腔积液、气胸、胸腔内肿瘤所致。

（二）临床表现

肺不张的临床表现主要取决于病因、肺不张程度和范围、发生的时间以及并发症的严重程度而异。发病较急的一侧大叶肺不张，可有胸闷、气急、呼吸困难、干咳等。当合并感染时，可引起患侧胸痛，突发呼吸困难和发绀、咳嗽、喘鸣、咯血、脓痰、畏寒和发热、心动过速、体温升高、血压下降，有时出现休克。缓慢发生的肺不张或小面积肺不张可无症状或症状轻微，如右肺中叶不张。胸部体格检查示病变部位胸廓活动减弱或消失，气管和心脏移向患侧，叩诊呈浊音至实音，呼吸音减弱或消失。弥漫性微小肺不张可引起呼吸困难、呼吸浅速、低氧血症，肺顺应性降低，常常是成人和新生儿呼吸窘迫综合征的一种早期表现。胸部听诊可正常或闻及捻发音、干啰音、哮鸣音。肺不张范围较大时，可有发绀，病变区叩诊浊音，呼吸音减低。吸气时，可听到干性或湿性啰音。

（三）超声检查

肺不张表现为肺内部分或完全无气体时，形成实变图像。声像图上多表现为楔形的均匀高回声区域，其形态取决于被阻塞的支气管大小和部位，压缩型肺不张可见伴有含支气管的管状强回声（支气管气相）或含液支气管的管状无回声（支气管液相）。彩色多普勒检查可清晰显示不张的肺组织内血流呈"树枝样"分布，从肺门或段支气管向外延伸。阻塞型肺不张二维声像图和彩色多普勒表现与压缩型肺不张类似，但一般无含气的支气管回声。

（李建 戈艳蕾）

参考文献

[1] 李建，戈艳蕾，贾金红 . γ - 干扰素联合肝素治疗 IPF 的疗效观察 . 河北医药杂志 2013，35(9):1378-1378.

[2] 李建，曹海涛，王红阳，等 . 超声诊断感染性心内膜炎并发肺栓塞 1 例并文献学习 . 临

床肺科杂志 .2014. 19(1):190-191.

[3] 戈艳蕾，李建，王红阳，等 . 丹红联合乙酰半胱氨酸治疗特发性间质性肺炎疗效观察 . 临床肺科杂志 .2014. 17(12):2172-2173.

[4] 戈艳蕾，李建，王红阳，等 . 钙尔奇 D 治疗 COPD 急性加重合并低血钙患者临床疗效临床肺科 .2014. 19(1):160-161.

[5] 李建，戈艳蕾，李繁丽，等 . 社区获得性肺炎住院患者病原体构成分析 . 临床肺科杂志 .2013.02

[6] 李建，戈艳蕾，王红阳 . 唐山地区老年患者超声心动图拟诊肺动脉高压现患率调查 . 临床肺科杂志 .2013. 18(8):1523-1523.

[7] 曹海涛，李建，王红阳，等 . 围手术期并发肺栓塞患者临床特征分析 . 临床肺科杂志 .2014，19(2):348-349.

[8] 戈艳蕾，李建，王红阳，等 . 维生素 D 治疗慢性阻塞性肺疾病急性加重期合并低钙血症患者疗效观察 . 中国老年学杂志 .2014，34(08):2250-2251.

[9] 戈艳蕾，刘香玉，李建，等 . 丹红注射液及肝素雾化吸入治疗间质性肺炎疗效 . 时珍国医国药 .2013，24(7):1668-1669.

[10] 戈艳蕾，刘聪辉，曹书华，等 . 老年中重度慢性阻塞性肺病伴阻塞性睡眠呼吸暂停低参通气综合征患者认知障碍与相关因子水平 [J]. 中国老年学杂志 .2014，(19):5558-5559.

[11] 戈艳蕾，刘聪辉，崔紫阳，等 . 慢性阻塞性肺疾病合并阻塞性睡眠呼吸暂停综合征患者血清 Caspase-3 和 Caspase-9 水平与认知功能障碍的相关性研究 [J]. 中国现代医学杂志 .2016，26(11):77-80

第三章 中医诊疗

第一节 呼吸系统中医病因病理

一、常见病因

（一）风

风为春令主气，然终岁常有。系由气温或气压变化引起大气流动而形成。正常情况下称之为风气，反常或逢体虚者而致病者则谓之风邪。《素问·风论》云，"风者善行而数变"，概括说明了风的基本特点是轻扬善动，急骤多变，故凡临床表现与风的特点相合，或发病前确与风的袭扰有关者，均可视为风邪致病。"风邪上受，易犯肺卫"，说明风邪致病与肺系病的形成关系较为密切。风邪四时皆可伤人，常为六淫、杂气致之先导，故有"风为百病之长"之说。常具体表现为风邪每易与他邪相合而为患，如寒、湿、热诸邪多依附风邪侵犯人体，故临床常见风寒、风热等相兼之证。若风寒犯表，症见恶寒发热，无汗不渴，头身疼痛，咳嗽痰稀，鼻塞流涕，苔白脉紧等。若风热侵袭肺系，症见发热微恶风寒，有汗口褐，咽喉肿痛，咳嗽痰稠，鼻涕黄稠，苔黄脉数等。呼吸系统疾病中因风寒或风热兼邪为病者最为常见，如急性上呼吸道感染、急性咽喉炎、急性扁桃体炎、各种肺炎等。

风邪之性属阳，具有易袭肺卫、轻扬开泄的致病特点。风为邪，其性轻扬，具有升发、向上、向外、主动等特征，故属阳邪。以其同类相求则阳邪易伤阳位，故最易侵袭人体头面、肺卫、肌表、阳经等在上在表之部位。又因其性升发、轻扬向外，故易致腠理开泄，卫阳失司而津液外泄。所以呼吸系统病因风邪而致者尤其多见，临床常表现为头项强痛，鼻塞流涕，头面微肿，喉肿咽痛，恶风，发热，汗出等症状。

此外，风性善行、数变及风性动摇振掉的致病特点，亦可表现于呼吸病的某些急症或变证中。如肺炎链球菌肺炎、金黄色葡萄球菌肺炎，大多起病急骤、入里迅速，甚者可直陷心包，而见神昏、厥脱、循环衰竭等危重症。

（二）寒

寒为冬令主气，系指自然界气温偏低而言。寒气本为自然界正常气温现象，然一旦气温骤降、寒冷太过，超出人体的适应能力；或天时应暖而反寒，或偶处高寒之地，或贪凉饮冷，且又适值人体正气偏虚，即可导致人体感寒病生。寒与热相较而言，则热为阳而寒为阴，且寒邪凝滞收引、澄澈清冷，与水同类，故属阴邪。阴邪伤人，阳气御之，而阳气在抗御外来之寒邪的同时，必然造成自身的耗损，故说寒邪易伤人阳气。如外寒袭表，卫阳被遏，则见恶寒、发热、无汗等症。若过度饮食寒凉，必损伤脾肺之阳气，而症见咳嗽痰白而稀，或背部恶寒，即所谓"阴盛则阳病"。外寒伤人阳气，若失于调治，必致人体阳气日损而终成内寒之证。而平素阳气不足之人则又易为外寒所伤。又寒邪耗伤阳气，阳气失于温照或运化无力，水液代谢失常，可致水湿、痰饮内停之症丛生。

寒邪收引凝滞、主痛。系指寒气具有使水或物体凝结收缩的特性。如水得寒而为冰，物体遇寒则收缩等。寒邪若伤人亦常表现为这一特点。正常情况下，气血的运行有赖阳气的推动和温阳作用，故有"血得温则行，得寒则凝"之说。如寒邪伤表，毛窍收敛，腠理闭塞，卫阳郁遏，临床可见恶寒发热，无汗脉紧等症。又寒邪伤人，若凝滞血脉，致血行不畅，筋脉挛急，而临床表现为各种痛症。就肺系病而言，主要表现为外感的头身痛及胸痛等。如上呼吸道感染、肺炎链球菌肺炎等。

寒性澄澈清冷，其致病则表现为排泄物清冷稀薄。诸如痰液清稀或涕稀如水，不为外感风寒，便是肺卫阳虚。咳痰稀薄，或为外寒束肺，或肺脏虚寒。呼吸病因外寒或内寒而致者较为多见。如过敏性鼻炎、慢性支气管炎、支气管哮喘、阻塞性肺气肿、慢性肺源性心脏病等。

（三）湿

湿为长夏主气，系指空气中湿度偏重而言。虽以长夏之季易感，然若天气阴雨连绵、地域卑下、久居水湿或水上作业或涉水淋雨等，亦可致湿邪伤人为病。湿邪亦有内外之分。一般而言，湿邪致肺系病，以内湿为主。如脾湿生痰，凡肺之痰饮皆与之相关。湿与水同类，有形有质，且其性重着黏滞趋下，故居阴邪。湿性黏腻滞着，易壅遏气机，在呼吸病中可表现为胸部痞闷、头重如裹、痰黏不易咯出、鼻涕黏腻不爽等。湿为阴邪，最易困阻脾阳，脾阳失运，水湿停聚，成痰成饮，表现于肺则为痰多、饮停胸胁等。如慢性支气管炎、胸膜腔积液等。脾失健运，水湿内渍，泛溢肌肤，可见面浮肢肿、双下肢凹陷性水肿等。如肺源性心脏病合并心衰等。湿性重着，意指沉重、秽浊。肺系病中主要表现痰液、鼻涕稠浊或秽浊。

（四）热

热为夏令之主气，即自然界气温或温度偏高。虽于夏季易感，然若春温而热、秋凉而温燥、冬寒而反温，亦可致热邪感人生病。或有素嗜辛辣烟酒，或痰湿、瘀血积久化热，均可形成内热之证。各种肺炎、急性鼻炎、咽喉炎、扁桃体炎、急性气管或支气管炎等因热邪所致者甚为多见。

热与寒相较而言，其性躁动向上，故属阳邪。火热之性灼热，且热蒸于内迫津外泄，必致阴液耗伤，所谓"阳胜则阴病"。津液外泄而气常随液耗，或津液既亏，气无以化生，从而导致正气虚损。所以临床上火热之邪为病，除表现为发热或高热、恶热等一派热象外，往往伴见咽干、口舌干燥、喜饮、尿赤、便秘及少气懒言、倦怠乏力等气阴两伤之证。各种急性发热性呼吸病，如肺炎链球菌肺炎、葡萄球菌肺炎、军团病肺炎、肺脓肿等，其疾病进展过程中常会出现因热邪而致气阴两虚之证。

心令主夏，其气为热，心主血，故火热之邪每易伤入营血，迫血妄行，而见咯血、衄血之症。如鼻衄及肺结核、支气管扩张咯血等。热邪不仅可以迫血妄行，而且可以腐败血肉而为痈脓，如肺病中的肺脓肿、脓胸、化脓性扁桃体炎。温热之邪为病还具有发病急骤、传变迅速、变化多端的临床特点。临床表现为邪在卫分时间短暂，很快即传入气分，甚或直犯营血，灼伤营阴，扰乱心神。如肺炎链球菌肺炎，初起恶寒发热，很快即高热不恶寒，甚则病情迅速恶化而出现烦躁、嗜睡、意识模糊、面色苍白等厥脱危象。

（五）秋燥

燥为秋季主气，系指空气中湿度小而言。若于秋令感邪生病，则多系燥邪所致。凡秋初夏热之气犹未尽退，且久晴无雨，秋阳以暴，多为燥与热相合客犯人体，其病则属温燥。凡深秋近冬之际，秋风肃杀，燥邪常与寒邪合犯人体，其病便是凉燥。燥胜则干，易伤津液。燥与湿相对而言，燥是空气中含水分不足，而湿则正好相反；系指空气中含水汽有余。燥既为水分不足，实与干涩同义，干涩枯涸必然易伤机体之津液。津液亏损，皮毛肌肤失于濡润，脏腑孔窍无以滋养，则表现出干涩、干燥、津液不足的症状和体征。如皮肤干涩，鼻干咽燥，口唇燥裂，舌干少津，小便短少，大便干结等。燥为秋令主气，其气与肺相通。肺为"娇脏"，其性喜润恶燥，且燥邪伤人多从口鼻而入，故燥邪最易伤肺。燥邪伤肺，致肺燥津伤，使肺之宣发肃降功能失职，从而见干咳少痰，或痰黏难咯，或痰中带血以及喘息胸满等症，如发生于秋季的上呼吸道感染、支气管炎、支气管扩张等。

二、病理特点

(一) 肺为娇脏外邪易侵

肺位最高故称华盖，肺叶娇嫩而有娇脏之名。因其为华盖，且主皮毛而开窍于鼻，凡外邪袭入，不从皮毛而客，必由鼻窍而入，故六淫外邪最易侵袭肺卫。又肺为清轻之地，最不耐外邪(包括六淫、毒气、烟雾、粉尘等)之侵扰。如人稍遇刺激性之气味或烟雾，即发生咳嗽或呛咳，这是肺为娇脏的又一明证。

以六淫外邪为例，凡风寒、风热、风湿、燥邪皆可犯肺。若风寒束表致肺卫失宣，则见恶寒发热，头身疼痛，咳嗽，鼻塞流涕等。若风热犯肺致肺失宣肃，其症便见恶寒发热，咽喉疼痛或肿痛，口渴有汗，咳嗽痰黄等。若燥邪犯肺则最易损伤肺津，除见发热微恶风寒外，还可见咽干鼻燥，干咳无痰，或痰黏难咯，甚或喘息胸痛。若就温热邪气而言，亦有"温邪上受，首先犯肺"之说。以其风温邪热犯肺、外则卫气郁阻，皮毛开合不利；内则肺气不宣，肃降失职，故见发热微恶寒，咳嗽或胸痛等肺卫失宣之证。如急性支气管炎、肺炎链球菌肺炎、病毒性肺炎等与风温为病有关。

(二) 易虚易实易寒易热

肺主一身之气，为宗气生成之所。宗气走息道而助呼吸，且能贯心脉而行气血。脾胃所化的营卫之气和肺所吸入之清气相结合，才能发挥濡养五脏六腑四肢百骸之作用，故人体中营养物质的生成和输布，均有赖肺主气功能的正常。

若咳喘既久、形劳太过或脾胃化源不足，均易引起肺气虚弱之证。然肺气既虚，必宗气生成不足，宗气虚则一身之气也虚，且无以司呼吸，症见气短不足以息，遇劳加剧，咳声不扬，咯痰无力，声低息微，神疲乏力等。如慢性支气管炎、肺气肿、肺心病、肺结核等。肺性喜濡润而恶燥，故其阴津最易为伤。凡痨损久咳，邪热久恋，燥邪所伤，内火郁积等，皆可耗伤或灼伤肺阴。然肺阴既亏，常必致阴虚火旺，而火旺又反耗肺阴，故呼吸系统疾病中肺阴亏虚之证尤为常见。临床除见干咳无痰，或痰少而粘，或痰中带血，口干咽燥，声音嘶哑等症外，还可见一派虚火内炽之象，如午后潮热，颧红盗汗，五心烦热，脉细数等。肺结核、肺癌等常见此症。肺系病以肺之气阴虚多见，而肺脏虚寒证亦可见。这是因为肺易受寒邪所侵，加之又易成气虚之证，寒邪伤人易损阳气，而气虚日久亦易发展成阳气不足之虚寒证，故肺病中肺脏虚寒证亦不少见。肺脏虚寒证除见气虚表现外，主要兼见形寒肢冷、鼻涕清稀如水、咳嗽痰液稀薄等，如肺痿即以肺脏虚寒为基本病理变化。

肺主宣发肃降，无宣发则无以肃降，失于肃降则宣发不能，两者相反相成。外邪束表犯肺，肺失宣肃，其气闭郁而不得宣散，则可致风寒或风热在表之邪入里从火热之化，而成肺热壅盛之实证。然痰瘀郁闭肺气，久而化火；或素嗜辛辣烟酒热物，火热郁积于肺等，亦可形成火热壅肺之实证。由于邪热壅肺致肺之宣肃无权、气逆于上，故临床见喘息气粗，痰黄质稠，壮热口渴，咽喉肿痛，或张口抬肩，或鼻翼翕动等。如急性支气管炎、急性肺炎、急性咽喉炎及扁桃体炎等。若火灼肺络，还可见咯血、衄血，如支气管扩张、鼻出血等。或火热炽盛，肺络瘀阻，热壅血瘀，蕴酿成痈，症见胸部隐痛，咳唾脓血或咳痰腥臭如米粥，如肺脓肿。肺病易成实证的另一面，即是常易成痰浊阻肺和饮停胸胁之实证。

肺主肃降的另一意义，就是通调水道。水道通调则肺内清中之浊可下输膀胱。若肺失肃降，水道不得通调则清中之浊不能下输，必积于肺中便成痰成饮。痰浊阻肺，气道不畅，则症见咳喘、气促、痰多等。急性支气管炎、支气管哮喘、肺炎等可见。若饮停胸胁，气机受阻，症见胸胁胀满疼痛、动则加剧等，如渗出性胸膜炎。

肺为娇脏不仅体现为外邪易侵，亦表现在肺系病易形成寒证、热证的病理特点。风寒易侵而外寒之证易见，肺气易虚则内寒之证易成；肺气易郁闭不宣，外邪易入里化热，又痰浊瘀血郁积，亦易从热化。故言肺系病具有易寒易热的病理特点。

（三）宣降失常气易上逆

宣降失常是肺系病的基本病理变化，而肺气上逆则是这一病理变化的必然结果。临床常表现为咳、喘、哮等证。肺主气除表现在宗气的生成方面外，还体现在对气机升降的调节，而气机的升降则以宣发肃降为基本形式。又肺司呼吸亦与宣发肃降的功能密切相关，宣之则呼，肃之则吸，故宣肃正常则呼吸平稳。

凡外邪束肺，痰饮、瘀血、粉尘，皆可致肺气闭郁而使肺气失宣；若脏气受损，纳气功能减退，则可致肺失肃降。肺失宣发与肺失肃降往往同时并见，很难截然分开，然两者均可产生肺气上逆的病理结果。临床上凡肺气上逆表现为咳嗽声洪、喘息气粗等肺气郁闭之实证，可认为系由肺气失宣所致；若肺气上逆表现为咳声不扬、气短息微、动则气促等肾不纳气虚证，则视为肺失肃降。肺失宣肃还可影响肺参与水液代谢的能力。肺的宣发功能失常，营卫气血不能正常输布，不仅可致肺卫功能下降，还可导致水液泛溢肌肤，而见面浮肢肿之症。若肺的肃降失司，则不能正常通调水道，致水液（清中之浊）停蓄肺中而成痰饮，从而引起各种肺系病证。

（四）虚实夹杂痰瘀互结

肺系病不仅易虚易实，而且具有易形成虚实夹杂证的病理特点。如肺卫功能低下者，易为外邪所侵；外寒闭肺，可致肺气不足；而肺气不足，既可聚湿生痰成饮，又可使血行不畅，而成血瘀之证；外感邪热入里或痰饮瘀血化热，易耗伤肺津；而肺之津液不足，虚火内炽，则可煎熬津液而成痰等。

肺朝百脉，主生成宗气，宗气贯心脉而行气血，若外邪、痰饮、虫毒、粉尘等闭郁肺气，致肺生成宗气能力下降，则不能正常推动血液的运行，而使肺部血液发生淤积。由于在病理上，肺为"贮痰之器"，痰性黏腻，每易与淤积之血液相互交结，而成痰瘀交阻之证。各种急慢性肺部病证均具有这一病理特点，而其中尤以肺癌、肺心病等最为突出。

（郑德松 李建 戈艳蕾）

参考文献

[1] 郑德松，董静，刘国荣.不同针刺方案在中风痉挛性偏瘫康复治疗中的研究进展.现代中西医结合杂志.2017，26（1）:109-111.

[2] 郑德松，赵岩，李旗，等.复式针刺补泻对臀大肌挛缩术后髋关节和膝关节屈伸角度的影响.针灸推拿医学 J. Acupunct. Tuina. Sci. 2015，13 (1): 58-62

[3] 郑德松，李旗，田福玲，等.黄芪穴位注射配合药物吸入治疗支气管哮喘急性期临床观观察.辽宁中医药大学学报.2014 年 11 月第 16 卷第 11 期 2014，16（11）：65-67.

[4] 郑德松，董静.火针与温针灸分别联合推拿治疗膝骨性关节炎临床研究.中医药导报.23（23）：75-78.

[5] 郑德松，李旗，田福玲，等.消毒愈肌膏对大鼠糖尿病足溃疡组织 BMP-9、TGF-β1 表达的影响.北京环球中医药.2013，6（7）：485-487.

[6] 郑德松，赵岩.针刺治疗中风后呃逆临床观察.上海针灸杂志.2016，35（4）：419-420

[7] 郑德松，董静.针灸通督法联合康复训练对缺血性脑卒中患者平衡功能的影响.中国中医急症.2017，26（8）：1465-1467

[8] 戈艳蕾，李建，王红阳，等.维生素 D 治疗慢性阻塞性肺疾病急性加重期合并低钙血症患者疗效观察.中国老年学杂志.2014，34(08):2250-2251.

[9] 戈艳蕾，刘香玉，李建，等.丹红注射液及肝素雾化吸入治疗间质性肺炎疗效.时珍国医国药.2013，24(7):1668-1669.

[10] 戈艳蕾，刘聪辉，曹书华，等.老年中重度慢性阻塞性肺病伴阻塞性睡眠呼吸暂停低参通气综合征患者认知障碍与相关因子水平 [J]. 中国老年学杂志.2014(19):5558-5559.

[11] 戈艳蕾，刘聪辉，崔紫阳，等.慢性阻塞性肺疾病合并阻塞性睡眠呼吸暂停综合征患者血清 Caspase-3 和 Caspase-9 水平与认知功能障碍的相关性研究 [J]. 中国现代医学杂志.2016，26(11):77-80.

[12] 李建，戈艳蕾，贾金红.γ - 干扰素联合肝素治疗 IPF 的疗效观察.河北医药杂志 2013. 35(9):1378-1378.

第二节　辨证要点及治疗法则

一、辨证要点

中医辨证方法有多种，如病因辨证、脏腑辨证、经络辨证、气血津液辨证、六经辨证、卫气营血辨证等。呼吸病除应按以上方法进行辨证外，尚需掌握如下辨证要点。

（一）分清新病久病

呼吸系统疾病的辨证，首先宜分清是新病，还是久病，或为新感宿疾并见。

如咳嗽一证，若因于外感，多是新病；常于感受风寒、风热、燥邪之后，突然起病，往往病史尚短，临床多伴鼻塞流涕、喷嚏、咽痒或恶风寒、发热、周身酸楚等症。若因内伤而致者，多是宿疾；起病潜隐缓慢，反复发作，病史较长，临床可伴有脾脏之病状，如少气乏力、食欲缺乏便溏等。

又如哮证，其病之宿根是痰浊内伏，常因外感或饮食失宣而诱发。辨此证时，既要注意感受外邪或饮食不当的一面，又要充分考虑其病本于痰浊内伏。因而治疗时就应于发作期以驱邪兼顾涤痰化浊为主，而缓解期则应注意增强肺脾肾三脏之功能，以使痰浊不得复生。此外，尚有外寒内饮之实喘证，其病亦因素有水饮停肺，复因外邪引动内饮而发。其症除喘息、咳嗽、痰多稀薄如水状外，多并见恶寒、发热、无汗等外感表证。

分清病之新久，不仅是提高辨证准确率的需要，也是能有效地制订治疗方案的需要。

（二）辨别脏腑传变

肺系疾病只是人体大系统中的一个子系统的病变。肺作为人体五大系统之一，与其他四脏在生理和病理上密不可分。心与肺同居上焦，共同维持人体气血运行和输布。当肺部发生病变，必然会一定程度地影响心的正常功能。如肺气虚或肺失肃降，影响心血的运行，即可出现胸闷、心率改变，甚则唇青、舌紫等瘀血的病理表现。肺与脾的关系，主要体现在对水液代谢的维持。若肺病失于宣肃，不能正常通调水道，则可使脾的运化功能失常，可见纳食不化、食后腹胀、便秘等，或因子病犯母，而于肺病中见腹痛、食欲不振、呕吐、便秘或腹海，如肺炎球菌肺炎中可见，且咽喉为水谷、清气之道路，常由脾（胃）、肺共同管辖，故肺系咽喉病证常与二脏密切相关。肺与肾既共同参与水液代谢，同时共同主司呼吸。肾虽为水脏，然肺乃"水之上源"，肾主水功能有赖肺宣发肃降和通调水道功能的正常，若肺虽宣肃，通调水道失职，必累及于肾，而致尿少，甚至水肿。肺虽司呼吸，然其吸气的功能需赖肾主纳气之职相助，即所谓"肺为气之主，肾为气之根"。若肺病，日久及肾，致肾不纳气，可见动则气喘之症。如肺气肿、肺心病之后期。肺与肝主要表现在气机的调节方面，其病理方面，若肝升太过或肺降不及，则多致气火上逆，症见咳逆上气，甚或咯血等。若肺失清肃，燥热内生，亦可影响肝疏泄条达之职，临床主要表现为咳嗽时并见胸肋牵引胀痛，如胸膜炎（悬饮）。

（三）审察病势进退

病势进退是任何疾病在发生发展过程个共有的基本规律。即起病——高峰-陕复或死亡。疾病由起病向高峰期发展，或于高峰期继续恶化，即为病进；若疾病自高峰期日趋向善，或由危转重，由重转轻，即为病退。

在呼吸病临床中，认真审察病势的进退，是能否正确地进行辨证论治的重要环节。某些急性肺炎、急性支气管炎的发生发展，就表现为初起在肺卫，而症见恶寒发热、咳嗽、咽痛等表证，继之表邪入里而表现为发热不恶寒，大汗出，口渴甚，脉洪大等热邪把肺之证。此时可呈现两种趋势，若邪势尚缓，加之治疗得当，病情便可日趋向善，即为病退；若邪热太甚，或治疗不得当，即可发展成危重症，如休克型肺炎，便是病进。又如肺痈，临床常据其发生发展的必然趋势，分为初期、成痈期、溃脓期、恢复期。明确疾病的这一发展趋势，对于制订治疗方案、防止疾病恶化有重要意义。以肺炎为例，一般来说，很难将病势扼杀在肺卫阶段，即在治疗上切勿希冀象治疗感冒那样，一汗可解，相反若误用发汗解表之剂，不仅可加速表邪入里之势，而且还可能因过汗而使病情恶化。即使于肺卫阶段使用辛凉解表之剂，亦不可能使邪不里传，故初期治疗就应卫气同治，不宜一味治表。若就肺痈而言更是如此。因此，认真审察病势的进退，就能一定程度地提高辨证施治的水平。

（四）明辨标本缓急

明辨病证之标本缓急，既是辨证过程中的重要内容，也是决定治疗先后或治法逆从的前提条件。所谓标，系指疾病表现于外的各种征象；所谓本，意即疾病的内在本质。在某些具体问题上，也可认为标指疾病矛盾的次要方面，本即为疾病矛盾的主要方面。前者如咳嗽症状是标，风寒或风热犯肺是本。后者如阴虚火旺之肺痨，阴虚是矛盾的主要方面为本，而火旺是矛盾的次要方面是标。故治疗时祛散风寒则咳嗽可止，滋养阴液则火旺能除。然临床上往往标本兼顾，即祛散风寒的同时予以宣肺止咳或止咳化痰，滋阴养液之中并用退虚火之品。

缓急系指疾病所呈现的势态，缓言病势缓慢，急即病势急骤。前者变化少而缓，后者变化多而速。如慢性支气管炎、慢性鼻炎等，其起病隐潜、发展变化慢。而各种肺炎，尤其是肺炎球菌肺炎，起病急骤，发展变化快，甚至突然发生休克。治疗上缓则治其本，如慢性支气管炎的治疗，就应从病因着手。急则治其标，如肺炎球菌肺炎休克，当急救其休克，后治其病因。然缓急标本只是相对而言。即缓当图本，未尝不可兼顾标；而急宜治标，亦不可不顾本。临证当随机应变，总以具体情况具体对待为原则。

二、治疗法则

（一）宣肺

肺主宣发，外合皮毛。肺的宣发作用能使卫气津液敷布于肌表乃至全身，从而使之能够抗御外邪，启闭汗孔，调节体温，润泽皮毛。若是外邪束表，每致肺气失宣，卫气敷布不及，不足以抗邪外达则恶寒发热、头身疼痛，肺气郁滞而易咳逆；津液布散失调又常产生水肿、咳痰等等。治当宣通肺气，常用麻黄、生姜、桔梗、前胡、苏叶、薄荷、牛子诸药组方。由于肺气不宣与各种表证往往同时并存，因而治疗亦是宣肺与解表同施并举。如风寒束表、肺气不宣者，每用麻黄汤发汗解表，宣肺平喘，或用荆防败毒散解表宣肺，疏风祛湿；风热犯肺、肺卫失宣者，则用桑菊饮、银翘散疏散风热，宣肺止咳；风客玄府，肺气不宣，水行皮里，是谓风水，其属风热为患，于越婢加术汤方中重用麻黄、生姜宣肺散水，石膏清热，白术利水，甘草、大枣和中，只待宣发正常，津液得以布散，水肿诸症自可渐除。若系风寒所致，则宜去石膏加苏叶、荆芥、防风等辛温发散之品。

由上可知，所谓宣肺主要是指恢复肺的宣发功能。通过宣肺，一般可以起到以下三个方面的作用：①肺气宣畅，卫气到达肌表则能抗邪外出；②宣肺可以散水消肿；③宣肺可使气机畅达，从而起到止咳平喘的治疗效果。

（二）降肺

肺主肃降，若是肺失清肃，气不得降，必然产生咳喘、胸闷等肺气上逆之候。法宜肃降肺气，止咳平喘，临证每用苏子、杏仁、厚朴、半夏、紫花、款冬花、旋复花、莱菔子诸药组方。苏子降气汤、定喘汤、三子养亲汤以及仲景之射干麻黄汤、桂枝加厚朴杏子汤等，均系降肺之常用方。

应当指出，宣发与肃降是肺脏生理功能相辅相成的两个方面。宣发失常，气机不畅，每致肺气不降；肺失清肃（如慢性咳喘），又常引起宣发异常（卫气不能布达肌表而易感冒）。故临证运用宣肺法时，常加杏仁、半夏等以降肺气，使用降肺方时，亦常增麻黄、生姜等药助肺宣发，如苏子降气汤中加生姜、前胡，定喘汤中用麻黄即属此列。

（三）清肺

清肺即清泻肺热，根据"热者寒之"，针对邪热壅肺、肺失和降之证而设。邪热壅盛，阻滞于肺，必见发热汗出、咳嗽气喘、痰黄黏稠、胸闷胸痛、舌红苔黄、脉象洪数等症。治当清肺泻热，祛邪外达，常以黄芩、栀子、生石膏、蒲公英、银花、连翘、鱼腥草、穿心莲、野菊花、紫花地丁等组方。代表方如麻杏石甘汤、清金化痰汤等。

若是热毒炽盛，损伤肺络，瘀热内蕴，蓄为痈脓而成肺痈，则伴咳吐脓血，其味腥臭难闻此时须用千金苇茎汤加银花、连翘、蒲公英、鱼腥草、瓜蒌皮等清热解毒，化瘀排脓，此亦属于清肺之法。

（四）通腑

即通过通导积滞以达到治疗肺脏疾患的方法。因肺与大肠互为表里，功能联系十分密切。肺气肃降，津液下行有助于大肠传导糟粕；大肠传导下行亦有利于肺气清肃下降如果邪热壅于肺，津液因之被灼，无以下濡大肠，使传导失职，腑气不通；或是实热燥屎内结大肠，上干于肺，影响肺气肃降随产生咳逆气促等症。若实热燥屎不去，则咳喘诸症难以消除，故当视病情选用大、小承气汤荡涤热结，导滞通腑，肺之肃降功能方可恢复，若能兼清肺热则收效更好。

（五）渴肺

即是峻泻肺内伏热痰浊之法，根据"实者泻之"，针对痰热浊唾内伏于肺而又不易清涤之症而设，常用桑白皮、葶苈子、皂荚、甘遂、大戟、芫花等组方。临证时，凡肺中伏热，经久不愈，证见咳嗽痰黄、皮肤蒸热、发热常在日晡加重、舌红苔黄者，宜以泻白散加味泻肺除热，平喘止咳；痰浊壅盛，阻滞肺气，气道不畅而胸闷咳喘、痰稠难出、呼吸急促、甚或一身面目浮肿者，仅以化痰降逆之剂则药力不足，唯用葶苈大枣泻肺汤峻泻痰浊，方与病机合拍；饮停胸胁谓之悬饮，宜用十枣汤泻肺逐饮。泻肺之法多适用于邪盛而正不衰之实证。

（六）润肺

即所谓清燥润肺之法，根据"燥者润之"，针对燥邪犯肺而设。燥邪系秋季之主气，每从口鼻而入，最易伤肺，而见口鼻干燥、干咳少痰、声音嘶哑、皮肤干燥等候。治宜清燥润肺止咳，当以甘寒濡润之品，如沙参、麦冬、梨皮、甜杏仁、浙贝母、天花粉、知母等。一般来说，初秋多为温燥，用桑杏汤加减，外以清宣燥邪，内以凉润肺金；深秋多为凉燥、则用杏苏散化裁，功可轻宣凉燥，止咳润肺又兼化痰。若系温燥伤肺，气津俱伤而无表证者，临证又多用清燥救肺汤加减以治之。

（七）化痰

化痰一法，乃是针对痰湿停聚于肺而设。无外感六淫，还是其他因素。均可导致肺之宣降功能失调，于是津停化为痰湿，疾湿又作为继发性的致病因素而使病情加重，使得咳喘痰涎等症经久不愈。化痰的药物很多，由于形成痰湿阻肺的原因较为复杂，运用化痰法时，必须针对病机，密切配合其他治法，方能奏效。如属寒痰，常选半夏、莱菔子、白芥子、紫菀、款冬花等药，方如苏子降气汤、三子养亲汤、苓甘五味姜辛汤；热痰则选栝楼、贝母、海蛤粉、桑白皮等味，方如清金化痰汤、小陷胸汤、定喘汤。例如燥湿化痰之二陈汤，益气化痰之六君子汤，润燥化痰之贝母瓜蒌散，解表化痰之止嗽散等，皆系常用之方。若痰湿已去，则宣降正常，咳嗽气喘等症随之消除，因而凡系化痰之药，均具有止咳平喘的功效。

（八）补肺

补肺即是补益肺气，乃根据"虚则补之"，针对肺气不足而设。每以神疲少气、面色无华、咳喘无力、动则尤甚为主候，治当补肺益气，常用黄芪、党参、太子参、白术、茯苓、炙甘草等药组方，代表方如黄芪四君子汤、补肺汤。临证时应根据病因病机灵活选方。如脾虚土不生金，痰湿停滞，宜用六君子汤"培土生金"；肺虚宗气生成不足，无以"下贯心脉以行气血"，易使心血瘀阻，治宜益气活血，可用桃红八珍汤加减；肺气虚弱，卫外功能减弱而易感冒、自汗，则须用玉屏风散益气固表等等，皆视病情而定。

（九）温肺

即温补肺阳之法，乃是针对肺阳不足、寒饮停滞于内而设。前人虽少有肺阳虚之说，但临床确实有之。该证的形成，多因肺气虚久累及肺阳，或因肾阳亏乏无以温肺，或因肺阳本虚，外寒引动内饮而触发并加重，或因反复感寒而使肺阳渐伤。其证总以痰涎清稀量多或白如泡沫、畏寒肢冷、咳喘无力、甚或虚浮、易致感冒、脉沉为主候。治当温补肺阳，散寒化饮，药用干姜、细辛、桂枝、白芥子、桂心、附片、巴戟天。由于肺阳虚每因多种因素所致，故临证很少单独运用温肺一法，大都配合化痰平喘、补肺益气、疏散外寒、温肾纳气诸法治之，常用苓甘五味加姜辛半夏杏仁汤、甘草干姜汤、肾气九、小青龙汤、黄芪四君子汤加干姜细辛等方。

这里还须明确，所谓肺气虚常反映出较单纯之机能衰退征象，当用党参、黄芪等补益肺气；而肺阳虚则必见一派虚冷征象，则宜用干姜、细辛等温阳散寒。然肺阳虚的形成多因气虚日久发展而来，其关系犹如脾阳虚多因脾气虚发展而来、肾阳虚多因肾气虚发展而来一样。因而温肺阳时，每加益肺气药。

（十）养肺

即滋阴养肺之法，乃针对肺阴不足而设。肺为娇脏，不耐寒热，寒则肺阳易伤。热则阴津易灼。阴虚必使火旺，使得阴津再伤。干咳少痰、形瘦气弱、口干咽燥、午后潮热、五心烦热、盗汗颧赤、舌红少津是其常见症候。常用沙参、麦冬、百合、百部、玉竹、生地、山药、鳖甲、知母、地骨皮等药滋养肺阴，又清虚热。临证选方，滋阴养肺为主攻用沙冬参冬汤加味；滋阴降火为主多用百合固金汤化裁；肺肾阴虚常用麦味地黄汤加减；肺胃阴亏则宜麦门冬场加减以治之。

润肺与养肺两法，虽都选用甘寒濡润之品，然前者主治外燥为患，并多与轻宣之药同用，以驱邪为主；后者则主治肺阴不足，常与降火之药并施，以扶正为主。因病因病机不同，治法有别。

（十一）敛肺

即收敛肺气之法，根据"散者收之"，针对久病虚喘、肺气欲散之证而设。咳嗽既久，正气大伤，肺气耗散不收，每见咳喘、气促、倦怠、汗多、畏寒或口干面赤、脉弱。如此肺气大伤，耗散不收之时，须急收敛肺气，常用五味子、黄芪、人参、罂粟壳、白果仁、乌梅等药。

临证多以生脉散为主方，再视病情随症加减。又如肺气虚、肺阳虚、肾不纳气等证，常常兼有肺气耗散之候，此时若无明显痰湿之象，可用补肺汤、苓甘五味姜辛汤、七味都气丸诸方。

方中均用五味子，以收敛耗散之气。

补肺与敛肺，前法适用于一般之肺气虚者，后者则用于肺气大伤欲散之时。

（十二）止血

即制止肺络溢血，谓止血之法。咯血的成因甚为复杂，临证必须审因论治，倘若一见血出，便用止血之剂，则易生"闭门留寇"之弊，甚至加重出血。例如属阴虚火旺、灼伤肺络而咯血鲜红者，宜用百合固金汤加炒栀子、白芨、地榆等滋阴降火以止血；肝郁化火，木火刑金，或见痰中带血，或咳吐大量鲜红纯血，常用泻白散合黛蛤散加黄芩、栀子、龙胆草清肝泻火，凉血止血；痰热壅肺，热伤肺络，每见痰中带血如铁锈色样，则用麻杏石甘汤加鱼腥草、黄芩、蒲公英、紫花地丁等清热化痰以七血；大量咯血不止，当急治其标，可用十灰散先止血，一旦病情缓解，再议治本之法；大量咯血，阴不敛阳，当益气回阳救逆，用独参汤或参附汤。

（郑德松 李建 戈艳蕾）

参考文献

[1] 郑德松，董静，刘国荣．不同针刺方案在中风痉挛性偏瘫康复治疗中的研究进展．现代中西医结合杂志．2017，26（1）:109-111.

[2] 郑德松，赵岩，李旗，等．复式针刺补泻对臀大肌挛缩术后髋关节和膝关节屈伸角度的影响．针灸推拿医学 J. Acupunct. Tuina. Sci. 2015，13 (1): 58-62

[3] 郑德松，李旗，田福玲，等．黄芪穴位注射配合药物吸入治疗支气管哮喘急性期临床观观察．辽宁中医药大学学报．2014，16（11）：65-67.

[4] 郑德松，董静．火针与温针灸分别联合推拿治疗膝骨性关节炎临床研究．中医药导报．2017，23（23）：75-78.

[5] 郑德松，李旗，田福玲，等．消毒愈肌膏对大鼠糖尿病足溃疡组织 BMP-9、TGF-β1 表达的影响．北京环球中医药．2013，6（7）：485-487.

[6] 郑德松，赵岩．针刺治疗中风后呃逆临床观察．上海针灸杂志．2016，35 （4）：419-420

[7] 郑德松，董静．针灸通督法联合康复训练对缺血性脑卒中患者平衡功能的影响．中国中医急症．2017，26（8）：1465-1467

[8] 戈艳蕾，李建，王红阳，等．维生素 D 治疗慢性阻塞性肺疾病急性加重期合并低钙血症患者疗效观察．中国老年学杂志．2014，34(08):2250-2251.

[9] 戈艳蕾，刘香玉，李建，等．丹红注射液及肝素雾化吸入治疗间质性肺炎疗效．时珍国医国药．2013，24(7):1668-1669.

[10] 戈艳蕾，刘聪辉，曹书华，等．老年中重度慢性阻塞性肺病伴阻塞性睡眠呼吸暂停低参通气综合征患者认知障碍与相关因子水平 [J]. 中国老年学杂志．2014(19):5558-5559.

[11] 戈艳蕾，刘聪辉，崔紫阳，等．慢性阻塞性肺疾病合并阻塞性睡眠呼吸暂停综合征患者血清 Caspase-3 和 Caspase-9 水平与认知功能障碍的相关性研究 [J]. 中国现代医学杂志．2016，26(11):77-80.

[12] 李建，戈艳蕾，贾金红．γ-干扰素联合肝素治疗 IPF 的疗效观察．河北医药杂志

2013. 35(9):1378-1378.

[13] 李建，戈艳蕾，李繁丽，等．社区获得性肺炎住院患者病原体构成分析．临床肺科杂志．2013.02

第三节 急性上呼吸道感染

中医学认为本病是感受触冒风邪，邪犯卫表而导致的常见外感疾病，临床表现以鼻塞、流涕、喷嚏、咳嗽、头痛、恶寒、发热、全身不适、脉浮为其特征。中医称之为"感冒"，又有"伤风"、"冒风"等病名，本篇所论感冒特指普通感冒，不包括时行感冒 (即现代医学上的流行性感冒)。本病患者不分年龄、性别、职业和地区，具有较强的传染性，有时可引起严重的并发症。

一、病因病机

感冒是因六淫之邪，侵袭肺卫，以致卫表不和，肺失宣肃而为病。

(一) 正气虚弱

外邪侵袭人体是否发病，关键在于卫气之强弱，同时与感邪的轻重有关。《灵枢，百病始生》曰："风雨寒热不得虚，邪不能独伤人。"若卫外功能减弱，肺卫失调，外邪乘袭卫表，即可致病。如气候突变，冷热失常，六淫之邪猖獗，卫外之气失于调节应变，即多发本病。或因生活起居不当，寒温失调以及过度疲劳，以致腠理不密，营卫失和，外邪侵袭为病。若体质虚弱，卫表不固，稍有不慎，即易致虚体感邪。它如肺经素有痰热，或痰湿内蕴，肺卫调节功能低下，则每易感受外邪，说明在禀赋素质有所偏差失调的情况下，最易内外相引而发病。如素体阳虚者易受风寒，阴虚者易受风热、燥热，痰湿之体易受外湿。

外邪侵犯肺卫的途径有二，或从口鼻而入，或从皮毛内侵。风性轻扬，为病多犯上焦，故《素问·太阴阳明论篇》说："伤于风者，上先受之。"肺处胸中，位于上焦，主呼吸，气道为出入升降的通路，喉为其系，开窍于鼻，外合皮毛，职司卫外，为人身之藩篱。故外邪从口鼻、皮毛入侵，肺卫首当其冲，感邪之后，随即出现卫表不和及上焦肺系症状。

由于四时六气不同，以及体质的差异，故临床表现有风寒、风热、暑湿三证。若感受风寒湿邪，则皮毛闭塞，邪郁于肺，肺气失宣；感受风热暑湿，则皮毛疏泄不畅，邪热犯肺，肺失清肃。

(二) 外邪侵袭

感冒是由于六淫外邪侵袭人体而致病。以风邪为主因，因风为六淫之首，流动于四时之中，故外感为病，常以风为先导。但在不同季节，每与当令之气相合伤人，而表现为不同证候，如秋冬寒冷之季，风与寒合，多为风寒证；春夏温暖之时，风与热合，多见风热证；夏秋之交，暑多夹湿，每又表现为风暑夹湿证候。但一般以风寒、风热为多见，夏令暑湿之邪亦常杂感为病。至于梅雨季节之夹湿，秋季兼燥等，亦常可见之。

二、诊断及鉴别诊断

（一）诊断

1. 普通感冒

根据病史、流行情况、鼻咽部的卡他症状及体征结合外周血常规等检查结果，不难做出诊断。

(1) 起病较急，初期有咽部干、痒或烧灼感，可有喷嚏、鼻塞、流涕等症状；2～3天后，鼻涕变稠，常伴咽痛、咳嗽、声音嘶哑等，有时可出现低热、轻度畏寒和头痛。

(2) 鼻黏膜充血、水肿，有分泌物，咽部轻度充血。

(3) 细菌感染时可见白细胞总数和中性粒细胞比例增多。

2. 细菌性咽-扁桃体炎

起病急，咽痛明显、畏寒、发热等，查体见咽部充血明显，扁桃体肿大、充血、表面有脓性分泌物，颌下淋巴结肿大、压痛，肺部检查无异常发现。

3. 急性病毒性咽炎

咽部发痒和灼热感，咳嗽少见，并可见发热和乏力，咽部明显充血、水肿，颌下淋巴结肿痛。

4. 疱疹性咽峡炎

发热、明显咽痛，查体见咽部充血明显，软腭、腭垂、咽及扁桃体表面有灰白色疱疹和浅表溃疡，周围有红晕。

（二）鉴别诊断

1. 过敏性鼻炎

过敏性鼻炎起病急骤，可在数分钟内突然发生，可在1～2小时内恢复正常。鼻腔发痒、频繁咳嗽、流出多量清水样鼻涕，发作与气温突变和接触周围环境中的变应原有关。鼻腔黏膜苍白、水肿，鼻分泌物涂片可见多量嗜酸性粒细胞。

2. 流行性感冒

可有上呼吸道感染表现，但具以下特点：

①传染性强，常有较大范围的流行。

②起病急，全身症状较重，有高热、全身酸痛和眼结膜炎。

③鼻咽部炎症症状较轻。

④致病原是流感病毒。

3. 急性传染病

麻疹、脊髓灰质炎、脑炎等急性传染病的早期常有上呼吸道症状，易与本病混淆，为防误诊、漏诊，对于在上述传染病流行季节和流行地区有上呼吸道感染表现的患者，应密切观察，进行必要的实验室检查。

（三）实验室及其他检查

1. 外周血常规

病毒性感染时白细胞计数正常或偏低，淋巴细胞比例升高；细菌性感染时，白细胞计数和中性粒细胞比例增多和核左移现象。

2. 病原学检查

一般情况下不做。必要时可用免疫荧光法、血清学诊断法或病毒分离和鉴定方法确定病毒的类型。

三、辨证论治

（一）辨证纲目

本病邪在肺卫，辨证属表实证，但应根据证情，区别风寒、风热和暑湿兼夹之证，还需注意体虚感冒者的特殊性。

1. 风寒束表

恶寒重，发热轻，无汗，头痛，肢节酸疼，鼻塞声重，或鼻痒喷嚏，时流清涕，咽痒，咳嗽，痰吐稀薄色白，口不渴或渴喜热饮，舌苔薄白而润，脉浮或浮紧。

2. 风热犯表

身热较著，微恶风，汗泄不畅，头胀痛，面赤，咳嗽，痰黏或黄，咽干，或咽喉乳蛾红肿疼痛，鼻塞，流黄浊涕，口干欲饮，舌苔薄白微黄，舌边尖红，脉浮数。

3. 暑湿伤表

身热，微恶风，汗少，肢体酸重或疼痛，头昏重胀痛，咳嗽痰黏，鼻流浊涕，心烦口渴，或口中黏腻，渴不多饮，胸闷脘痞，泛恶，腹胀，大便或溏，小便短赤，舌苔薄黄而腻，脉濡数。

4. 气虚感冒

恶寒较甚，发热，无汗，头痛身楚，咳嗽，痰白，咳痰无力，平素神疲体弱，气短懒言，反复易感，舌淡苔白，脉弱无力。

5. 阴虚感冒

身热，微恶风寒，少汗，头昏，心烦，口干，干咳少痰，舌红少苔，脉细数。

（二）审因论治

感冒的病位在卫表肺系，治疗应因势利导，从表而解，遵《素问·阴阳应象大论》"其在皮者，汗而发之"之意，采用解表达邪的治疗原则。风寒证治以辛温解表；风热证治以辛凉清解；暑湿杂感者，又当清暑祛湿解表，体虚感冒应标本兼顾。

1. 风寒束表

辛温解表。予荆防达表汤加减。荆芥 15 g，防风 10 g，苏叶 15 g. 豆豉 15 g，葱白 3 寸，生姜两片，杏仁 10 g，前胡 10 g，桔梗 7 g，甘草 5 g，橘红 10 g。

本方为辛温解表剂, 疏风散寒，用于风寒感冒轻证。若表寒重，头痛身痛，憎寒发热，无汗者，配麻黄、桂枝以增强发表散寒之功用；表湿较重，肢体酸痛，头重头胀，身热不扬者，加羌活、独活祛风除湿，或用羌活胜湿汤加减；湿邪蕴中，脘痞食少，或有便溏，苔白腻者，加苍术、厚朴、半夏化湿和中；头痛甚，配白芷、川芎散寒止痛；身热较著者，加柴胡、薄荷疏表解肌。

2. 风热犯表

辛凉解表。予银翘散或葱豉桔梗汤加减。银花 10 g，连翘 15 g，黑山栀 10 g，豆豉 10 g，薄荷 15 g，荆芥 10 g，竹叶 10 g，芦根 15 g，牛蒡子 15 g，桔梗 15 g，甘草 15 g。

两方均有辛凉解表，轻宣肺气功能，但前者长于清热解毒，适用于风热表证热毒重者，后者重在清宣解表，适用于风热袭表，肺气不宣者。若风热上壅，头胀痛较甚，加桑叶、菊花以清利头目；痰阻于肺，咳嗽痰多，加象贝母、前胡、杏仁化痰止咳；痰热较盛，咯痰黄稠，加黄芩、知母、瓜蒌皮清热祛痰；气分热盛，身热较著，恶风不显，口渴多饮，尿黄，加石膏、鸭跖草清肺泄热；热毒壅阻咽喉，乳蛾红肿疼痛，加土牛膝、玄参清热解毒利咽；若风寒外束，入里化热，热为寒遏，烦热恶寒，少汗，咳嗽气急，痰稠，声哑，苔黄白相间，可用石膏合麻黄内清肺热，外散表寒；风热化燥伤津，或秋令感受温燥之邪，伴有呛咳痰少，口、咽、唇、鼻干燥，苔薄，舌红少津等燥象者，可酌配南沙参、天花粉、梨皮清肺润燥，不宜再伍辛温之品。

3. 暑湿伤表

清暑祛湿解表。予新加香薷饮加减。银花 10 g，连翘 10 g. 鲜荷叶 15 g，鲜芦根 15 g，香薷 10 g，厚朴 10 g，扁豆 10 g。

本方功能清暑化湿，用于夏月暑湿感冒，身热心烦，有汗不畅，胸闷等症。

4. 气虚感冒

益气解表，化痰止咳。予参苏饮加减。党参 15 g，甘草 5 g，茯苓 10 g，苏叶 10 g，葛根 10 g，前胡 10 g，半夏 10 g，陈皮 10 g，枳壳 10 g，桔梗 10 g。

本方主治气虚外感风寒，内有痰湿，憎寒发热，无汗，头痛，咳嗽，气短，脉弱等症。若表虚自汗，易伤风邪者，可常服玉屏风散益气固表，以防感冒。若见恶寒重，发热轻，四肢欠湿，语音低微，舌质淡胖，脉沉细无力，为阳虚外感，当助阳解表，用再造散加减。药用党参、黄芪、桂枝、炙甘草温阳益气；细辛、防风、羌活解表散寒。

5. 阴虚感冒

滋阴解表。予加减葳蕤汤。玉竹 15 g，甘草 5 g，大枣 3 枚，豆豉 15 g。若阴伤较重，口渴、咽干明显，加沙参、麦冬以养阴生津；血虚，面色无华，唇甲色淡，脉细，加熟地黄、当归，滋阴养血。

四、古方今用

（一）桂枝汤（《伤寒论》）

组成：桂枝 9 g，芍药 9 g，甘草（炙）6 g，生姜 9 g，大枣 3 枝。

制法：上五味，以水七升，煮取三升。

服法：温服一升，服以须臾，啜热稀粥一升余，以助药力。

方解：方中桂枝为君，助卫阳，通经络，解肌发表。芍药为臣，益阴敛营。桂芍等量合用，既营卫同治，又相辅相成，且散中有收，汗中有敛。姜枣相配，补脾和胃，调和营卫，共为佐药。甘草调和药性，为使药。药五味，共成邪正兼顾，阴阳并调之功。

（二）九味羌活溺（《此事难知》）

组成：羌活 9 g，防风 9 g，苍术 9 g，细辛 3 g，川芎 6 g，白芷 6 g，生地 6 g，黄芩 6 g，甘草 6 g。

制法：原方九味，以水七升，煮取三升。

服法：温服一升。

方解：方中羌活辛苦性温，散表寒，祛风湿，利关节，止痹痛，为治太阳风寒温邪在表之要药，故为君药。防风辛甘性温，为风药中之润剂，祛风除湿，散寒止痛；苍，术辛苦而温，功可发汗祛湿，为祛太阴寒湿的主要药物。两药相合，协助羌活祛风散寒，除湿止痛，是为臣药。细辛、白芷、川芎祛风散寒，宣痹止痛，其中细辛善止少阴头痛、白芷擅解阳明头痛、川芎长于止少阳厥阴头痛，此三味与羌活、苍术合用，为本方"分经论治"的基本结构。生地、黄芩清泄里热，并防诸辛温燥烈之品伤津，以上五药俱为佐药。甘草调和诸药为使。九味配伍，既能统治风寒湿邪，又能兼顾协调表里，共成发汗祛湿，兼清里热之剂。

（三）桑菊饮（《温病条辨》）

组成：桑叶 7.5 g，菊花 3 g，杏仁 6 g，连翘 5 g，薄荷 3 g，桔梗 6 g，生甘草 3 g，苇根 6 g。

制法：水二杯，煮取一杯。

服法：温服一杯。

方解：方中桑叶甘苦性凉，疏散上焦风热，且善走肺络，能清宣肺热而止咳嗽；菊花辛甘性寒，疏散风热，清利头目而肃肺，二药轻清灵动，直走上焦，协同为用，以疏散肺中风热见长，共为君药。薄荷辛凉，疏散风热，以助君药解表之力；杏仁苦降，肃降肺气；桔梗辛散，开宣肺气，与杏仁相合，一宣一降，以复肺脏宣降而能止咳，是宣降肺气的常用组合，三者共为臣药。连翘透邪解毒；芦根清热生津，为佐药。甘草调和诸药为使。诸药相伍，使上焦风热得以疏散，肺气得以宣降，则表证解、咳嗽止。

（四）柴葛解肌汤（《医学心悟》）

组成：柴胡 6 g，葛根 6 g，黄芩 6 g，甘草 3 g，羌活 3 g，白芷 3 g，桔梗 3 g，芍药 6 g。

制法：水二杯，加生姜三片，大枣二枚，煮取一杯。

服法：温服一杯。

方解：方以葛根、柴胡为君。葛根味辛性凉，辛能外透肌热，凉能内清郁热；柴胡味辛性寒，既为"解肌要药"（《明医指掌》），且有疏畅气机之功，又可助葛根外透郁热。羌活、白芷助君药辛散发表，并止诸痛；黄芩、石膏清泄里热，四药俱为臣药。其中葛根配白芷、石膏，清透阳明之邪热；柴胡配黄芩，透解少阳之邪热；羌活发散太阳之风寒，如此配合，三阳兼治，以治阳明为主。桔梗宣畅肺气以利解表；白芍、大枣敛阴养血，防止疏散太过而伤阴；生姜发散风寒，均为佐药。甘草调和诸药而为使药。诸药相配，共成辛凉解肌，兼清里热之剂。

五、中成药治疗

（一）银翘解毒丸

组成：金银花、连翘、桔梗、牛蒡子、淡豆豉、淡竹叶、荆芥、甘草。

适应证：辛凉解表，清热解毒。用于风热感冒，发热头痛，咳嗽，咽喉肿痛，鼻塞，舌苔薄白微黄，舌边尖红，脉浮数。

用法：口服，一次 1 丸，一日 2～3 次。

（二）桑菊翘冒片

组成：桑叶、菊花、连翘、薄荷油、苦杏仁、桔梗、甘草、芦根。

适应证：疏风清热，宣肺止咳。用于风热感冒初起，头痛，咳嗽，口干、咽痛，舌边尖红，脉浮数。

用法：口服，一次 4～8 片，一日 2～3 次。

(三)羚翘解毒丸

组成:羚羊角、金银花、连翘、薄荷、荆芥穗、淡豆豉、牛蒡子(炒)、桔梗、淡竹叶、甘草。

适应证:解表疏风,清热解毒。用于感冒高热,头痛,咳嗽,咽喉肿痛,四肢酸楚,舌苔黄,脉浮数。

用法:口服,一次1丸,一日2～3次,温开水送下。

(四)通宣理肺丸

组成:紫苏叶、前胡、桔梗、苦杏仁、麻黄、甘草、陈皮、半夏(制)、茯苓、枳壳(炒)、黄芩。

适应证:解表散寒,宣肺止咳。用于外感咳嗽,发热,无汗,头痛,肢体酸楚,舌苔薄白润,脉浮紧。

用法:口服,一次2丸,一日2～3次,温开水送下。

六、其他疗法

(一)针刺疗法

1.体针疗法

(1)风寒:取穴:列缺、风门、风池、合谷。治法:毫针浅刺用泻法。

(2)风热:取穴:大椎、曲池、合谷、鱼际、外关。治法:毫针浅刺用污法。

2.耳针疗法

取穴:肺、内鼻、下屏尖、额。治法:中、强刺激,捻针2～3分钟,留针20～30分钟;

(二)拔火毒疗法

选取大椎、身柱、风门等穴拔火罐,本法适用于风寒型感冒。

(三)穴位注射疗法

治疗时患者采取坐位,选用5mL注射器,6.5号一次性注射针头,吸取柴胡注射液和利巴韦林注射液各2支,混合液留取5mL,取足三里穴注射3mL,合谷穴注射2mL(体弱者注射剂量酌减),缓慢注射给药,上午取一侧两穴给药,晚上取另一侧两穴给药,3天为一疗程。

(四)穴位贴敷疗法

以防风200g、白芷200g、川芎200g、荆芥200g,混匀为细末,过60目筛,用生姜汁调成膏状。贴敷于大椎、风门等穴位,每日1帖,连续贴药24小时,总共使用3天。然后,再换药继贴。在临床使用时应注意,在将离型纸揭开之后,应即刻将灸膏对准相应穴位,并将两翼紧贴皮肤。若治疗过程中感觉温度过高,可将温控纸贴于外侧面中心,从而起到降温的效果。若治疗期间出现起泡现象(类似瘢痕灸),则可用消毒针挑破并放出积水然后涂抹抗菌类药膏,待愈后继续贴灸。

(五)单验方疗法

(1)贯众汤:贯众10g,紫苏10g,荆芥10g,甘草5g。水煎服,日1剂。

(2)1两解汤:菊花15g,连翘10g,黄芩10g,蝉蜕10g,茯苓10g,半夏10g,杏仁5g,桔梗5g,神曲10g,山楂10g,薄荷10g,甘草5g,鱼腥草10g,苇茎10g。

水煎服,日1剂。

(3)复方鲜竹沥液:鲜竹沥20g,鱼腥草20g,桔梗10g,生半夏10g,枇杷叶10g,薄荷 15 g，生姜 10 g。制成溶液，一次服 10 mL，日 3 次口服。

（4）藿香正气水：藿香 20 g，厚朴 15 g，半夏 15 g，茯苓 15 g，白术 15 g，陈皮 15 g。制成溶液，一次服 10 mL，日 3 次口服。

（郑德松　李建　戈艳蕾）

参考文献

[1] 郑德松，董静，刘国荣．不同针刺方案在中风痉挛性偏瘫康复治疗中的研究进展．现代中西医结合杂志．2017，26（1）:109-111.

[2] 郑德松，赵岩，李旗，等．复式针刺补泻对臀大肌挛缩术后髋关节和膝关节屈伸角度的影响．针灸推拿医学 J. Acupunct. Tuina. Sci. 2015，13 (1): 58-62

[3] 郑德松，李旗，田福玲，等．黄芪穴位注射配合药物吸入治疗支气管哮喘急性期临床观观察．辽宁中医药大学学报．2014，16（11）：65-67.

[4] 郑德松，董静．火针与温针灸分别联合推拿治疗膝骨性关节炎临床研究．中医药导报．2017，23（23）：75-78.

[5] 郑德松，李旗，田福玲，等．消毒愈肌膏对大鼠糖尿病足溃疡组织 BMP-9、TGF-β1 表达的影响．北京环球中医药．2013，6（7）：485-487.

[6] 戈艳蕾，李建，王红阳，等．维生素 D 治疗慢性阻塞性肺疾病急性加重期合并低钙血症患者疗效观察．中国老年学杂志．2014，34(08):2250-2251.

[7] 戈艳蕾，刘香玉，李建，等．丹红注射液及肝素雾化吸入治疗间质性肺炎疗效．时珍国医国药．2013，24(7):1668-1669.

[8] 戈艳蕾，刘聪辉，曹书华，等．老年中重度慢性阻塞性肺病伴阻塞性睡眠呼吸暂停低参通气综合征患者认知障碍与相关因子水平 [J]. 中国老年学杂志．2014，(19):5558-5559.

[9] 戈艳蕾，刘聪辉，崔紫阳，等．慢性阻塞性肺疾病合并阻塞性睡眠呼吸暂停综合征患者血清 Caspase-3 和 Caspase-9 水平与认知功能障碍的相关性研究 [J]. 中国现代医学杂志．2016，26(11):77-80.

[10] 李建，曹海涛，王红阳，等．超声诊断感染性心内膜炎并发肺栓塞 1 例并文献学习．临床肺科杂志．2014. 19(1):190-191.

第四节　急性气管 – 支气管炎

中医学认为本病是指肺气上逆作声，咳吐痰液而言，为肺系疾病的主要证候之一。中医称之为"咳嗽"，简言之，有声无痰为咳，有痰无声为嗽，一般多为痰声并见，难以截然分开，故以咳嗽并称，临床主要症状为咳嗽和咳痰。本病常见于寒冷季节或气温突然变冷时，部分病例由上呼吸道感染迁延而来。

一、病因病机

咳嗽的病因有外感、内伤两大类。外感咳嗽为六淫外邪侵袭肺系；内伤咳嗽为脏腑功能失调，内邪干肺。不论邪从外入，或自内而发，均可引起肺失宣肃，肺气上逆作咳。

（一）外感侵袭

外感咳嗽为六淫之邪，从口鼻或皮毛而入，侵袭肺系，或因吸入烟尘、异味气体，肺气被郁，肺失宣降。多因起居不慎，寒温失宜，或过度疲劳，肺的卫外功能减退或失调，以致在天气冷热失常，气候突变的情况下，外邪客于肺导致咳嗽。故《河间六书·咳嗽论》谓："寒、暑、燥、湿、风、火六气，皆令人咳。"即是此意。由于四时主气不同，因而人体所感受的致病外邪亦有区别。风为六淫之首，其他外邪多随风邪侵袭人体，所以外感咳嗽常以风为先导，或夹寒，或夹热，或夹燥，表现为风寒、风热、风燥相合为病。张景岳曾侣："六气皆令人咳，风寒为主"，认为以风邪夹寒者居多。

（二）内邪干肺

内伤咳嗽总由脏腑功能失调、内邪干肺所致，可分其他脏腑病变涉及于肺和肺脏自病两端。它脏及肺由于饮食不调者，可因嗜烟好酒，烟酒辛温燥烈，熏灼肺胃；或因过食肥甘辛辣，酿湿生痰；或因平素脾运不健，饮食精微不归正化，变生痰浊，肺脉连胃，痰邪上干，乃生咳嗽；或由情志不遂，郁怒伤肝，肝失条达，气机不畅，日久气郁化火，因肝脉布胁而上注于肺，故气火循经犯肺，发为咳嗽。肺脏自病者，常因肺系疾病迁延不愈，阴伤气耗，肺的主气功能失常，以致肃降无权，肺气上逆作咳。

咳嗽的病变主脏在肺，与肝、脾有关，久则及肾。主要病机为邪犯于肺，肺气上逆。因肺主气，司呼吸，上连气道、喉咙，开窍于鼻，外合皮毛，内为五脏华盖，其气贯百脉而通它脏，不耐寒热，称为"娇脏"，易受内外之邪侵袭而致宣肃失司。肺脏为了祛除病邪外达，以致肺气上逆，冲激声门而发为咳嗽。诚如《医学三字经·咳嗽篇》说："肺为脏腑之华盖，呼之则虚，吸之则满，只受得本脏之正气，受不得外来之客气，客气干之则呛而咳矣；只受得脏腑之清气，受不得脏腑之病气，病气干之，亦呛而咳矣。"提示咳嗽是内外病邪犯肺，肺脏祛邪外达的一种病理反应。

外感咳嗽属于邪实，为六淫外邪犯肺，肺气壅遏不畅所致。因于风寒者，肺气失宣，津液凝滞；因于风热者，肺气不清，热蒸液聚为痰；因于风燥者，燥邪灼津生痰，肺气失于润降，则发为咳嗽。若外邪未能及时解散，还可发生演变转化，如风寒久郁化热，风热灼津化燥，肺热蒸液成痰等。

内伤咳嗽，病理因素主要为"痰"与"火"。而痰有寒热之别，火有虚实之分。痰火可互为因果，痰可郁而化火（热），火能炼液灼津为痰。多由脏腑功能失调，内邪上干于肺所致。常反复发作，迁延日久，脏气多虚，故属邪实与正虚并见。虚实之间尚有先后主次的不同。它脏有病而及肺者，多因实致虚。如肝火犯肺者，每见气火炼液为痰，灼伤肺津。痰温犯肺者，多困湿困中焦，水谷不能化为精微上输以养肺，反而聚生痰浊，上在于肺，久延则肺脾气虚，气不化津，痰浊更易滋生，此即"脾为生痰之源，肺为贮痰之器"的道理。甚则病及于肾，以致肺虚不能主气，肾虚不能纳气，由咳致喘。如痰湿蕴肺，遇外感引触，痰从热化，则易耗伤肺阴。肺脏自病者，多因虚致实。如肺阴不足每致阴虚火炎，灼津为痰；肺气亏虚，气不化津，津聚成痰，甚则痰从寒化为饮。

　　外感咳嗽与内伤咳嗽可相互为病。外感咳嗽如迁延失治，邪伤肺气，更易反复感邪，而致咳嗽屡作，肺脏益伤，逐渐转为内伤咳嗽。内伤咳嗽，肺脏有病，卫外不强，易受外邪引发或加重，在气候转冷时尤为叫显。久则肺脏虚弱，阴伤气耗，由实转虚。于此可知，咳嗽虽有外感、内伤之分，但两者又可互为因果。

　　影响本病转归及预后的因素较多，首应求因识病，还当区别病之新久，体质的强弱，病邪的性质，病情轻重等。一般而言，外感咳嗽其病尚浅而易治，但燥与湿二者较为缠绵。因湿邪困脾，久则脾虚而致积湿生痰，转为内伤之痰湿咳嗽。燥伤肺津，久则肺阴亏耗，成为内伤阴虚肺燥之咳嗽，故方书有"燥咳每成痨"之说。内伤咳嗽多呈慢性反复发作过程，其病较深，治疗难取速效。痰湿咳嗽之部分老年患者，由于反复病久，肺脾两伤，可出现痰从寒化为饮，病延及肾的转归，表现为寒饮伏肺或肺气虚寒证候，成为痰饮咳嗽。至于肺阴亏虚咳嗽，虽然初起轻微，但如延误失治，则往往逐渐加重，成为劳损。部分患者病情逐渐加重，甚至累及于心，最终导致肺、脾、肾诸脏皆虚，痰浊、水饮、气滞、血瘀互结而演变成为肺胀。

二、诊断及鉴别诊断

（一）诊断

　　根据上述病史、咳嗽和咳痰等临床症状，两肺闻及散在干、湿性啰音，结合外周血常规和胸部 X 线检查结果，可对本病做出临床诊断。痰液涂片和培养等检查有助于病因诊断。

　　1.症状：起病较急。常先有上呼吸道感染症状，继之出现干咳或伴少量黏痰，痰量逐渐增多，咳嗽症状加剧，偶见痰中带血。如果伴有支气管痉挛，可出现程度不同的胸闷、气急。

　　2.体征：体检时两肺呼吸音粗糙，两肺闻及散在干、湿啰音，啰音位置常不固定，咳嗽后可减少或消失。

　　3.外周血常规：多数病例的白细胞计数和分类无明显改变，细菌感染严重时白细胞总数和中性粒细胞可增多。

　　4.胸部 X 线：多数表现为肺纹理增粗，少数病例无异常表现。

（二）鉴别诊断

　　1.流行性感冒

　　常有流行病史，起病急骤，全身中毒症状重，可出现高热、全身肌肉酸痛、头痛、乏力等症状，但呼吸道症状较轻。根据病毒分离和血清学检查结果可确定诊断。

　　2.急性上呼吸道感染

　　鼻咽部症状明显；一般无显著的咳嗽、咳痰；肺部无异常体征；胸部 X 线正常。

　　3.咳嗽变异性哮喘

　　表现为顽固性咳嗽，只咳不喘，与急性气管—支气管炎鉴别上有一定的困难，结合病史、支气管激发试验和支气管舒张试验可有助鉴别。

（三）实验室及其他检查

　　1.外周血常规

　　多数病例的白细胞计数和分类无明显改变，细菌感染严重时白细胞总数和中性粒细胞可增多。

2. 痰液检查

痰液涂片和培养可发现致病菌。

3. 胸部 X 线

多数表现为肺纹理增粗，少数病例无异常表现：

三、辨证论治

（一）辨证纲目

外感咳嗽，多为新病，起病急，病程短，常伴恶寒、发热、头痛等肺卫表证。内伤咳嗽，多为久病，常反复发作，病程长，可伴它脏见证。外感咳嗽以风寒、风热、风燥为主，一般均属邪实。而内伤咳嗽多为虚实夹杂，本虚标实，其中痰湿、痰热、肝火多为邪实正虚；肺阴亏耗则属正虚，或虚中夹实。应分清标本主次缓急。

1. 外感咳嗽

(1) 风寒袭肺：咳嗽声重，气急，咽痒，咯痰稀薄色白，常伴鼻塞，流清涕，头痛，肢体酸楚，或见恶寒发热、无汗等表证，舌苔薄白，脉浮或浮紧。

(2) 风热犯肺：咳嗽频剧，气粗或咳声嘶哑，喉燥咽痛，咯痰不爽，痰黏稠或黄，咳时汗出，常伴鼻流黄涕，口渴，头痛，身楚，或见恶风、身热等表证，舌苔薄黄，脉浮数或浮滑。

(3) 风燥伤肺：干咳，连声作呛，喉痒，咽喉干痛，唇鼻干燥，无痰或痰少而黏，不易咯出，或痰中带有血丝，口干，初起或伴鼻塞、头痛、微寒、身热等表证，舌质红干而少津，苔薄白或薄黄，脉浮数或小数。

2. 内伤咳嗽

(1) 痰湿蕴肺：咳嗽反复发作，咳声重浊，痰多，因痰而嗽，痰出咳平，痰黏腻或稠厚成块，色白或带灰色，每于早晨或食后则咳甚痰多，进甘甜油腻食物加重，胸闷，脘痞，呕恶，食少，体倦，大便时溏，舌苔白腻，脉象濡滑。

(2) 痰热郁肺：咳嗽，气息粗促，或喉中有痰声，痰多，质黏或稠黄，咯吐不爽，或有热腥味，或咯血痰，胸胁胀满，咳时引痛，面赤，或有身热，口干而黏，欲饮水，舌质红，舌苔薄黄腻，脉滑数。

(3) 肝火犯肺：上气咳逆阵作，咳时面赤，咽干口苦，常感痰滞咽喉而咯之难出，量少质黏，或如絮条，胸胁胀痛，咳时引痛，症状可随情绪波动而增减，舌红或舌边红，舌苔薄黄少津，脉弦数。

(4) 肺阴亏耗：干咳，咳声短促，痰少黏白，或痰中带血丝，或声音逐渐嘶哑，口干咽燥，或午后潮热，颧红，盗汗，日渐消瘦，神疲，舌质红少苔，脉细数。

（二）审因论治

中医对咳嗽的治疗应分清邪正虚实。外感咳嗽，多为实证，应祛邪利肺，按病邪性质分风寒、风热、风燥论治。内伤咳嗽，多属邪实正虚。标实为主者，治以驱邪止咳；本虚为主者，治以扶正补虚。并按本虚标实的主次酌情兼顾。同时除直接治肺外，还应从整体出发，注意治脾、治肝、治肾等。

1. 外感咳嗽

(1) 风寒袭肺：疏风散寒，宣肺止咳。予三拗汤合止嗽散加减。麻黄 10 g，杏仁 15 g，桔梗 10 g，前胡 15 g，甘草 10 g，橘皮 15 g，金沸草 10 g。

两方均能宣肺止咳化痰，但前方以宣肺散寒为主，用于风寒闭肺；后方以疏风润肺为主，用于咳嗽迁延不愈或愈而复发者。胸闷、气急等肺气闭实之象不著，而外有表证者，可去麻黄之辛散，加荆芥、苏叶、生姜以疏风解表；若夹痰湿，咳而痰黏，胸闷，苔腻，加半夏、川朴、茯苓以燥湿化痰；咳嗽迁延不已，加紫菀、百部温润降逆，避免过于温燥辛散伤肺；袭寒未解，里有郁热，热为寒遏，咳嗽音哑，气急似喘，痰黏稠，口渴，心烦，或有身热，加生石膏、桑皮、黄芩以解表清里。

(2) 风热犯肺：疏风清热，宣肺，止咳。予桑菊饮加减。桑叶 15 g，菊花 15 g，薄荷 15 g，连翘 15 g，前胡 15 g，牛蒡子 15 g，杏仁 10 g，桔梗 10 g，大贝母 10 g，枇杷叶 15 g。

本方功能疏风清热，宣肺止咳，用于咳嗽痰黏，咽干，微有身热者。肺热内盛，身热较著，恶风不显，口渴喜饮，加黄芩、知母清肺泄热；热邪上壅，咽痛，加射干、山豆根、挂金灯、赤芍清热利咽；热伤肺津，咽燥口干，舌质红，加南沙参、天花粉、芦根清热生津；夏令夹暑加六一散、鲜荷叶清解暑热。

(3) 风燥伤肺：疏风清肺，润燥止咳。予桑杏汤加减。桑叶 15 g，薄荷 15 g，豆豉 15 g，杏仁 10 g，前胡 15 g，牛蒡于 15 g，南沙参 15 g，大贝母 15 g，天花粉 20 g，梨皮 20 g，芦根 20 g。

本方清宣凉润，用于风燥伤津，干咳少痰，外有表证者。津伤较甚，干咳，咯痰不多，舌干红少苔，配麦冬、北沙参滋养肺阴；热重不恶寒，心烦口渴，酌加石膏、知母、黑山栀清肺泄热；肺络受损，痰中夹血，配白茅根清热止血。

2. 内伤咳嗽

(1) 痰湿蕴肺：燥湿化痰，理气止咳。予二陈平胃散合三子养亲汤加减。法半夏 10 g，陈皮 20 g，茯苓 15 g，苍术 15 g，川朴 15 g，杏仁 10 g，佛耳草 15 g，紫菀 20 g，款冬花 15 g。

二陈平胃散燥湿化痰，理气和中，用于咳而痰多，痰质稠厚，胸闷脘痞，苔腻者。

三子养亲汤降气化痰，用于痰浊壅肺，咳逆痰涌，胸满气急，苔浊腻者。两方同治痰湿，前者重点在胃，痰多脘痞者适用；后者重点在肺，痰涌气急者较宜。

咳逆气急，痰多胸闷，加白前、苏子、莱菔子化痰降气；寒痰较重，痰黏白如沫，怯寒背冷，加干姜、细辛、白芥子温肺化痰；久病脾虚，神疲，加党参、白术、炙甘草。症状平稳后可服六君子丸以资调理，或合杏苏二陈丸标本兼顾。

(2) 痰热郁肺：清热肃肺，豁痰止咳。予清金化痰汤加减。黄芩 15 g，山栀 15 g，知母 10 g，桑白皮 15 g，杏仁 10 g，贝母 15 g，瓜蒌 20 g，海蛤壳 15 g，竹沥 15 g，半夏 10 g，射干 15 g。

本方功在清热化痰，用于咳嗽气急、胸满、痰稠色黄者。痰热郁蒸，痰黄如脓或有热腥味，加鱼腥草、金荞麦根、象小母、冬瓜子、苡仁等清热化痰；痰热壅盛，腑气不通，胸满咳逆，痰涌，便秘，配葶苈子、大黄、风化硝泻肺通腑逐痰；痰热伤津，口干，舌红少津，配北沙参、天冬、花粉养阴生津。

(3) 肝火犯肺：清肺泻肝，顺气降火。予黛蛤散合加减泻白散加减。桑白皮 15 g，地骨皮 20 g，黄芩 15 g，山栀 15 g，丹皮 15 g，青黛 20 g，海蛤壳 20 g，粳米 15 g，甘草 10 g，苏子

15 g，竹茹 15 g，枇杷叶 15 g。

黛蛤散清肝化痰，加减泻白散顺气降火，清肺化痰，二方相合，使气火下降，肺气得以清肃，咳逆自平。肺气郁滞，胸闷气逆，加瓜蒌、桔梗、枳壳、旋覆花利气降逆；胸痛，配郁金、丝瓜络理气和络；痰黏难咯，加海浮石、知母、浙贝母清热豁痰；火郁伤津，咽燥口干，咳嗽日久不减，酌加北沙参、麦冬、天花粉、诃子养阴生津敛肺。

(4) 肺阴亏耗：滋阴润肺，化痰止咳。予沙参麦冬汤加减。沙参 15 g，麦冬 20 g，花粉 20 g，玉竹 15 g，百合 15 g，甘草 10 g，川贝母 15 g，甜杏仁 10 g，桑白皮 15 g，地骨皮 20 g。

本方有甘寒养阴、润燥生津之功，可用于阴虚肺燥，干咳少痰。肺气不敛，咳而气促，加五味子、诃子以敛肺气；阴虚潮热，酌加功劳叶、银柴胡、青蒿、鳖甲、胡黄连以清虚热；阴虚盗汗，加乌梅、瘪桃干、浮小麦收敛止涩；肺热灼津，略吐黄痰，加海蛤粉、知母、黄芩清热化痰；热伤血络，痰中带血，加丹皮、山栀、藕节清热凉血。

四、古方今用

(一) 桑杏汤 (《温病条辨》)

组成：桑叶 3 g，杏仁 4.5 g，沙参 6 g，象贝 3 g，香豉 3 g，栀皮 3 g，梨皮 3 g。

制法：水二杯，煮取一杯。

服法：水煎服。

方解：本方证系温燥外袭，肺津受灼之轻证。因秋感温燥之气，伤于肺卫，其病轻浅，故身热不甚；燥气伤肺，耗津灼液，肺失清肃，故口渴、咽干鼻燥、干咳无痰，或痰少而黏。本方证虽似风热表证，但因温燥为患，肺津已伤，治当外以清宣燥热，内以润肺止咳。方中桑叶清宣燥热，透邪外出；杏仁宣利肺气，润燥止咳，共为君药。豆豉辛凉透散，助桑叶轻宣透热；贝母清化热痰，助杏仁止咳化痰；沙参养阴生津，润肺止咳，共为臣药。栀子皮质轻而入上焦，清泄肺热；梨皮清热润燥，止咳化痰，均为佐药。本方乃辛凉甘润之法，轻宣凉润之方，使燥热除而肺津复，则诸症自愈。

(二) 泻白散 (《小儿药证直诀》)

组成：地骨皮、桑白皮 (炒) 各 30 g，甘草 (炙) 3 g。

制法：上药锉散，入粳米一撮，水二小盏，煎煮。

服法：食前服 (现代用法：水煎服)。

方解：本方主治肺有伏火郁热之证。肺主气，宜清肃下降，火热郁结于肺，则气逆不降而为喘咳；肺合皮毛，肺热则外蒸于皮毛，故皮肤蒸热；此热不属于外感，乃伏热渐伤阴分所致，故热以午后为甚，其特点是轻按觉热、久按若无，与阳明之蒸蒸发热、愈按愈盛者有别；舌红苔黄，脉象细数是热邪渐伤阴分之候。治宜清泻肺中郁热，平喘止咳。方中桑白皮甘寒性降，专入肺经，清泻肺热，平喘止咳，故以为君。地骨皮甘寒入肺，可助君药清降肺中伏火，为臣药。君臣相合，清泻肺热，以使金清气肃。炙甘草、粳米养胃和中以扶肺气，共为佐使。四药合用，共奏泻肺清热，止咳平喘之功。

(三) 二陈汤 (《太平惠民和剂局方》)

组成：半夏 (汤洗七次)、橘红各 15 g，白茯苓 9 g，甘草 (炙) 4.5 g。

制法：上药嚼，每服 12 g，用水一盏，生姜七片，乌梅一个，同煎六分。

服法：去滓，热服，不拘时候（现代用法：加生姜 7 片，乌梅 1 个，水煎温服）。

方解：本方证多由脾失健运，湿无以化，湿聚成痰，郁积而成。湿痰为病，犯肺致肺失宣降，则咳嗽痰多；停胃令胃失和降，则恶心呕吐；阻于胸膈，气机不畅，则感痞闷不舒；留注肌肉，则肢体困重；阻遏清阳，则头目眩晕；痰浊凌心，则为心悸。治宜燥湿化痰，理气和中。方中半夏辛温性燥，善能燥湿化痰，且又和胃降逆，为君药。橘红为臣。既可理气行滞，又能燥湿化痰。君臣相配，寓意有二：一为等量合用，不仅相辅相成，增强燥湿化痰之力，而且体现治痰先理气，气顺则痰消之意；二为半夏、橘红皆以陈久者良，而无过燥之弊，故方名"二陈"。此为本方燥温化痰的基本结构。佐以茯苓健脾渗湿，渗湿以助化痰之力，健脾以杜生痰之源。鉴于橘红、茯苓是针对痰因气滞和生痰之源而设，故二药为祛痰剂中理气化痰、健脾渗湿的常用组合。煎加生姜，既能制半夏之毒，又能协助半夏化痰降逆、和胃止呕；复用少许乌梅，收敛肺气，与半夏、橘红相伍，散中兼收，防其燥散伤正之虞，均为佐药。以甘草为佐使，健脾和中，调和诸药。综合本方，结构严谨，散收相合，标本兼顾，燥湿理气祛已生之痰，健脾渗湿杜生痰之源，共奏燥湿化痰，理气和中之功。

（四）金沸草散（《博济方》）

组成：旋覆花 90 g，麻黄（去节）90 g，前胡 90 g，荆芥穗 120 g，甘草（炙）30 g，半夏（洗净，姜汁浸）30 g，赤芍药 30 g。

制法：上为末，每服 6 g，水一盏，加生姜、大枣，同煎至六分。

服法：热服，如汗出并三服。

方解：本方以旋覆花、半夏降气化痰，前胡宣降肺气，与麻黄、荆芥穗辛温解表等药相配，共奏发散风寒，降气化痰止咳之功。本方与止嗽散都是治疗风邪犯肺的常用方。止嗽散以紫菀、白前、百部、桔梗等利肺止咳药为多，而解表祛邪之力不足，故主治外邪将尽，肺气不利的咳嗽；本方则主治风邪犯肺初起，而咳嗽痰多者。

五、中成药治疗

（一）橘红丸

组成：橘红、陈皮、制半夏、茯苓、甘草、桔梗、杏仁、紫菀、款冬花、浙贝母、紫苏子、瓜蒌皮、地黄、麦冬、石膏。

适应证：清热润肺，化痰止咳。用于肺热咳嗽，痰多气促，胸中满闷，口舌干燥者。

用法：口服，每次 2 丸，一日 1～2 次。

（二）蛇胆川贝液

组成：蛇胆、川贝母。

适应证：清肺，除痰止咳。用于肺热咳嗽，痰多，胸闷者。

用法：口服，每次 10 mL，一日 2～3 次。

（三）枇杷露止咳

组成：枇杷膏、氯化铵等。

适应证：润肺止咳。用于风热咳嗽，痰多，肺气不畅者。

用法：口服，每次 10 mL，一日 3 次。

（四）蛇胆陈皮液

组成：蛇胆汁、陈皮。

适应证：顺气化痰。用于咳喘，痰多。

用法：口服，每次 10 mL，一日 3 ～ 4 次。

（五）百合固金丸

组成：百合、地黄、熟地黄、麦冬、玄参、川贝母、当归、白芍、桔梗、甘草。

适应证：滋养肺肾，止咳化痰。用于干咳嗽气喘，痰中带血，午后潮热者。

用法：口服，每次 1 丸，一日 2 ～ 3 次。

六、其他疗法

（一）针刺疗法

1. 体针疗法

(1) 外感：主穴：肺俞、列缺、合谷。配穴：咽喉肿痛取少商、尺泽；发热取大椎、外关。

(2) 内伤：

①痰湿蕴肺：主穴取肺俞、太渊、章门、太白、丰隆。

②肝火烁肺：主穴取肺俞、尺泽、太冲、阳陵泉。

2. 耳针疗法

取穴：肺、支气管、神门。

方法：中、强刺激，捻针 2 ～ 3 分钟，留针 20 ～ 30 分钟。

（二）耳穴贴压加艾灸疗法

1. 耳穴贴压取穴

外鼻、内鼻、咽、气管、支气管、脾、肾、咳点、平喘，有过敏症状加风溪，胸闷加膈，烦躁加神门。双耳用酒精棉球消毒后，取耳穴阳性反应点（一般上述耳穴均有阳性反应），用 6 mm×6 mm 脱敏胶布内压入王不留行籽，贴于敏感点。嘱患者每日按压贴丸 3 ～ 5 遍，每穴按压时间 1 分钟，适当刺激所贴耳穴，5 天为一个疗程，间隔 2 天再贴。

2. 艾卷悬灸取穴

天突、膻中、大椎、风门、肺俞，食欲缺乏加足三里，痰多加丰隆，上颌窦炎加迎香，额窦炎加印堂。医者手持点燃的艾卷，距离穴位处 1 寸悬灸，以局部皮肤稍红为度，每穴约需 5 分钟，每日治疗 1 次，每次治疗时间 45 分钟。

（三）刺络拔罐疗法

1. 放血

耳穴：耳尖、扁桃体点刺放血，约放出血 3 ～ 10 滴。

体穴：少商、商阳、关冲均刺络放血，每穴 3 ～ 10 滴，左右交替，注意动作轻盈、快速。视鱼际络青紫者，适当放血 2 ～ 5 滴。伴发热者加大椎刺血 2 ～ 3 滴。

2. 拔罐

取 3 号玻璃罐，用闪火法强吸下列穴位：1 组取大椎、肺俞（双）、天宗（双）、肩（双）、肝俞（双）。2 组取身柱、风门（双）、肩外俞（双）、大肠俞（双）。以上治疗每日 1 次，5 次为 1 个疗程。

（四）埋线疗法

取健康猪躯干部毛发少许，以不枯黄，不开叉者为好。从发根部剪断，清理干净进行高温煮沸消毒，取出放入 75% 酒精中浸泡 24 小时，再次高压消毒。治疗时患者坐位，膻中穴局部消毒。将已消毒好的猪毛发从注射针头尾部穿入，从针尖穿出，剪去毛发开叉部分。用手提起膻中穴皮肤，使皮肤重叠，然后将针头刺入皮下，沿皮深入一段后穿出。拉住由针尖露出的猪毛，拔出针头，使猪毛留在膻中穴皮下，贴皮肤剪去多余部分。轻揉膻中穴局部皮肤。埋在皮下之猪毛，于半年后自行吸收。埋线局部偶有不适或针刺样感，多为外留毛发过长引起，剪去留在皮肤外的猪毛即可。如有感染可加服抗生素。

（五）穴位贴敷疗法

取麻黄、细辛、牙皂，按 2：1：1 的比例，以水煮醇沉法制成浓度为 25% 药液。用直径为 2 cm 棉球浸透药液，置于天突穴上，在棉球上用特制的直径为 3 cm 深 0.3 cm 的软塑料盖覆盖（取保湿作用），四周用胶布固定，敷贴 4～6 小时，每日 1 次。观察 7 天为一疗程。

（六）单验方疗法

1. 治咳方

黄芩 10 g，杏仁 10 g，前胡 10 g，紫菀 10 g，地龙 10 g，半夏 10 g，枳壳 10 g，重楼 6 g，僵蚕 6 g，竹茹 6 g，甘草 6 g，平地木 15 g，浙贝母 10 g 或川贝母 6 g，小儿酌情减量。每日 1 剂，每剂承煎 2 次，每次取汁 250 mL，将头煎、二煎混匀，分早、中、晚 3 次服用。

随症加减：兼发热、头痛、全身酸软者，加金银花、连翘、荆芥、防风；兼咽痛咽痒，加玄参、射干、牛蒡子；兼鼻燥咽干，加沙参、瓜蒌皮；痰湿重见胸腹痞闷、苔厚腻，加茯苓、厚朴；兼气喘明显，加麻黄、苏子；咳久见舌红绛苔少者，加玉竹、麦冬、地骨皮；周本加黄芪、党参、冬虫夏草。

2. 桑薄清宣汤

桑叶 9 g，薄荷 6 g，桔梗 6 g，炒枳壳 6 g，前胡 6 g，牛蒡子 6 g，生白芍 6 g，紫菀 6 g，川贝 6 g，甘草 3 g。小儿酌减，水煎服，每日 1 剂，分 2 次温服。

随症加减：咳甚，加炒杏仁，痰多色白者，加陈皮、姜半夏；痰黄色稠者，加青竹茹；干咳无痰者，加沙参、麦冬；兼发热者，加金银花、连翘；兼恶寒，鼻流清涕者，加荆芥穗或蝉衣。

3. 验方

南星曲，半夏曲、陈皮各 50 g，加姜汁，打糊丸如梧子大，日 2 次口服。

4. 验方

乌梅肉、罂粟壳等份为末，每服二钱，睡时蜜汤调。

（郑德松　李建　戈艳蕾）

参考文献

[1] 郑德松，董静，刘国荣 . 不同针刺方案在中风痉挛性偏瘫康复治疗中的研究进展 . 现代中西医结合杂志 .2017，26（1）:109-111.

[2] 郑德松，赵岩，李旗，等 . 复式针刺补泻对臀大肌挛缩术后髋关节和膝关节屈伸角度的影响 . 针灸推拿医学 J. Acupunct. Tuina. Sci. 2015，13 (1): 58-62

[3] 郑德松，李旗，田福玲，等．黄芪穴位注射配合药物吸入治疗支气管哮喘急性期临床观观察．辽宁中医药大学学报．2014，16（11）：65-67.

[4] 戈艳蕾，李建，王红阳，等．维生素 D 治疗慢性阻塞性肺疾病急性加重期合并低钙血症患者疗效观察．中国老年学杂志，2014，34(08):2250-2251.

[5] 戈艳蕾，刘香玉，李建，等．丹红注射液及肝素雾化吸入治疗间质性肺炎疗效 [J]．时珍国医国药，2013，24(7):1668-1669.

[6] 戈艳蕾，刘聪辉，曹书华，等．老年中重度慢性阻塞性肺病伴阻塞性睡眠呼吸暂停低参通气综合征患者认知障碍与相关因子水平 [J]．中国老年学杂志．2014(19):5558-5559.

[7] 戈艳蕾，刘聪辉，崔紫阳，等．慢性阻塞性肺疾病合并阻塞性睡眠呼吸暂停综合征患者血清 Caspase-3 和 Caspase-9 水平与认知功能障碍的相关性研究 [J]．中国现代医学杂志．2016，26(11):77-80.

[8] 李建，戈艳蕾，王红阳．唐山地区老年患者超声心动图拟诊肺动脉高压现患率调查．临床肺科杂志．2013，18(8):1523-1523.

第五节 支气管哮喘

中医称之为"哮病"，又有"呷嗽""哮吼"等病名。哮喘可发生于任何年龄，幼年、青中年多见，成人男女患病率大致相同，约 40% 的患者有家族史。全球约有 1.6 亿患者，我国的患病率为 1% ~ 4%。

一、病因病机

哮喘病的发生为宿痰内伏于肺。先天禀赋不足，脏腑功能失调导致肺不布津，脾失健运，肾不化水，津液凝聚成痰。宿痰停聚，成为哮喘病的"夙根"。复田外感、饮食、情志、劳倦等因素而诱发，内外合邪，肺失宣降，痰阻气道，气道挛急，发为哮病。

（一）外邪侵袭

外感风寒、风热之邪，失于裘散，邪蕴于肺，气不布津，聚液生痰，或吸入风媒花粉、烟尘、异味气体等，影响肺气宣发，叭致津液凝聚，痰浊内蕴，发生哮病。

（二）饮食不当

贪食生冷，寒饮内停，或嗜食酸成甘肥，积痰蒸热，或因进食海膻发物，而致脾失健运，饮食不归正化，痰浊内生，上干于肺，壅阻肺气，亦可致成哮病。古有"食哮""鱼腥哮""卤哮""糖哮""醋哮"等病名。

（三）情志失调

情志不遂，肝气郁结，木不疏土；或恼怒伤肝，肝气横逆，术旺乘士。致脾失健运，水湿酿成痰浊，痰阻肺气，发生哮病。

（四）体虚病后

体质不强，或病后体弱，如幼年患麻疹、顿咳，或反复感冒，咳嗽日久等，以致肺气耗损，气不化津，痰饮内生；或阴虚火盛，热蒸液聚，痰热胶固，引起哮喘病发作。多见于肾虚小儿，故有"幼稚天哮"之名。

哮喘病的病位在肺，病因以痰为主。痰之产生，主要由肺脾肾功能失调，水湿运化失常，而成痰浊。痰浊内伏，胶结不去，成为哮病发病的潜在"夙根"。发作时的基本病理变化为宿根伏痰，遇感引触，痰随气升，气因痰阻，相互搏结，壅塞气道，气道挛急，发为哮病。正如《证治汇补》所言："因内有壅塞之气，外有非时之感，膈有胶固之痰，三者相合，闭拒气道，搏击有声，发为哮病。"

哮喘病发作期，若病因于寒，素体阳虚，痰从寒化，属寒痰为患，则发为寒哮；若病因于热，素体阳盛，痰从热化，属热痰为患，则表现为热哮；若由"痰热内部，风寒外束"（《类证治裁哮证》），而见寒包热证；若因情志失调、饮食不当、劳累等诱发而寒热不显者则为痰哮；若外风袭肺，或素体阴血亏虚，虚风内动，或肝木郁而化风，引动宿痰，反复发作，时发时止，如风之善行而数变，为风哮。

哮病缓解期，表现肺、脾、肾等脏气虚弱之候。肺虚不能主气，气不化津，则痰浊内蕴，肃降无权，并因卫外不固，而更易受外邪的侵袭诱发；脾虚不能化水谷为精微，上输养肺，反而积湿生痰，上贮于肺，影响肺气的升降；肾虚精气亏乏，摄纳失常，则阳虚水泛为痰，或阴虚火旺灼津成痰，上在于肺，而致肺气出纳失司。在间歇期感觉短气，疲乏，常有轻度哮症，难以全部消失。

哮病危证为"喘脱"。肺脾肾虚而痰浊壅盛，邪实与正虚错综并见，一旦发作，每易持续不解，严重者因肺不能调节治理心血的运行，命门之火不能上济于心，则心阳亦同时受累，阳气暴脱，发生"喘脱"危候。

二、诊断及鉴别诊断

（一）诊断

对于有典型症状和体征的患者，除外其他疾病引起的喘息、气急、胸闷和咳嗽后，可做出临床诊断；对不典型病例，应作支气管舒张或激发试验，阳性者可确诊。

（二）鉴别诊断

1. 左心衰竭引起的喘息样呼吸困难

多见于老年人。原因有：高血压、冠状动脉硬化、二尖瓣狭窄或慢性肾炎等，发作以夜间阵发性多见。症状为胸闷，呼吸急促而困难，有咳嗽及哮鸣音，严重者有发绀，面色灰暗，冷汗，精神紧张而恐惧，与哮喘急性发作相似。患者除有哮鸣音外，常咯大量稀薄水样或泡沫状痰或可能为粉红色泡沫痰，并有典型的肺底湿啰音，心脏向左扩大，心瓣膜杂音，心音可不规律甚至有奔马律。胸部 X 线示心影可能扩大，二尖瓣狭窄的患者，左心耳经常扩大。肺部有肺水肿征象，血管阴影模糊。由于肺水肿，叶间隔变阔，叶间隔线可下移至基底肺叶，对鉴别有帮助。

2. 慢性阻塞性肺疾病

多见于中老年人，有慢性咳嗽史，喘息常年存在，有加重期。患者多有长期吸烟或接触有害气体的病史，有肺气肿体征，两肺或可闻及湿啰音。但临床上严格将慢性阻塞性肺疾病与哮喘区分有时十分困难，用支气管舒张剂、口服或吸入激素做治疗性诊断可能有所帮助，有时两者可同时存在。

3. 变态反应性肺浸润

这是一组肺嗜酸细胞浸润的疾病，包括单纯性嗜酸细胞性肺炎、迁延性嗜酸细胞肺炎、哮喘性嗜酸细胞肺炎、热带性肺嗜酸细胞增多症及肺坏死性血管炎等病都可列入本组疾病，它们都可能有哮喘症状，特别是哮喘性嗜酸细胞性肺炎尤为明显。该病可见于任何年龄，大多数与下呼吸道细菌感染有关。患者对曲霉菌呈过敏状态，故又名过敏性支气管肺曲菌病。患者常有发热，胸部 X 线检查可见多发性、此起彼伏的淡薄斑片浸润阴影，可自行消失或反复再发。肺组织活检有助于鉴别。

4. 气管、主支气管肺癌

由于癌肿压迫或侵犯气管或主支气管，使上呼吸道管腔狭窄或不完全阻塞，出现咳嗽或喘息，甚至伴哮鸣音。但患者通常无哮喘发作史，咯痰可带血，喘息症状多呈吸气性呼吸困难，或哮鸣音为局限性，平喘药物治疗无效。只要考虑到本病，进一步做胸部 X 线检查、CT、痰细胞学及纤维支气管镜检查就不难鉴别。

(三) 实验室及其他检查

1. 体检

发作期胸部呈过度充气状态，胸廓膨隆，叩诊呈过清音，多数有广泛的呼气相为主的哮鸣音，呼气延长。严重哮喘发作时常有呼吸费力、大汗淋漓、发绀、胸腹反常运动、心率增快、奇脉等体征。缓解期可无异常体征。

2. 实验室和其他检查

(1) 血液常规检查：部分患者发作时可有嗜酸性粒细胞增高，但多数不明显，如并发感染可有白细胞数增高，分类嗜中性粒细胞比例增高。

(2) 痰液检查涂片：可见较多嗜酸性粒细胞，如合并呼吸道细菌感染，痰涂片革兰染色、细胞培养及药物敏感试验有助于病原菌的诊断及指导治疗。

(3) 肺功能检查：缓解期肺通气功能多数在正常范围。在哮喘发作时，由于呼气流速受限，表现为第一秒用力呼气量 (FEV_1)，一秒率 ($FEV_1/FVC\%$)、最大呼气中期流速 (MMER)、呼出 50% 与 75% 肺活量时的最大呼气流量 (MEF50% 与 MEF75%) 以及呼气峰值流量 (PEFR) 均减少。可有用力肺活量减少、残气量增加、功能残气量和肺总量增加，残气占肺总量百分比增高。经过治疗后可逐渐恢复。

(4) 血气分析：哮喘严重发作时可有缺氧，PaO_2 和 SaO_2 降低，由于过度通气可使 $PaCO_2$ 下降，pH 值上升，表现呼吸性碱中毒。如重症哮喘，病情进一步发展，气道阻塞严重，可有缺氧及 CO_2 潴留，$PaCO_2$ 上升，表现呼吸性酸中毒。如缺氧明显，可合并代谢性酸中毒。

(5) 胸部 X 线检查：早期在哮喘发作时可见两肺透亮度增加，呈过度充气状态；在缓解期多无明显异常。如并发呼吸道感染，可见肺纹理增加及炎症性浸润阴影。同时要注意肺不张、气胸或纵隔气肿等并发症的存在。

(6) 特异性过敏原的检测：哮喘患者大多伴有过敏体质，对众多的变应原和刺激物敏感。测定变应性指标结合病史有助于对患者的病因诊断和脱离致敏因素的接触。但应防止发生过敏反应。

三、辨证论治

(一) 辨证纲目

中医对哮喘的治疗应首先辨明虚实。发作时以邪实为主, 痰有寒痰、热痰、痰湿、风痰之别, 当细辨属寒哮、热哮、痰哮、风哮。缓解期多属正虚, 当审其阴阳之偏虚, 区别脏腑之所属, 细辨属肺虚、脾虚、肾虚, 并注意寒热虚实的相兼和转化。

1. 发作期

(1) 寒哮: 初起恶寒, 发热, 头痛, 无汗, 咳嗽, 呼吸紧迫感, 喉痒, 鼻痒或身痒, 鼻流清涕如水样; 继则呼吸急促, 喉间哮鸣如水鸡声, 胸膈满闷如窒, 咳痰清稀色白, 呈泡沫状, 面色晦暗带青, 口不渴, 或渴喜热饮, 天冷受寒易发作, 形寒怕冷, 舌苔薄白或白滑, 脉浮紧。

(2) 热哮: 气粗息涌, 喉中痰鸣如吼, 胸高胁胀, 咳呛阵作, 咳痰色黄或白, 黏浊稠厚, 排吐不利, 或伴发热不恶寒, 头痛, 烦闷不安, 汗出, 面赤, 口苦, 口渴喜饮, 舌苔黄腻, 质红, 脉滑数或弦滑。

(3) 痰哮: 喉间哮鸣, 声如拽锯, 喘咳胸满, 但坐不得卧, 痰涎壅盛, 痰黏腻难出。伴呕恶, 纳呆, 口黏不渴, 神倦乏力, 或胃脘满闷, 或便溏, 或胸胁不舒, 或唇甲青紫, 舌质淡或淡胖, 或舌质紫暗或淡紫, 苔厚浊, 脉滑实或弦、涩。

(4) 风哮: 哮喘反复发作, 时发时止, 发时候中哮鸣有声, 呼吸急促, 咳嗽少痰或无痰, 不能平卧, 止时有如常人。发前多有鼻痒、咽痒、喷嚏、咳嗽。或精神抑郁、情绪不宁; 或伴恶风, 汗出; 或伴形体消瘦, 咽干口燥, 面色潮红或萎黄不华, 舌质淡或舌质红少津, 苔薄白或无苔, 脉浮或弦细。

2. 缓解期

(1) 肺虚: 自汗、怕风, 常易感冒, 每因气候变化而诱发, 发前喷嚏频作.鼻塞流涕, 气短声低, 或喉中常有轻度哮鸣音, 咳痰清稀色白, 舌苔薄白、质淡, 脉细弱或虚大。

(2) 脾虚: 平素痰多, 倦怠乏力, 食少便溏, 或食油腻易腹泻, 每因饮食不当而诱发, 面色萎黄不华, 舌质淡, 苔薄腻或白滑, 脉细软。

(3) 肾虚: 平素短气息促, 动则尤甚, 腰酸腿软, 脑转耳鸣, 劳累后咳喘易发。或畏寒肢冷, 面色苍白, 舌淡苔白, 脉沉细之一派虚寒之象; 或颧红, 烦热, 汗出, 舌红苔少, 脉细数之一派虚热之象。

(二) 审因论治

"发时治标, 平时治本"为哮病治疗的基本原则。发时应攻邪治标, 由于痰浊是本病之宿根, 故发时以宣肺豁痰为重点。寒痰宜温化宣肺, 热痰当清化肃肺, 痰浊囊肿应去壅泻肺, 风痰当祛风化痰。平时应扶正治本, 阳气虚者应予温补, 阴虚者则予滋养, 分别采取补肺、健脾、益肾等法, 以冀减轻、减少或控制发作。若寒热虚实错杂者, 当兼以治之。

1. 发作期

(1) 寒哮: 温肺散寒, 化痰平喘, 方射干麻黄汤加减。射干 10 g, 炙麻黄 5 g, 干姜 5 g, 细辛 3 g, 姜半夏 10 g, 紫菀 10 g, 款冬 10 g, 五味子 5 g。

本方温肺散寒, 化痰平喘, 适用于寒痰伏肺, 阴盛于内者。若痰涌喘逆不得卧, 可予葶苈大枣泻肺汤加减。若袭寒里饮, 寒象较甚者, 可用小青龙汤加减。若痰稠胶固难出, 哮喘持续难平,加白芥予利气祛痰。若咳甚加杏仁,喘重加地龙。寒哮多遇风而发,可酌加祛邪散风之品。

(2)热哮:清热宣肺,化痰定喘,方定喘汤加减。白果 10 g,炙麻黄 6 g,桑白皮 15 g,款冬花 15 g,清半夏 10 g,杏仁 10 g,苏子 10 g,黄芩 15 g,生甘草 6 g。

本方清热宣肺,化痰定喘,适用于热痰内壅于肺者。

(3)痰哮:化浊祛痰,降气平喘,方二陈汤合三子养亲汤加减。半夏 10 g,陈皮 10 g,茯苓 20 g,甘草 10 g,苏子 10 g,白芥子 10 g,莱菔子 10 g。

本方降气涤痰,泻肺平喘,为痰浊壅肺,寒热不显者而设。若痰多色黄而稠,苔黄腻,可加连翘、黄芩等清热解毒。若兼腹胀、便秘者,可加大黄、芒硝通腑泻壅,荡涤痰浊。若喘逆甚,兼胸满闷不舒,可加郁金、川楝子、沉香等疏肝理气。

(4)风哮:疏风宣肺,化痰平喘,方华盖散加减。炙麻黄 8 g,紫苏子 15 g,杏仁 10 g,茯苓 20 g,陈皮 10 g,桑白皮 10 g,甘草 10 g。

本方疏风宣肺,适用于外风引发者。也町加蝉蜕、苏叶、僵蚕等加强祛风解痉之力。鼻塞、喷嚏、流涕重者,加荆芥、防风等祛风散邪。胸闷明湿或闷痛者,加瓜蒌、薤白、法半夏等化痰宽胸。若情志不遂,肝木郁而化风引发者,可用过敏煎(柴胡、防风、乌梅、五妹子、生甘草)加部金、僵蚕、钩藤、地龙、白附子等疏肝解郁,祛风解痉。若哮喘反复发作,兼见唇甲青紫,舌质紫暗或有瘀斑,脉涩者,可加当归、赤芍、桃仁、红花、丹参等活血化瘀。

2.缓解期

(1)肺虚:补肺固卫,益气固表,常服玉屏风散,黄芪 20 g,炒白术 12 g,防风 15 g,党参 20 g。

本方适用于久哮肺气虚,卫表不固者。表虚自汗加炙黄芪、浮小麦、大枣,不效加制附子、龙骨、牡蛎以敛汗固卫。若怕冷畏风明显,加桂枝、由芍、姜枣调和营卫。若气阴两虚,伴呛咳痰少质黏,烦热口干,颧红,舌红苔剥,脉细数者,可用生脉散加北沙参、玉竹、黄芪等益气养阴。

(2)脾虚:健脾化痰,升阳益气,予六君子汤加味。党参 30 g,炒白术 10 g,茯苓 15 g,炙甘草 6 g,陈皮 12 g,制半夏 10 g,黄芪 15 g,柴胡 10 g,升麻 10 g。

本方升阳健脾,补土生金,适用于脾虚失健,中气不足者。若脾阻不振,形寒肢冷便溏,加桂枝、干姜以温脾化饮。

(3)肾虚:补肾纳气平喘,予金匮肾气丸或七味都气丸加减。熟地 15 g,山萸肉 6 g,山药 10 g,茯苓 12 g,丹皮 10 g,泽泻 10 g,五味子 6 g。偏阴虚者,加知母 12 g,黄檗 12 g,枸杞子 12 g;偏阳虚者,加熟附子 10 g,肉桂 10 g.杜仲 15 g。本方补肾摄纳,适用于肾虚不能纳气者。可常服紫河车粉。

四、古方今用

(一)小青龙汤(《伤寒论》)

组成:麻黄(去节)6 g,芍药 9 g,细辛 9 g,干姜 9 g,甘草(炙)9 g,桂枝(去皮)9 g,五味子 9 g,半夏(洗)9 g。

制法:原方八味,以水一斗,先煮麻黄,减二升,去上沫,纳诸药,煮取三升。

服法:去滓,温服一升。

方解：方中以麻黄、桂枝为君，发汗解表、宣肺平喘；白芍配桂枝以调和营卫；干姜、细辛内以温肺化饮，外可辛散风寒；五味子敛肺以止咳，并防肺气之耗散；半夏燥湿化痰、蠲饮降浊；甘草调和诸药，并能配合白芍酸甘化阴，缓麻黄、桂枝之辛散太过。药虽八味，配伍严谨，共成散寒解表、化饮平喘之功。

（二）苏子降气汤（《太平惠民和剂局方》）

组成：紫苏子 9 g，半夏（汤洗七次）9 g，前胡（去芦）6 g，厚朴（去粗皮，姜汁拌炒）6 g，肉桂（去皮）2 g，川当归（去芦）6 g，甘草（炙）4 g，陈皮（去白）6 g。制法：原方为细末，每服 10 g，水一盏半，入生姜二片，枣子一个，上几味同煎至八分，去滓取汁。

服法：热服，不拘时候。

方解：方中用紫苏子、半夏降气化痰、止咳平喘为主药；厚朴、前胡、陈皮宣降肺气、止咳平喘，协助主药以治上实；肉桂温肾纳气以治下虚，均为辅药；当归既可养血润燥，又治咳喘气逆；生姜和胃降逆，甘草和中祛痰，调和诸药，均为佐使药。合而用之，共奏降逆平喘、温化寒痰之功。本方治上顾下，但以降气化痰平喘及祛痰为主，温肾纳气治下虚为辅。

（三）麻杏石甘汤（《伤寒论》）

组成：麻黄（去节）6 g，杏仁（去皮尖）9 g，甘草（炙）6 g，石膏（碎棉裹）24 g。

制法：原方四味，以水七升，煮麻黄减二升，去上沫，纳诸药，煮取二升去滓。

服法：温服一升。

方解：本方所主之病症，乃由表邪化热，壅遏于肺所致。方中石膏辛甘寒，清泄肺胃之热以生津；麻黄辛苦温，宣肺解表而平喘，二药相制为用，既能宣肺，又能泄热，虽一辛温，一辛寒，但辛寒大于辛温，以监制麻黄辛温之用，清热透邪，宣肺定喘，共为主药。杏仁苦降以助麻黄止咳平喘，为佐药；炙甘草调和诸药，且能安胃和中，为使药。药仅四味，但配伍严谨，共成辛凉宣肺、清泄肺热、止咳平喘之良方。

（四）清气化痰丸（《医方考》）

组成：黄芩 10 g，瓜蒌 12 g，半夏 10 g，胆南星 8 g，陈皮 10 g，杏仁 10 g，枳实 10 g，茯苓 10 g。

制法：日 1 剂，水煎 2 次，取汁约 200 mL。

服法：每次 100 ml，每日 2 次口服。

方解：方中胆南星、黄芩、瓜蒌清热化痰；治痰当理气，枳实、陈皮降逆顺气，开闭消痞，消痰散结，理气和胃；脾为生痰之源，肺为贮痰之器，故以茯苓健脾渗湿，杏仁宣肺下气，半夏燥湿化痰。诸药合用，共奏清热理气化痰之功，气顺火降，热清痰消。

（五）冷哮丸（《张氏医通》）

组成：麻黄 30 g，生川乌 30 g，细辛 30 g，蜀椒 30 g，白矾 30 g，牙皂 30 g，法半夏 30 g，胆南星 30 g，杏仁 30 g，甘草 30 g，紫菀 60 g，款冬花 60 g。

制法：原方共为细末，姜汁调六曲末打糊为丸。

服法：每次服 6 g，每日 1～2 次。

方解：本方用于内外俱寒之实证。方中以麻黄、细辛散外寒；蜀椒、川乌温里寒；皂荚、胆星化顽痰；明矾、半夏燥湿化痰；紫菀、款冬、杏仁利肺止咳化痰。方中用药较为燥烈，虚人慎用。

五、中成药治疗

（一）橘红丸

组成：橘红、陈皮、制半夏、茯苓、甘草、桔梗、杏仁、紫菀、款冬花、瓜蒌皮、浙贝母、地黄、麦冬、石膏。

适应证：清肺化痰止咳。用于哮喘发作，喘促气急，张口抬肩，不能平卧，喉中痰鸣，咯痰黏黄量多，心烦急躁者。

用法：口服，1日2次，每次服12 g，空腹温开水送服。忌食辛辣油腻，慎风寒，孕妇慎服。

（二）蛤蚧定喘丸

组成：蛤蚧、石膏、麦冬、杏仁、苏子、炙麻黄、紫菀、瓜蒌仁、百合、朱砂、鳖甲、黄芩、甘草、黄连。

适应证：温肾纳气，利水定喘。用于喘促日久，形瘦神疲，气短不足以息，动则喘息尤甚，心慌汗出，口唇爪甲发绀，舌质淡，苔薄白，脉沉细无力者。

用法：口服，1次1.5～2.0 g，1日2～3次，可在发病预兆前服用，也可预防久喘复发，一般服15天为1疗程。感冒发烧忌服。

（三）喘嗽宁片

组成：白果、杏仁、地龙、桑白皮、陈皮、黄芩、白芍、苦参、甘草、茯苓。

适应证：清热平喘，止咳化痰。用于痰热郁肺引起的喘咳气急，胸部胀痛，痰多黏稠色黄，伴胸中烦热，身热，有汗，渴喜饮冷，面红，咽干，尿赤，大便秘结，舌红，苔黄，脉楫数者。

用法：口服，1次3～4片，1日3次。

（四）清肺化痰丸

组成：胆南星、苦杏仁、法半夏、枳壳、黄芩、川贝母、麻黄、桔梗、白苏子、瓜蒌仁、陈皮、莱菔子、款冬花、茯苓、甘草。

适应证：降气化痰，止咳平喘。用于肺热咳嗽，痰多作喘，痰涎壅盛，肺气不畅。

用法：水蜜丸，1次6 g；蜜丸，1次1丸；口服，1天2次。

六、其他疗法

（一）针刺疗法

1. 体针疗法

主穴：肺俞、膻中、定喘、天突、列缺、丰隆。

配穴：大椎、风门、膏肓俞、脾俞、肾俞、关元、尺泽、鱼际、足三里、太溪、太渊。急性发作期取肺俞、定喘、天突、列缺、丰隆；风寒犯肺者，加大椎、风门；痰热壅肺者，加尺泽、鱼际，针用泻法，针后可于大椎、肺俞、风门等处拔罐。缓解期取膏肓俞、肺俞、定喘、关元、太渊；肺脾气虚者，加脾俞、足三里；脾肾阳虚者，加肾俞、太溪，针用补法。

2. 耳针疗法

取肺、气管、肾上腺、平喘、神门，配肾、脾、三焦、大肠、喘点、耳迷根。发作时每天毫针刺激1次，每次选4～5穴，双耳或单耳交替使用，留针30分钟，其间间隔运针，每10分钟捻转1次。待症状稳定后，隔日治疗1次。亦可用电针与激光照射穴位。待症状基本缓解时，可用压豆法，每周 1 次，其间嘱患者自行按压若干次。

3. 皮肤针疗法

自尺泽至鱼际手太阴肺经循行部位，两侧胸锁乳突肌，第 7 颈椎至第 12 胸椎棘突旁开 1.5 寸的膀胱经循行线上，用皮肤针顺序轻扣至皮肤潮红。发作期每日治疗 2 ～ 3 次，缓解期每日治疗 1 次，7 日为 1 个疗程。

（二）穴位贴敷疗法

取生白芥子 200 g，甘遂 200 g，炙元胡 200 g，细辛 200 g，鱼腥草 200 g，炙半夏 200 g。上述药物烘干、混匀粉碎为细末，过 60 目筛，用生姜汁调成膏状。选膻中、大椎、定喘、肺俞等穴，后 2 个穴位均取双侧，穴位处用碘酊消毒，用 75% 酒精脱碘后，再用药匙取适量药膏置于穴位上，药膏摊涂成圆形，直径大约 1 cm，厚度 1 ～ 2 mm。敷上消毒纱布，用胶布固定。贴敷后保留 6 ～ 12 小时，以局部有灼热感、充血潮红或有细小水泡为宜。治疗时间及疗程治疗时间选在头伏至末伏之间。连续治疗 3 次为 1 个疗程，每次之间间隔 10 天。

（三）穴位注射疗法

患者取俯伏坐位，充分暴露项背部，先定准大椎穴，在大椎穴旁开左右各 0.5 寸取定喘穴，常规皮肤消毒后，左手拇、示指确定定喘穴，采用舒张进针法，注射器抽取鱼腥草注射液 4 mL，右手快速垂直刺入约 1 cm，叫抽无血，将药液缓缓注入（穴注时嘱患者不得抬头）。发作期每天 1 次，每次每穴注入药液 2 mL，行双侧穴注。缓解期改为隔天穴注 1 次，剂量同上，双侧穴注，10 次为 1 个疗程，一般治疗 2 个疗程。

另有报道，采用普鲁卡因 2 mL 天突穴注射（治疗前作皮试）；异丙嗪 1 mL 定喘穴注射；黄芪注射液足三里穴注劓。复方丹参肺俞穴注射等，均有很好疗效。

（四）埋线疗法

必两乳头之间的长度（女性以锁骨中线的长度）折成四等分，截一留三，将所存的三分折成等边三角形，患者取俯首正坐位，三角形的顶角置大椎穴上，其下两角即是穴位，然后又将三角形的顶角置两穴连线的中点上，其下两角亦是穴位，如此复取两次，共成八穴（称八华穴）。选定穴位后常规消毒，局麻，用埋线钩针或三角缝针穿入羊肠线，穴位处埋线。

也有取穴定喘、膻中、中府透云门、肺俞透厥阴俞、孔最、足三里等穴。治疗过程中要注意过敏反应的问题。

（五）刺络拔罐疗法

处方：①大杼、风门、肺俞、心俞、督俞、膈俞、夹脊针刺；②风门、肺俞、膈俞刺络拔罐。

具体操作：先取华佗夹脊穴直刺 1 ～ 1.5 寸，使针感有向前胸或上、下方向放射的感觉，施捻转补法，以宣肺理气；再取大杼、风门、肺俞、心俞、肾俞、膈俞针刺，留针 20 ～ 30 分钟，行捻转补法；风门、肺俞、膈俞于起针时，再用三棱针点刺 3 ～ 5 点，然后用火罐拔之，令其出血量达 5 mL 左右。疗程：每 10 天为 1 个疗程，可连续治疗 2 个疗程。

（六）推拿按摩法

取穴：身柱，肺俞，定喘，心俞，膈俞，天突，中府，膻中，尺泽，鱼际，内关，丰隆，足三里，肩井。

手法：推法，揉法，点法，捏拿法。

操作：①患者俯卧，医者站其旁，用手掌在背部自上而下做推法、揉法数次，重点在1～7胸椎两侧，然后按压身柱、肺俞、心俞、膈俞、定喘穴；②患者仰卧，医者站其旁，用双手掌在前胸自上而下做推法、揉法数次，然后按压天突、中府、膻中、尺泽、鱼际；③对症治疗：胸闷气短按压膻中、内关；痰多按压足三里、丰隆；气喘、呼吸困难者重按天突和捏拿肩井。

（七）雾化吸入疗法

取射干 12 g，炙麻黄 5 g，半夏、紫菀、冬花、杏仁、五味子、苏子、橘红各 10 g，细辛、炙甘草各 6 g，生姜 5 片。将上药放入有嘴壶中，加水煮沸，患者从壶嘴吸入蒸汽雾，每日 2～4 次，每次 15～20 分钟，1 日 1 剂，10 天为 1 个疗程。本法适用于冷哮证。治疗时，可先在患者口鼻周围涂以凡士林，以防熏烫伤。

（八）灌肠疗法

取麻黄 6 g，半夏、桑白皮、五味子各 10 g，细辛 12 g，山海螺、夜交藤、胡颓子各 20 g，甘草 3 g。上药加水 800 mL，浓缩至 200 mL，每晚做高位保留灌肠，连用 5 天为 1 个疗程。

（九）割治法

主穴取拇指第一掌骨掌侧大鱼际；配穴为食指近指掌关节处指腹及 2～5 掌指关节之间掌侧肉阜。穴位常规消毒后用普鲁卡因局麻并加肾上腺素以减少出血。沿皮肤皱褶纵向切开约 0.5 cm，切取脂肪约 1 g 后缝合包扎。常规换药，7 天拆线。本法适应于支气管哮喘缓解期，用于发作期时应同时用抗生素。

（十）单验方疗法

1. 麻杏止哮汤

麻黄 5 g，杏仁 10 g，地龙 10 g，全蝎 3 g(研末冲服).川芎 10 g。痰热内盛加黄芩、葶苈子；痰浊黏腻，不易咳出加海浮石、生蛤蚧壳。水煎服，日 1 剂。适用于各型。

2. 保肺汤

熟附子 15 g，菟丝子 30 g，杏仁 12 g，紫菀 15 g，法半夏 10 g，干地龙 20 g，全蝎 6 g，五味子 10 g，细辛 3 g，桔梗 15 g，炙甘草 10 g，茯苓 30 g，蛤蚧 5 g。水煎服，日 1 剂。

3. 参蛤三七散

人参 100 g，蛤蚧 2 对 (去头足焙黄)，三七粉 10 g。研末混匀，温开水送服，每日 3 g，每日 3 次。发作期可改汤剂随症加味服用，缓解期每日 3 次，1 个月为 1 个疗程。

4. 平喘汤

炙麻黄 10 g，杏仁 10 g，石膏 20 g，双花 30 g，苏子 10 g，冬花 12 g，紫菀 12 g，炙远志 10 g，百部 10 g，桑白皮 12 g，陈皮 10 g，白术 10 g，苡米 30 g，鱼腥草 30 g，浙贝母 10 g，甘草 6 g。水煎服，日 1 剂。

（郑德松 李建 戈艳蕾）

参考文献

[1] 郑德松，董静，刘国荣.不同针刺方案在中风痉挛性偏瘫康复治疗中的研究进展.现代中西医结合杂志.2017，26（1）:109-111.

[2] 郑德松，赵岩，李旗，等.复式针刺补泻对臀大肌挛缩术后髋关节和膝关节屈伸角度的影响.针灸推拿医学 J. Acupunct. Tuina. Sci. 2015，13 (1): 58-62

[3] 郑德松，李旗，田福玲，等.黄芪穴位注射配合药物吸入治疗支气管哮喘急性期临床观观察.辽宁中医药大学学报.2014，16（11）：65-67.

[4] 戈艳蕾，李建，王红阳，等.维生素 D 治疗慢性阻塞性肺疾病急性加重期合并低钙血症患者疗效观察.中国老年学杂志，2014，34(08):2250-2251.

[5] 戈艳蕾，刘香玉，李建，等.丹红注射液及肝素雾化吸入治疗间质性肺炎疗效 [J].时珍国医国药，2013，24(7):1668-1669.

[6] 戈艳蕾，刘聪辉，曹书华，等.老年中重度慢性阻塞性肺病伴阻塞性睡眠呼吸暂停低参通气综合征患者认知障碍与相关因子水平 [J].中国老年学杂志.2014(19):5558-5559.

[7] 戈艳蕾，刘聪辉，崔紫阳，等.慢性阻塞性肺疾病合并阻塞性睡眠呼吸暂停综合征患者血清 Caspase-3 和 Caspase-9 水平与认知功能障碍的相关性研究 [J].中国现代医学杂志.2016，26(11):77-80.

[8] 李建，戈艳蕾，李繁丽，等.社区获得性肺炎住院患者病原体构成分析.临床肺科杂志.2013.02

第六节　肺炎

中医称之为"风温肺热病"，也可归属于"咳嗽"、"喘证"等病证范畴。肺炎可发生于任何年龄阶段，幼儿、老年患者多见。抗生素发明以前，曾对人类健康构成严重威胁。随着抗生素的普遍使用和预防手段的进步，肺炎发病率、死亡率曾有所下降，但近几年来总的病死率反而有所上升，仍是一种常见病、多发病。据 WHO 统计全球人口死因顺序，急性呼吸道感染仅次于心血管疾病高居第 2 位。在我国每年的肺炎患者数约有 250 万，每年死亡人数约 12.5 万，居各种死亡原因的第五位。细菌性肺炎仍是最常见的肺炎，约占肺炎的 80%。

一、病因病机

本病多由于劳倦过度，或寒温失调，起居不慎，卫外功能减弱，暴感外邪，病邪犯肺而发。

（一）邪犯肺卫

肺居上焦，为五脏之华盖，上连咽喉，开窍于鼻，外合皮毛，而主卫表。风热之邪侵袭人体，从口鼻而入，首犯肺卫。邪犯肺卫，外而邪正相争，表现为发热恶寒；内而肺气不清，失于宣肃，则咳嗽、咯痰。病势不解，则卫表之邪入里而达气分，或寒郁化热，或邪热郁肺。肺热郁蒸，见高热烦渴、咳喘胸痛、咯痰带血；热邪蒸迫津液外泄，热盛伤津，而见面赤汗出，烦渴思饮等症，但病变重点始终在肺。

（二）痰热壅肺

素体热盛，或外邪入里化热，热邪炽盛，灼津炼液成痰，痰热壅肺，肺气不清。

（三）热闭心神

由于失治误治，或正不胜邪，热毒炽盛，热扰心神，烦躁不安，热闭心神，则神昏谵语，或昏愦不知。如不及时救治，进一步发展则热势凶险。邪热闭阻于内，阳气不达，故身体灼热而四肢厥冷，热深则厥亦深。邪热太壮，正气不支，或邪正剧争，正气溃败，骤然外脱，则阴津失其内守，阳气不能固托，终则阴阳不能维系，形成阴竭阳脱之危象。

因肺在上焦，上通于鼻，外合皮毛，主一身之表，而风为阳邪，其性轻扬，具有升散和疏泄的特点，所以风温之邪侵袭人体，多从口鼻而入，先犯上焦肺卫。"肺主气属卫"，风热犯肺，外则卫气部闭，皮毛开合不利，内则肺气不宣，肃降失职。以致产生发热恶寒、咳嗽等肺卫失宣的症候，这是本病初起的基本特点，即所谓"温邪上受，首先犯肺"发病规律的具体体现。如邪势不甚，且得及时清解，则其病即可终止向前发展，及早获得痊愈。否则邪不外解，势必向里传变，由卫分而渐次传入气分、营分，甚则血分，此为顺传。若由卫分直接传至心包或营血，称之为"逆传心包"。邪入气分，其病位尚有上焦、中焦、下焦之分。邪在上焦气分者，多表现为邪热壅阻肺气或热邪郁聚胸膈；传入中焦气分者则病在阳明胃肠，而为阳明无形热邪亢盛或为有形实邪结聚，亦可因肺热下移大肠而成肠热下利。阳明气分邪热不解，除可内陷营血外，还可深入下焦，劫灼真阴，下竭肝肾，而致证候由实转虚。

另外，风邪与温邪俱属阳邪，两者结合为患，则势必阳热偏胜。热易伤津耗液，变化最为迅速，所以风湿病过程中多具有热象偏重、易化燥伤阴和传变迅速等由于"两阳相劫"所造成的病机特点，这亦是与一般风寒外感的区别所在。表现在临床症候上，初起即发热重、恶寒轻，口渴，苔薄白而舌边尖红，脉浮且数，津伤显著者，还可见唇干鼻燥，舌上少津等清窍干燥证象。病程中，表邪传变入里则更多阴液损伤表现，后期尤易导致肝肾阴伤的病机变化。

总之，风温肺热病属外感病，病位在肺，与心、肝、肾关系密切。病分虚、实两类，以实者居多。外邪内侵，邪郁于肺，化热、生痰、酿毒，三者互结于肺，发为本病。治疗得当，邪退正复，可见热病恢复期阴虚内扰之低热、手足心热或口干舌燥之证候。若风温热邪，久羁不解，易深入下焦，下竭肝肾，导致真阴欲竭，气阴两伤。

二、诊断及鉴别诊断

（一）诊断

1. 诊断要点

根据患者有受凉病史，有发热、咳嗽、咳痰及肺实变的临床表现，痰培养、血常规、胸部X线片的检查，做出诊断一般不难。

(1) 细菌性肺炎

1) 肺炎链球菌肺炎：好发于冬季和初春，青壮年男性多见。常因受寒、醉酒、疲劳、精神刺激、病毒感染、全身麻醉而诱发，多有数日上呼吸道感染史或痈疖等皮肤感染史。

起病急，寒战，高热，数小时内体温可达39℃以上，下午或傍晚达高峰，或呈稽留热，约持续1周。伴颜面潮红，头痛，全身肌肉酸痛，疲乏，口干和食欲缺乏，唇周有疱疹。年老体弱者可无发热或发热不高。咳嗽轻重不等，开始为干咳，继而咳少量白色泡沫痰，痰渐黏稠，或黄绿色，或痰带血丝，或全口血痰，血液往往和痰液混合，呈铁锈色。消散期为淡色稀薄痰，且量稍多。病情加重，见呼吸困难，呼吸浅快，发绀。如炎症波及胸膜表现为患侧胸部刺痛，咳嗽或深吸气时加剧，患侧卧位则减轻。若炎症波及膈面胸膜，疼痛可放射至同侧下胸部、腹部或肩胛部，类似急腹症。其他可见胃纳锐减、恶心、呕吐、腹痛或腹泻等消化道症状。严重者在短期内出现周围循环衰竭、血压下降、急性呼吸窘迫综合征及感染中毒表现，称为休克型肺炎或中毒性肺炎。

患者呈急性病容，口角或鼻周可出现单纯性疱疹，严重者可见气急、发绀。早期肺部体征无明显异常，仅有呼吸幅度减小、轻度叩浊、呼吸音减低，病变累及胸膜时可有胸膜摩擦音。肺实变时有叩浊、语颤增强和支气管呼吸音等典型体征。消散期可闻及湿啰音。伴有胸腔积液时，叩诊呈实音，听诊呼吸音明显减弱，语颤亦减弱。重症患者可伴肠胀气，上腹部压痛。有败血症者，皮肤和黏膜可有出血点，巩膜黄染，累及脑膜时可出现颈抵抗。心率增快，有时心律不齐。

2) 葡萄球菌肺炎：常发生于免疫功能已经受损的患者，如糖尿病、血液病、艾滋病、肝病、营养不良等。

院外感染起病较急，寒战、高热、胸痛、咳嗽、脓痰、痰带血丝或呈粉红色乳状，进行性呼吸困难，发绀。常伴有明显的全身毒血症症状，病情较肺炎链球菌肺炎更严重。病情危重者早期即可出现循环衰竭。院内感染起病稍缓慢，亦有高热、脓痰。经血行播散引起的金葡菌肺炎则往往以原发感染灶的表现及毒血症状为主，常可没有呼吸系统症状。可形成单个或多发性肺脓肿，有时穿破胸膜，并发气胸或脓胸。重者还伴发化脓性心包炎、脑膜炎等，也可经血行感染发生神经系统、骨髓、关节、皮肤及肝、肾等处脓肿。

3) 克雷白杆菌肺炎：多继发于年老体弱或慢性肺部疾病，上叶病变多见。起病突然，部分患者发病前有上呼吸道感染症状，临床表现类似肺炎球菌肺炎，如寒战、发热、咳嗽、咳痰、呼吸困难、发绀等，但症状较重，痰液无臭，黏稠，痰量中等，以血液和痰液混合成砖红色为特征性改变，但临床少见。也有患者咳铁锈色痰或痰带血丝，或伴明显咯血，有些有恶心、呕吐等消化道症状，少数早期即发生虚脱。慢性患者少见，表现为咳嗽、咯痰、衰竭，病情反复，病程久。病变累及胸膜和心包常引起渗出性或脓性积液，并能引起败血症，严重者可有全身衰竭、休克，病死率高。急性病容，发热，多数患者体温波动于39℃以上，常有呼吸困难甚至发绀。肺部可有典型的肺实变体征，有时仅有叩诊浊音、呼吸音减低和湿啰音。

4) 军团菌肺炎：好发于秋季，常伴有全身性疾病、慢性疾病、身体衰弱、恶性肿瘤和接受免疫抑制治疗者患此病的危险性很高。感染多来自被污染的供水系统、空调、雾化器和淋浴喷头等，可与其他致病微生物混合感染，造成"难治性肺炎"。发病初期患者仅有全身不适、肌痛、头痛、多汗、倦怠、无力等流感样症状，可自愈。也有发病12～48小时后出现高热，体温可达39℃以上，或不规则稽留热型，寒战，咳嗽，少量黏痰，或脓痰、血痰，部分患者有胸痛，呼吸困难。早期约半数患者以腹痛、腹泻、呕吐、水样便等消化道症状为主，神经、精神症状不常见，病情发展可致呼吸衰竭、休克，或急性肾功能衰竭，早期多系统受累是本病的特点。急性病容，呼吸急促，重者发绀。体温上升与脉搏不成比例，心率相对徐缓。发病2～3天后，大部分患者肺内出现干湿啰音，少数出现肺内实变体征，肝、脾及淋巴结可肿大。

(2) **病毒性肺炎**：多发于冬春季节，可散发或暴发流行。好发于婴幼儿、老年人、免疫力差者。初起见咽干、咽痛、鼻塞、流涕、发热、头痛及全身酸痛等上呼吸道感染症状，随即出现咳嗽，多为阵发性干咳，或有少量白色黏痰，伴胸痛、气喘、持续发热等。重症病毒性肺炎好发于小儿或老年患者，表现为呼吸困难、发绀、嗜睡、精神萎靡，甚至发生休克、心肺衰竭等并发症。

一般病毒性肺炎肺部体征多不明显，或有病变部位浊音，呼吸音减弱，散在干湿性啰音。重症者呼吸浅速，心率增快，肺部叩诊过清音，听诊喘鸣音，发绀，三凹征明显。危重者肺部体征反而消失，甚至发生休克。

(3) **肺炎支原体肺炎**：常于秋季发病，儿童和青年人居多。肺炎支原体可引起包括肺炎在内的咽炎、支气管炎等呼吸道感染，起病较缓，多数患者出现咽干、咽痛、咳嗽、发热、食欲缺乏、乏力、肌痛等上呼吸道感染症状。发热无定型，低热或高热，一般在38℃左右，偶可达39℃，可有畏寒，但无寒战。咳嗽为本病的突出症状，常为持久的阵发性刺激性呛咳，无痰或偶有少量黏痰或脓性痰，可有痰中带血丝。伴有恶心、呕吐等消化道症状，儿童可并发鼓膜炎或中耳炎。

咽部充血，耳鼓膜充血，有时颈淋巴结肿大，偶见斑丘疹、红斑，肺部一般无明显异常体征，呼吸音可减弱，偶可闻及干性或湿性啰音，少数病例可出现胸腔积液。有时全病程可无任何阳性体征。

(4) **肺炎衣原体肺炎**：临床症状较轻或无症状，多表现为咽痛、发热、咳嗽（干咳为主），以及胸痛、头痛、不适和疲劳，也可引起鼻窦炎、中耳炎等，病情恢复较慢，可持续数月。阳性体征少或无，也可听到受累肺叶啰音。

(5) **真菌性肺炎**

1) **肺放线菌病**：肺放线菌病多由口腔卫生不良或误吸含有放线菌颗粒的分泌物而发病。起病缓慢，早期可有低热或不规则发热，咳嗽较轻，黏液或脓性痰，有时带血，痰中有时可找到由菌丝缠结成的"硫黄颗粒"。并发脓毒血症时可见高热、剧咳、大量脓性痰，且痰带血丝或大量咯血，周身无力。累及胸膜可有剧烈胸痛，侵及胸壁可造成胸壁脓肿或瘘管，纵隔受累可出现呼吸或吞咽困难，其他邻近器官受侵袭时，可出现各种相应的症状。

查体可见贫血、消瘦，偶有杵状指（趾），也可有肺脓肿及胸腔积液体征。

2) **肺念珠菌病**：白色念珠菌主要存在于正常人的口腔、上呼吸道、阴道、肠黏膜上，一般不致病。当人体抵抗力下降、营养不良、长期应用抗生素或免疫抑制剂时，则在慢性肺系疾病基础上继发感染而发病。临床上有支气管炎、肺炎两种类型。支气管炎型有类似慢性支气管炎的症状，全身状况良好，一般无发热，轻微咳嗽、咳白黏痰或少量黏性脓液痰，口腔、咽部及支气管黏膜上被覆散在点状白膜。肺炎型临床表现较多，可有高热、畏寒、咳嗽、憋气、咯血、乏力、胸痛。典型者咳白色粥样痰，也可呈乳酪块状，并有酵母臭味，或口腔及痰中有甜酒样芳香味是其特征性表现。支气管炎型除偶闻肺部啰音外，可无特殊体征。

(6) **非感染性肺炎**

1) **放射性肺炎**：轻者常无症状，常见刺激性干咳、气急和胸痛。伴感染时可有低热，体温一般在38℃左右，可同时有食管炎症状。严重者可因广泛肺纤维化而出现进行性呼吸困难、发绀，甚至呼吸衰竭。

放射部位皮肤萎缩和硬结，出现色素沉着。继发感染时肺部可听到干、湿啰音和胸膜摩擦音。重症者可见端坐呼吸，发绀，呼吸音减低，亦可闻爆裂音。伴发肺源性心脏病时可出现右心衰竭的体征。

2) 吸入性肺炎：多见于醉酒、麻醉、气管插管、气管切开及昏迷的患者。初期有呛咳、气急。昏迷患者无此表现，吸入后逐渐出现呼吸困难、发绀、咳淡红色浆液性泡沫状痰，并发细菌感染时咳大量脓性痰。急性期双肺可听到较多湿啰音，伴哮鸣音，有时可见局限性肺实变体征。

2. 分类

(1) 病原学分类：可分为细菌性肺炎、非典型病原体肺炎、病毒性肺炎、真菌性肺炎、其他病原体所致肺炎。

(2) 解剖学分类：可分为大叶性 (肺泡性) 肺炎、小叶性 (支气管) 肺炎、间质性肺炎。

为了更有利于临床选用适当的抗菌药物治疗，现多按病因分类，主要有感染性和理化因素以及变态反应性肺炎。临床所见多为感染性肺炎，其中以细菌感染最为常见。感染性肺炎按获得方式又可分为社区获得性肺炎 (院外肺炎) 与医院内获得性肺炎。亦可将几种分类根据具体情况结合起来考虑。

(二) 鉴别诊断

1. 肺结核

多有全身中毒症状，午后低热、盗汗、疲乏、无力、体重减轻、失眠、心悸等症状。胸部 X 线片可见病变多在肺尖或锁骨上下，密度不匀，消散缓慢，且可形成空洞或肺内播散。痰中可找到结核杆菌。常规抗菌药物治疗无效。

2. 肺癌

常有吸烟史。有咳嗽、咳痰、痰中带血症状。血白细胞计数不高，痰中若发现癌细胞可以确诊。可伴发阻塞性肺炎，经抗生素治疗后炎症不易消散，或可见肺门淋巴结肿大，有时出现肺不张。必要时做 CT、MRI、纤维支气管镜和痰脱落细胞等检查。

3. 急性肺脓肿

早期临床表现相似。随着病程进展，咳出大量脓臭痰为肺脓肿的特征。X 线片显示脓腔及液平面。

4. 肺血栓栓塞

肺血栓栓塞症多有静脉血栓的危险因素，可发生咯血、昏厥，呼吸困难较明显，颈静脉充盈。胸部 X 线片示局部肺纹理减少，可见尖端指向肺门的楔形阴影，常见低氧血症及低碳酸血症。D- 二聚体、CT 肺动脉造影、放射性核素肺通气 / 灌注扫描和 MRI 等检查可帮助进行鉴别。

5. 非感染性肺部浸润

需排除非感染性肺部疾病，如肺间质纤维化、肺水肿、肺不张、肺嗜酸性粒细胞浸润症和肺血管炎等。

(三) 实验室及其他检查

1. 血常规检查

包括血白细胞总数及分类。如果白细胞总数超过 10×10^9 个 /L，中性白细胞百分比超过

70%，则提示为细菌引起的肺炎。老年或幼儿可能增高不明显。

2. 痰培养

痰液标本尽可能在应用抗生素前采集。直接涂片，光镜下观察细胞数量，每低倍视野鳞状上皮细胞＜10个，白细胞＞25个，或鳞状上皮细胞／白细胞＜1：2.5，可作为"合格"标本接种培养。痰定量培养分离的致病菌或条件致病菌浓度≥10^7 cfu/mL，可认为是肺炎的致病菌；≤10^4 cfu/mL，则为污染菌；介于两者之间，应重复痰培养。连续二次分离到相同细菌，浓度105～10^6 fu/mL，可认为是致病菌。

3. 血和胸腔积液培养

血和胸腔积液培养是肺炎病原学诊断的方法。血和痰培养分离到相同细菌，可确定为肺炎的病原菌。由于血或胸腔积液标本的采集均经过皮肤，故需排除操作过程中皮肤细菌的污染。明确病原学诊断有助于临床治疗，尤其对于医院获得性肺炎。

4. 胸部 X 线片检查

这是肺炎的重要检查方法，有助于肺炎的诊断。

5.CT、MRI 检查

对于经胸部 X 线片检查不能确诊的患者，可进行 CT、MRI 检查，以明确诊断。

三、辨证论治

(一) 辨证纲目

中医认为本病为人体正虚之时，感受外邪，邪袭肺卫，顺传肺胃，逆传心包，变生诸证。邪在卫分、气分，病位多在上焦肺经。邪在营分、血分，病位多在上焦心包或涉及肝肾二脏。本病初期，多以实证为主，或邪实正虚；后期多以正虚为主，或正虚邪恋，或虚实夹杂。

1. 邪犯肺卫

发病初期，咳嗽咯痰不爽，痰色白或黏稠色黄，发热重，恶寒轻，无汗或少汗，口微渴，头痛，鼻塞，舌边尖红，苔薄白或微黄，脉浮数。

2. 痰热壅肺

咳嗽，咳痰黄稠或咳铁锈色痰，呼吸气促，高热不退，胸膈痞满，按之疼痛，口渴烦躁，小便黄赤，大便干燥，舌红苔黄，脉洪数或滑数。

3. 热闭心神

咳嗽气促，痰声辘辘，烦躁，神昏谵语，高热不退，甚则四肢厥冷，舌红绛，苔黄而干，脉细滑数。

4. 阴竭阳脱

高热骤降，大汗肢冷，颜面苍白，呼吸急迫，四肢厥冷，唇甲青紫，神志恍惚，舌青紫，脉微欲绝。

5. 正虚邪恋

干咳少痰，咳嗽声低，气短神疲，身热，手足心热，自汗或盗汗，心胸烦闷，口渴欲饮或虚烦不眠，舌红，苔薄黄，脉细数。

(二) 审因论治

治疗时基本上是按风温辨治。风邪与温邪俱为阳邪，"两阳相劫，必伤阴液"，故治疗时当以"宣肺透邪，顾护阴液"为原则。而肺为多气少血之脏，故把住气分关是治疗关键。初起邪在肺卫，治以辛凉解表、疏风泄热；邪热入里，痰壅于肺，治以清热化痰、宣肺解毒；热陷心包，合以清心开窍；正气暴脱，当益气固脱；后期邪热伤阴，治以滋养阴液为主。

1. 邪犯肺卫

疏风清热，宣肺止咳。三拗汤或桑菊饮加减。麻黄 3 g，杏仁 10 g，生甘草 10 g，生姜 3 片，桑叶 10 g，菊花 15 g，连翘 15 g，薄荷 10 g，桔梗 20 g，芦根 10 g。

本方疏风清热，宣肺止咳，适用于邪犯肺卫证。头痛剧烈，加蔓荆子清利头目；咳痰浓稠，加黄芩、鱼腥草清肺泄热；咽痛、声嘶，加射干、蝉衣；发热甚，加银花、石膏、知母；口渴咽干者，加沙参、花粉。

2. 痰热壅肺

清热化痰，宽胸止咳。麻杏石甘汤合千金苇茎汤加减。麻黄 3 g，杏仁 10 g，石膏 5 g，甘草 10 g，苇茎 60 g，薏苡仁 30 g，冬瓜子 20 g，桃仁 10 g。

本方清热化痰，适用于痰热壅肺证。若痰热盛，可加鱼腥草、瓜蒌、黄芩等清肺化痰；胸痛甚者，加郁金、延胡索活络止痛；咳痰带血者，加白茅根、侧柏叶凉血止血。

3. 热闭心神

清热解毒，化痰开窍。清营汤加减。水牛角 30 g，生地黄 15 g，元参 10 g，竹叶 3 g，麦冬 20 g，丹参 10 g，金银花 30 g，连翘 10 g，苏子 10 g，莱菔子 10 g，白芥子 10 g，海浮石 20 g。

本方清热解毒，化痰开窍，适用于热闭心神者。若见烦躁、谵语，可加服紫雪丹，以加强清热息风之功；抽搐者，加钩藤、全蝎、炒地龙熄风止痉；便秘者加紫雪散、大黄粉冲服。

4. 阴竭阳脱

益气养阴，回阳固脱。生脉散合参附汤加减。阴竭者，生脉散加味，药用西洋参、麦冬、五味子、山茱萸各 10 g，煅龙骨、煅牡蛎各 30 g，浓煎频服；生脉注射液或参麦针 40 mL，加200 mL 液体中，静脉点滴，1 日 1 次。阳脱者，参附汤加味，药用人参、附子、麦冬、五味子各 10 g，煅龙骨、煅牡蛎各 30 g，浓煎频服；参附注射液 50 mL，加入 500 mL 液体中，静点，1 日 2～3 次。

5. 正虚邪恋

益气养阴，润肺化痰。竹叶石膏汤加减。竹叶 6 g，石膏 50 g，半夏 10 g，麦冬 20 g，人参 6 g，炙甘草 6 g，粳米 10 g，桑白皮 10 g，地骨皮 10 g，炙杷叶 10 g。本方益气养阴，润肺化痰，适用于肺炎后期正虚邪恋者。可随症加玄参、生地以增养阴清虚热之功，或加入杏仁、瓜蒌皮以加强化痰止咳之功。

四、古方今用

(一) 涤气化痰丸 (《医方考》)

组成：黄芩 10 g，瓜蒌 12 g，半夏 10 g，胆南星 8 g，陈皮 10 g，杏仁 10 g，枳实 10 g，茯苓 10 g。

制法：日 1 剂，水煎 2 次，取汁约 200 mL。

服法：每次 100 mL，每日 2 次口服。

方解：方中胆南星、黄芩、瓜蒌清热化痰；治痰当理气，枳实、陈皮降逆顺气，开闭捎痞，消痰散结，理气和胃；脾为生痰之源，肺为贮痰之器，故以茯苓健脾渗湿，杏仁宣肺下气，半夏燥湿化痰。诸药合用，共奏清热理气化痰之功，气顺火降，热清痰消。

（二）三子养亲汤（《韩氏医通》）

组成：白芥子6 g，苏子9 g，莱菔子9 g。

制法：上3味，各洗净，微炒击碎。每剂不过9 g，布包，煮作汤饮，不宜煎熬太过。

服法：日1剂，温服。

方解：方中白芥子温肺利气，快膈消痰；紫苏子降气行痰，使气降则痰不逆；莱菔子消食导滞，使气行则痰行。三者合用，痰化、食消、气顺。紫苏子长于降气，气逆不降者以此为主；白芥子长于畅膈，胁痛痰多者以此为主；莱菔子长于消食导滞，食少脘痞者以此为主。三者皆为行气祛痰药，又能在治痰中各展其长，为治痰湿蕴肺证的要方。

（三）泻白散（《小儿药证直诀》）

组成：地骨皮15 g，桑白皮（炒）15 g，甘草（炙）3 g，

制法：上药锉散，入粳米一撮，水二小盏。

服法：煎七分，食前服。

方解：本方治证为肺有伏火郁热。方中桑白皮主入肺经，清泻肺热，下气平喘，又能和水祛痰，为君药；地骨皮甘寒入肺，清虚热，生津液，可助君药泻肺中伏火，且有养阴之功，君臣相合，清泻肺火，以复肺气之肃降。甘草、粳米能润肺养胃，以扶肺气，共为佐使。四药合用，共奏泻肺清热，止咳平喘之功。肺炎之肺热阴伤，痰咳喘嗽，最为对症。

临床上运用泻白散治疗肺炎，应着眼于痰热津伤明显者，此时阴液不足，卫外不固，易致外邪犯肺，肺失肃降。病之初起，由于痰热内蕴，伤津耗液，症见寒战发热，时起时伏，咳嗽气急，痰黏而稠，口干唇燥，舌红、苔薄黄腻，脉细数或细滑数。可取泻白散为主合千金苇茎汤、增液汤加减。病之后期痰热渐清，肺胃阴伤，症见低热不退，咳嗽少痰，纳食减少，神疲乏力，消瘦，五心烦热，舌红苔少或绛，脉细或细数。治拟清肺养胃，取沙参麦冬汤加减。

（四）大青龙汤（《伤寒论》）

组成：麻黄（去节）12 g，桂枝6 g，甘草（炙）6 g，杏仁（去皮尖）6 g，石膏（如鸡子大碎）18 g，生姜9 g，大枣12枚。

制法：上七味，以水九升，先煮麻黄，减二升，去上沫，纳诸药，取三升，去滓。

服法：温服一升，取微似汗，汗出多者，温粉扑之。一服汗者，停后服。若复服，汗多亡阳，遂虚，恶风烦躁，不得眠也。

方解：本方由麻黄汤倍用麻黄、甘草，减轻杏仁用量，再加石膏、生姜、大枣组成。方用麻黄、桂枝、生姜辛温发汗，倍用麻黄，则发汗之力尤峻，开腠之功甚著。

三药合用，开表启闭以散风寒，兼能使内郁之热随汗而泄。倍用甘草，并与大枣、生姜相配，补脾胃，益阴血，以资汗源。加石膏清解里热，并透达郁热二减杏仁之量，是因无喘逆见症，用之与麻黄相合，宣降肺气，肺气宣畅，腠理疏通，有利于表邪外出。七药同用，一则寒温并用，表里同治；二则发中寓补，则汗出有源，汗勿伤正。适用肺炎属外寒里热，或外寒里热夹饮者。

五、中成药治疗

（一）蔓方鱼腥草片

组成：鱼腥草、黄芩、板蓝根、连翘、金银花。

适应证：肺炎咳嗽。抗菌，抗病毒，镇咳解痉。

用法：口服，每次 4 片，每日 3 次。

（二）鱼腥草注射液

组成：鱼腥草。

适应证：肺炎初期。

用法：肌注，一日 2 ～ 3 次；或用 20 ～ 100 mL 加入 5% 葡萄糖注射液 250 ～ 500 mL 中静脉滴注，一日 2 次。

（三）双黄连粉注射液

组成：双花、黄芩、连翘。

适应证：肺炎发热。

用法：按 60 mg/kg 剂量，临用前先用适量注射用水稀释，再加入生理盐水或 5% 葡萄糖注射液 500 mL 中静脉滴注，每日 1 次。

（四）炎琥宁冻干粉针

组成：穿心莲。

适应证：肺炎发热。抗炎，解热。

用法：临用前加灭菌注射用水适量溶解。成人静脉滴注 1 日 160 ～ 240 mg，稀释后分两次滴注；肌内注射 1 次 40 ～ 80 mg，每日 1 ～ 2 次。小儿用量酌减或遵医嘱。

六、其他疗法

（一）针刺疗法

1. 体针疗法

主穴可取鱼际、大椎、曲池、肺俞、膈俞，配穴取尺泽、内庭、列缺、合谷、足三里，直刺 5 ～ 7 分，捻转泻法，肺俞、膈俞均针向横突斜刺，进针 1.5 寸，捻转泻法，令针感向前胸放散，每日 1 次。高热者用针刺放血，取大椎、十宣穴。

2. 耳针疗法

可取肾上腺、肺、皮质下、膈、神门等穴为主穴，留针 20 ～ 30 分钟，或耳尖放血。

咳嗽配支气管、交感，喘促者配内分泌、胸，每日 1 次。

3. 穴位注射

取穴选肺俞、大椎、厥阴俞、曲池、丰隆等穴，药物选用青霉素或链霉素。药物过敏试验阴性后按水针操作常规，得气后每穴各注 0.5 mL，每日 1 ～ 2 次。亦可使用其他可供肌内注射的抗生素或抗菌中草药注射液。

4. 刺血疗法

取穴肺俞、厥阴俞。用三棱针点刺上穴，在点刺处拔罐，一次放血不超过 5 mL，每天 1 ～ 2 次，使用此法一般不超过 3 天。

（二）穴位贴敷疗法

用白芥子膏贴肺俞穴，或用栀子、桃仁、明矾为面，用醋调之，贴肺俞穴。亦可用犀羚散贴敷治之。

（三）雾化吸入疗法

临床多通过超声雾化器将中药药液和液体充分混合成雾化微粒，吸入肺内，以控制炎症和感染。常用药物有：双黄连注射液 0.6～1.2 g 加入生理盐水 20 mL，雾化吸入，每日 2 次。鱼腥草注射液 8 mL 加入生理盐水 20 mL，雾化吸入，每日 2 次。复方黄芩注射液 10 mL 加生理盐水 20 mL，雾化吸入每日 2 次。临床亦可采用双黄连气雾剂 6～12 mL/d，每间隔 1 小时重复吸入，每次吸入 10～15 下。

（四）推拿按摩法

取穴：八卦、肝经、肺经、掌小横纹、天河水。

手法：运法、清法、揉法。

操作：患儿坐位或卧位，持患儿左手治疗，首取运八卦 10～20 分钟，继同时清肝、肺经 10 分钟，揉掌小横纹 5 分钟，清天河水 10 分钟，手法的速率以 150～180 次/分钟，每日治疗 1 次，7～10 次为 1 疗程，部分重症患儿可适当延长治疗时间。本法适用于小儿肺炎喘嗽。

（五）刮痧疗法

取胸、背部脊椎两侧和肩胛区，用硬币蘸植物油或白酒，刮至皮肤充血，用于发热神昏者。

（六）灌肠疗法

麻黄、知母各 10 g，石膏 50 g，杏仁、甘草各 10 g。上药水煎后，待药温至 30℃，灌肠，每次 40 mL，每日 2～4 次，可用于小儿重症肺炎热盛者。麻杏石甘汤灌肠液：麻黄 10 g，石膏 50 g，杏仁 5 g，甘草 5 g。水煎取汁灌肠，药温 30℃左右，每日 1～3 次。临床还可根据辨证分别选用麻杏苡甘汤、射干麻黄汤、沙参麦冬汤等保留灌肠。尤其适用中药口服困难者。

（七）单验方疗法

1. 银翘解表汤

银花 24 g，连翘 30 g，薄荷 6 g，荆芥 10 g，桔梗 12 g，百部 15 g，牛蒡子 12 g，柴胡 12 g，前胡 12 g，甘草 10 g。水煎服，日 1 剂，适用于肺炎初期，肺卫受邪者。

2. 验方

鱼腥草、鸭跖草、半枝莲、野荞麦根各 30 g，虎杖根 15 g，煎服。可用于风温的卫分、气分阶段。

（郑德松 李建 戈艳蕾）

参考文献

[1] 郑德松，董静，刘国荣.不同针刺方案在中风痉挛性偏瘫康复治疗中的研究进展.现代中西医结合杂志.2017，26（1）:109-111.

[2] 郑德松，赵岩，李旗，等.复式针刺补泻对臀大肌挛缩术后髋关节和膝关节屈伸角度的影响.针灸推拿医学 J. Acupunct. Tuina. Sci. 2015，13 (1): 58-62

[3] 郑德松，李旗，田福玲，等.黄芪穴位注射配合药物吸入治疗支气管哮喘急性期临床

观观察 . 辽宁中医药大学学报 .2014，16（11）：65-67.

[4] 戈艳蕾，李建，王红阳，等 . 维生素 D 治疗慢性阻塞性肺疾病急性加重期合并低钙血症患者疗效观察 . 中国老年学杂志 .2014，34(08):2250-2251.

[5] 戈艳蕾，刘香玉，李建，等 . 丹红注射液及肝素雾化吸入治疗间质性肺炎疗效 [J]. 时珍国医国药 .2013，24(7):1668-1669.

[6] 戈艳蕾，刘聪辉，曹书华，等 . 老年中重度慢性阻塞性肺病伴阻塞性睡眠呼吸暂停低参通气综合征患者认知障碍与相关因子水平 [J]. 中国老年学杂志 .2014(19):5558-5559.

[7] 戈艳蕾，刘聪辉，崔紫阳，等 . 慢性阻塞性肺疾病合并阻塞性睡眠呼吸暂停综合征患者血清 Caspase-3 和 Caspase-9 水平与认知功能障碍的相关性研究 [J]. 中国现代医学杂志 .2016，26(11):77-80.

[8] 曹海涛，李建，王红阳，等围手术期并发肺栓塞患者临床特征分析 . 临床肺科杂志 .2014.19(2):348-349.

第七节　肺结核

肺痨之病，历代医家命名甚多，如有"尸疰""劳疰""虫疰""毒疰""传尸""骨蒸""劳嗽""急痨""痨瘵"等，由于劳损在肺，故现今一般通称肺痨。

一、病因病机

肺痨的致病因素，不外内因和外因两个方面。外因是指痨虫传染，内因是指内伤体虚，气血不足，阴精耗损。病理性质主要在于阴虚，病位主要在肺，易累及脾肾，甚则传及五脏。

（一）痨虫传染

痨虫侵袭肺脏，腐蚀肺叶，肺体受损，肺阴耗伤，肺失滋润，清肃失调而发生肺痨咳嗽，如损伤肺中络脉，则发生咯血；阴虚火旺，津液外泄，则出现潮热、盗汗。《三因极一病证方论痨瘵诸证》指出："诸证虽日不同，其根多有虫"，明确提出痨虫传染是形成本病的唯一因素，而直接接触本病患者是导致痨虫传染的条件。

（二）正气虚弱

禀赋不足，或后天嗜欲无度，如酒色过度，忧思劳倦，或大病久病之后失于调治，如麻疹、外感久咳及产后等，耗伤气血津液，正气亏虚，抗病力弱，或营养不良，体虚不复，则痨虫乘虚袭入，可感染痨虫而发病。《明医杂著·痨瘵》认为"男子二十前后，色欲过度，耗伤精血，必生阴虚火动之病"。《古今医统·痨瘵》云："凡人平素保养元气，爱惜精血，瘵不可得而传，惟夫纵欲多淫，苦不自觉，精血内耗，邪气外乘"，并提出"气虚血痿，最不可入痨瘵之门……皆能乘虚而染触"。

总之，本病主要在于痨虫为患，正虚是发病的关键。正气旺盛，虽然感染痨虫但不一定发病，正气不强则感染后易于致病。同时病情的轻重与内在正气的强弱，也有很大关系；另一方面感染痨虫，既是耗伤人体气血的直接原因，同时又决定发病后病变发展的规律，这也是有别于其他疾病的特点。

肺主气，司呼吸，受气于天，吸清呼浊。若肺脏本体虚弱，卫外功能不强，或因其他脏腑病变耗伤肺脏，导致肺虚，则"痨虫"极易犯肺，侵蚀肺脏而发病。本病的病理性质以阴虚为主，临床上多见干咳，咽燥，痰中带血以及喉痛声嘶等肺系症状。由于脏腑之间有互相滋生和制约的关系，因此肺脏病变，也必然会影响其他脏腑。肺为肺之母，肺虚耗夺脾气以自养，则致脾虚；脾虚不能化水谷为精微而上输以养肺，则肺脏益弱，故易致肺脾同病，症见神疲懒言、四肢乏力等。肾为肺之子，肺虚肾失滋生之源，或肾虚相火灼金，上耗母气，则可致肺肾两虚，伴见骨蒸、潮热、男子失精等肾虚症状。若肺虚不能制肝，肾虚不能养肝，肝火偏旺，上逆侮肺，可见性急善怒、胁肋掣痛等症，如肺虚心火乘客，肾虚水不济火，还可伴见虚烦不寐、盗汗等症。甚则肺虚不能佐心治节血脉之运行，而致气虚血瘀。出现气短、心慌、唇紫、浮肿等症。概括而言，初起肺体受损，肺阴受伤，肺失滋润，病位在肺，继则肺脾同病，导致气阴两伤，或肺肾同病，而致阴虚火旺。后期脾肺肾三脏皆损，阴损及阳，元气耗伤，阴阳两虚。

二、诊断及鉴别诊断

（一）诊断

1. 诊断要点

虽然肺结核缺乏特征性的症状和体征，但大多数婴幼儿和儿童患者可能有与结核患者的密切接触史，且症状发展过程具有特殊性。因此，追问病史和临床表现对于肺结核诊断是必不可少的。临床上咳嗽持续2周以上，咯血，午后低热，乏力，盗汗，月经不调或闭经，有肺结核接触史或肺外结核的患者，均应考虑有肺结核的可能。可通过X线及其他系统检查，确定病变性质是否为结核性。痰结核菌检查为确诊的最特异方法，但阳性检出率较低，如一时难以确定，可短期观察后复查。如确诊为肺结核，应进一步明确有无活动性及是否排菌，以确定污染源。

2. 分类

（1）原发型肺结核：含原发复合征及胸内淋巴结结核。多见于少年儿童和青年，近来成年人原发型肺结核亦不少见。无症状或症状轻微，可有类似上感样症状，低热、咳嗽、食欲不振、体重减轻，数周后好转，多无并发症。多有结核病家庭接触史，结核菌素试验多为强阳性，胸部X线片表现为哑铃型阴影，即原发病灶、引流淋巴管炎和肿大的肺门淋巴结，形成典型的原发复合征。原发病灶一般吸收较快，可不留任何痕迹。若胸部X线片只有肺门淋巴结肿大，则诊断为胸内淋巴结结核。肺门淋巴结结核可呈团块状、边缘清晰和密度高的肿瘤型或边缘不清、伴有炎性浸润的炎症型。结核菌可经淋巴引起血行播散，形成血行播散型结核病。随早期菌血症到达机体其他脏器的结核菌可呈潜伏状态，一旦机体抵抗力下降则形成肺外结核。

（2）血行播散型肺结核：含急性血行播散型肺结核（急性粟粒型肺结核）及亚急性、慢性血行播散型肺结核。急性粟粒型肺结核多见于婴幼儿和青少年，特别是营养不良、患传染病和长期应用免疫抑制剂导致抵抗力明显下降的小儿，多同时伴有原发型肺结核。起病急，有高热等中毒症状、呼吸困难，早期普通胸部X线片常不易发现病灶，高分辨肺部CT检查可提高早期诊断率。约一半以上的小儿和成人合并结核性脑膜炎。全身浅表淋巴结肿大，肝和脾大，有时可发现皮肤淡红色粟粒疹，可出现颈项强直等脑膜刺激征，眼底检查约1/3的患者可发现脉络膜结核结节。X线胸部X线片和CT检查可见由肺尖至肺底呈大小、密度和分布均匀的粟粒状结节阴影，结节直径 2 mm 左右。在肺脏发生多次反复血行播散结核，则形成亚急性或慢性血行播散型肺结核。亚急性、慢性血行播散型肺结核起病较缓，症状较轻，胸部 X 线片呈双上、中肺野为主的大小不等、密度不同和分布不均的粟粒状或结节状阴影，新鲜渗出与陈旧硬结和钙化病灶共存。慢性血行播散型肺结核多无明显中毒症状。

(3) 继发型肺结核：多发生在成人，病程长，易反复。早期为渗出性病变，易进展，多发生干酪样坏死、液化、空洞形成和支气管播散；同时又多出现病变周围纤维组织增生，使病变局限化和瘢痕形成。继发型肺结核含浸润性肺结核、纤维空洞性肺结核和干酪样肺炎等。

1) 浸润性肺结核：浸润渗出性结核病变和纤维干酪增殖病变多发生在肺尖和锁骨下，影像学检查表现为小片状或斑点状阴影，可融合和形成空洞。渗出性病变易吸收，而纤维干酪增殖病变吸收很慢，可长期无改变。

2) 空洞性肺结核：空洞形态不一。多由干酪渗出病变溶解形成洞壁不明显的、多个空腔的虫蚀样空洞；伴有周围浸润病变的新鲜的薄壁空洞，也可形成张力性空洞以及肺结核球干酪样坏死物质排出后形成的干酪溶解性空洞。空洞性肺结核多有支气管播散病变，临床症状较多，发热，咳嗽，咳痰和咯血等。空洞性肺结核患者痰中经常排菌。应用有效的化学治疗后，出现空洞不闭合，但长期多次查痰阴性，空洞壁由纤维组织或上皮细胞覆盖，诊断为"净化空洞"。但有些患者空洞还残留一些干酪组织，长期多次查痰阴性，临床上诊断为"开放菌阴综合征"，仍须随访。

3) 结核球：多由于酪样病变吸收和周边纤维膜包裹或干酪空洞阻塞性愈合而形成。结核球内有钙化灶或液化坏死形成空洞，同时 80% 以上结核球有卫星灶，可作为诊断和鉴别诊断的参考。直径在 2 ~ 4 cm，多小于 3 cm。

4) 干酪样肺炎：多发生在机体免疫力和体质衰弱，又受到大量结核分枝杆菌感染的患者，或有淋巴结支气管瘘，淋巴结中的大量干酪样物质经支气管进入肺内而发生。大叶性干酪样肺炎 X 线呈大叶性密度均匀磨玻璃状阴影，逐渐出现溶解区，呈虫蚀样空洞，可出现播散病灶，痰中能查出结核分枝杆菌。小叶性干酪样肺炎的症状和体征都比大叶性干酪样肺炎轻，X 线呈小叶斑片播散病灶，多发生在双肺中下部。

5) 纤维空洞性肺结核：纤维空洞性肺结核的特点是病程长，反复进展恶化，肺组织破坏重，肺功能严重受损，双侧或单侧出现纤维厚壁空洞和广泛的纤维增生，造成肺门抬高和肺纹理呈垂柳样，患侧肺组织收缩，纵隔向患侧移位，常见胸膜粘连和代偿性肺气肿。结核分枝杆菌长期检查阳性且常耐药。

(4) 结核性胸膜炎：含结核性干性胸膜炎、结核性渗出性胸膜炎、结核性脓胸。

(5) 其他肺外结核：按部位和脏器命名，如骨关节结核、肾结核、肠结核等。

(6) 菌阴肺结核菌：菌阴肺结核为三次痰涂片及一次培养阴性的肺结核，其诊断标准为：①典型肺结核临床症状和胸部 X 线表现；②抗结核治疗有效；③临床可排除其他非结核性肺部疾患；④ PPD(STU) 强阳性，血清抗结核抗体阳性；⑤痰结核菌 PCR 和探针检测呈阳性；⑥肺外组织病理证实结核病变；⑦ BAL 液中检出抗酸分枝杆菌；⑧支气管或肺部组织病理证实结核病变。

具备①~⑥中 3 项或⑦~⑧条中任何 1 项可确诊。

（二）鉴别诊断

1. 原发复合征应与淋巴瘤、胸内结节病、中心型肺癌和转移癌鉴别。

2. 急性血行播散型肺结核，应与伤寒、脑膜炎、败血症、尘肺、肺泡细胞癌、含铁血黄素沉着症相鉴别。

3. 浸润型肺结核要与各类肺炎、肺脓肿、肺真菌病、肺癌、肺转移癌、肺囊肿和其他肺良性病变鉴别。

（三）实验室及其他检查

1. 病原学检查

(1) 病原体直接检查：痰中找到结核菌是确诊肺结核最主要的依据。痰涂片找结核菌的方法主要有直接涂片法和集菌涂片法。直接涂片法具有快速、简便、阳性率高、假阳性率低等优点。若排菌量多于 10^5 条 /mL，则直接涂片法易呈阳性。集菌法可提高检测阳性率。规定观察 300 个视野，油镜下所见判断检验结果标准 0 条 /300 视野阳性；1～2 条 /300 视野可疑阳性；3～9 条 /100 视野 (+)；1～9 条 /10 视野 (++)；1～9 条 / 视野 (+++)；≥ 10 条 / 视野 (++++)。除了痰标本外，脓液，病灶组织，纤维支气管镜刷检、冲洗或灌洗液，均可用于直接病原体检查。

(2) 结核菌培养：结核菌培养法具有很高敏感性，在未治疗肺结核中，其敏感性和特异性均高于涂片检查。

(3) 其他：如 PCR、核酸探针检测特异性 DNA 片段、色谱技术检测结核硬脂酸和分枝菌酸等菌体特异成分以及采用免疫学方法检测特异性抗原和抗体等，使结核病快速诊断取得一些进展，但这些方法仍在研究阶段，尚需改进和完善。

(4) 结核菌抗原和抗体检测：抗原抗体检测主要是用于临床和 X 线影像学疑为肺结核而不易获得痰标本的儿童及痰涂阴性肺结核患者的诊断参考。

2. 影像学检查

(1) 普通 X 线：对了解病变部位、范围、性质及其演变有帮助，典型 X 线改变有诊断价值。最早的原发型肺结核胸部 X 线片可以完全正常。典型特征有原发灶、淋巴管炎和肺门或纵隔肿大的淋巴结组成哑铃状病灶。急性血行播散型肺结核在胸部 X 线片上呈现分布均匀、大小密度相近的粟粒状阴影。继发型肺结核的常见 X 线表现包括浸润性病灶，如云雾状，边缘模糊，密度相对较淡；干酪性病灶，密度相对较高，且不均一；空洞即形成不同形状的透亮区；纤维钙化的硬结病灶，如条索、结节状、斑点状病灶，边缘清晰，密度相对较高。可以表现多样、复杂，在一个病灶中可以有几种影像改变同时存在，且以某一种病变为主，多发生与上叶尖后段或下叶尖端。浸润、干酪性变和空洞形成，均考虑活动性病变。条索状、结节状病灶经过一定时间观察稳定无变化，或纤维硬结，则属于非活动性病灶。值得注意的是，胸部 X 线片诊断肺结核缺乏特异性，尤其病变在非好发部位及形态不典型时更是如此。

(2) 胸部 CT：CT 检查对于发现微小或隐蔽性结核病灶有帮助。耐多药肺结核病考虑外科手术治疗时，需要明确病变累及范围，则应考虑予胸部 CT 检查。MRI 在肺结核诊断中价值不大。

3. 纤维支气管镜检查

经纤维支气管镜对支气管或肺内病灶行组织病理学检查。也可行刷检、冲洗或吸引标本用于结核菌病原学检测，有利于提高肺结核的诊断敏感性和特异性，尤其适用于痰涂阴性等诊断困难患者。纤维支气管镜对于支气管结核的诊断和鉴别诊断尤其具有价值。

4. 其他

少数患者可出现继发性贫血、白细胞可轻度升高，个别患者出现明显白细胞升高类似白血病反应。少数患者出现血液细胞三系减少。血沉 (ESR) 和 C 反应蛋白 (CRP) 升高。

三、辨证论治

(一) 辨证纲目

中医对肺结核的辨证，须按病理属性，结合脏腑病机进行分证。区别阴虚、阴虚火旺、气虚的不同，掌握肺与脾、肾的关系。临床总以肺阴亏损为多见，如进一步演变发展，则表现为阴虚火旺，或气阴耗伤，甚至阴阳两虚。病位主要在肺，肺阴虚为主，常易及肾，并可涉及心肝，而致阴虚火旺；肺气虚者，常易及脾，而致气阴耗伤，久延症重，由气虚而致阴虚，则可病损及肾，表现阴阳两虚之候。

1. 肺阴亏损

干咳，咳声短促，少痰或痰中有时带血，如丝如点，色鲜红，午后手足心热，皮肤干灼，或有少量盗汗，口干咽燥，胸闷隐痛，舌质红，苔薄少津，脉细或兼数。

2. 阴虚火旺

咳呛气急，痰少质黏，反复咯血，量多色鲜，五心烦热，颧红，心烦口渴，或吐痰黄稠量多，急躁易怒，胸胁掣痛，失眠多梦，男子梦遗，女子月经不调，骨蒸潮热，盗汗量多，形体日渐消瘦，舌质红绛而干，苔薄黄或剥，脉细数。

3. 气阴耗伤

咳嗽无力，痰中偶夹有血，血色淡红，气短声低，神疲倦怠，午后潮热，热势一般不剧，身体消瘦，食欲缺乏，面色㿠白，盗汗颧红，舌质嫩红，边有齿印，苔薄，脉细弱而数。

4. 阴阳两虚

痰中或见夹血，血色暗淡，咳逆喘息少气，形体羸弱，劳热骨蒸，面浮肢肿，潮热，形寒，自汗，盗汗，声嘶失音，心慌，唇紫，肢冷，五更腹泻，口舌生糜，男子滑精、阳痿，女子经少、经闭，舌光质红少津，或舌质淡体胖，边有齿痕，脉微细而数，或虚大无力。

(二) 审因论治

补虚培元和治痨杀虫为肺痨治疗的基本原则，故治疗遵循《医学正传·劳极》提出"一则杀其虫，绝其根本，一则补其虚，以复其真元"的两大治则。根据患者体质强弱而分别主次，但应重视补虚培元，增强机体正气，以提高抗病能力。调补脏腑，重点在肺，兼顾脾肾，并应注意脏腑整体关系。治疗大法根据"阴虚"的病理特点，以滋阴为主，火旺者兼以降火。如合并气虚、阳虚者，又当同时兼顾。杀虫主要是针对病因治疗。治疗避免过用燥热、苦寒、升散、克伐的方药，因燥烈易动火，苦寒易化燥，升散克伐易耗气伤阴，对本病不利。至于具体处理，须按其肺阴亏虚、阴虚火旺、气阴两虚、阴阳两虚等不同证候，予以治疗。

1. 肺阴亏损

滋阴润肺，清热杀虫。予月华丸加减。天冬 10 g，麦冬 10 g，生地 6 g，熟地 6 g，山药 5 g，百部 6 g，沙参 5 g，川贝 5 g，茯苓 10 g，阿胶 3 g，三七 3 g，獭肝 5 g，菊花 9 g，桑叶9g。

本方功能补虚杀虫，滋阴镇咳，化痰止血。可加百合、玉竹以增滋补肺阴之力。

若痰中带血，宜加白及、白茅根、藕节、仙鹤草以和络止血；若低热不退，宜加银柴胡、功劳叶、地骨皮以清退虚热，兼以杀虫；若神疲食少，宜加太子参以甘平养胃。

2. 阴虚火旺

补益肺肾，滋阴降火。予以百合固金汤合秦艽鳖甲散加减。百合10g，麦冬20g，玄参10g，生地10g，熟地15g，鳖甲9g，知母5g，秦艽5g，柴胡（用银柴胡）9g，地骨皮9g，青蒿5g，川贝母9g，百合9g，甘草3g，桔梗9g，当归5g，白芍9g，白及5g，百部9g，龟板5g，阿胶3g，五味子9g。

本方功能培补肺肾，滋阴降火。若咳痰量多黄稠，宜加桑白皮、海蛤壳、鱼腥草以清化痰热；反复咯血不止者，宜加紫珠草、丹皮、大黄炭或十灰散以凉血止血；盗汗严重者，宜加煅牡蛎、煅龙骨、浮小麦以敛营止汗；梦遗者加山萸肉、芡实、金樱子滋补肾阴，涩精；胸胁掣痛者，宜加川楝子、延胡索、广郁金以和络止痛；烦躁失眠者，宜加酸枣仁、夜交藤、珍珠母以宁心安神。服本方易腻胃碍脾，故须酌加砂仁、香橼、佛手等醒脾理气之品，以除滋腻碍脾之弊。

3. 气阴耗伤

养阴润肺，益气健脾。予以保真汤加减。太子参5g，白术5g，黄芪9g，茯苓9g，炙甘草3g，麦冬9g，天冬9g，生地3g，五味子5g，当归9g，白芍5g，熟地9g，地骨皮9g，黄檗3g，知母5g。

本方具有补气养阴，兼清虚热的功能。咳嗽痰稀，可加紫菀、款冬、苏子等温润止嗽；咯血可酌加阿胶、仙鹤草、三七配合补气药共奏益气摄血之功；骨蒸、盗汗者可加鳖甲、牡蛎、五味子、浮小麦以补阴除蒸敛汗；如便溏、腹胀、食少等脾虚症状明显者，应酌加扁豆、山药、薏苡仁、莲肉等甘淡健脾，并去知母、黄檗苦寒伤中以及生地、熟地、当归滋补碍脾之弊。

4. 阴阳两虚

温补脾肾，滋养精血。予以补天大造丸加减。黄芪10g，人参5g，山药5g，枸杞子10g，龟板5g，鹿角5g，紫河车3g，地黄5g，当归9g，酸枣仁9g，远志5g，白芍5g。

本方具有温养精气，培补阴阳的功能。

若肾虚气逆喘息可配冬虫夏草、紫石英等摄纳肾气；心慌可加柏子仁、丹参、五味子宁心安神；五更腹泻者，则当加入肉豆蔻、补骨脂以补肾固肠。忌投地黄、阿胶等滋腻之品。

四、古方今用

（一）四君子汤（《太平惠民和剂局方》）

组成：党参15g，白术15g，茯苓10g，炙甘草5g。

制法：原方四味，以水七升，纳诸药，煮取二升去萍。

服法：温服一升。

方解：本方所主之病症乃肺脾气虚，因病位在肺脾，病性为气虚，肺病日久，可"上病及中"；脾病土不生金而肺病，故治疗应健脾益气，培土生金。方中人参、黄芪健脾益气；白术、茯苓、淮山药、白扁豆健脾化湿；陈皮、百部理气化痰止咳；炙甘草甘缓和中。合而用之共成健脾益气，培土生金之功。

（二）人参养荣汤（《太平惠民和剂局方》）

组成：人参 15 g，白术 15 g，茯苓 15 g，炙黄芪 30 g，炙甘草 5 g，当归身 10 g，生白芍 10 g，陈皮 10 g，熟地黄 10 g，远志 10 g，肉桂 5 g，五味子 5 g，生姜 5 g，大枣 2 枚。

制法：原方以水一盏半，煎煮，去滓取汁。

服法：温服。

方解：本方主阴损及阳之病症，滋阴补阳，培元固本。因病位在肺脾肾三脏，病性为阴损及阳，适于肺痨晚期，元气衰败者。

五、中成药治疗

（一）贝母二冬膏

组成：川贝母、天冬、麦冬。

适应证：滋阴润肺，清热杀虫。用于肺阴亏损之干咳少痰或痰中带血，胸痛，潮热，颧红（颧指面部鼻两侧高骨处），口干咽燥。舌红苔薄黄少津，脉细或细数。

用法：口服，每次 15 g，每日 2 ～ 3 次，温开水冲服。

（二）人参同本丸

组成：人参、山药、生地黄、熟地黄、山茱萸（酒炙）、泽泻、牡丹皮、茯苓、麦冬、天冬。

适应证：养阴润肺，益气固本。用于气阴耗损之咳嗽，咯血，潮热，颧红，自汗，盗汗，气短乏力，食欲缺乏。舌质光红，苔薄或剥，脉细数无力。

用法：口服，每次 9 g，每日 2 次，温开水送服。

六、其他疗法

（一）针刺疗法

1. 体针疗法

主穴：选太渊、肺俞、膏肓、足三里、三阴交、太溪。

配穴：照海、合谷、脾俞、胃俞、气海、尺泽、鱼际、阴郄、孔最、志室、血海。肺阴亏损者配照海；阴虚火旺者配合谷；气阴两虚者配脾俞、胃俞、气海；潮热者配尺泽、鱼际；盗汗者配阴郄；咯血者配孔最；遗精者配志室；经闭者配血海。针刺补法。

2. 耳针疗法

选肺区敏感点、肾、内分泌、神门簪，可用毒针轻刺激，留针 15 ～ 30 分钟，隔日 1 次，10 次为 1 个疗程。

（二）穴位注射疗法

选结核穴、中府、肺俞、大椎、膏肓、曲池、足三里等穴，选用维生素 B_1 注射液 100 mg 或链霉素 0.2 g，每次选择 2 ～ 3 穴，轮流使用。

（三）单验方疗法

1. 抗结核丸

黄芪 30 g，地骨皮 30 g，山药 60 g，茯苓 40 g，上贝母 40 g，夏枯草 40 g，百部 40 g，百合 40 g，当归 40 g，黄精 40 g，白及 40 g，黄芩 40 g，麦冬 40 g，女贞子 40 g，生地 40 g，玄参 40 g，猫爪草 100 g，壁虎 40 条。上药共研细末，加适量蜂蜜制成大蜜丸，每丸重 9 g，每次服 2 丸，每日 3 次。

2.柴胡二皮汤

柴胡 10 ～ 24 g，牡丹皮 10 ～ 24 g，制半夏 6 ～ 10 g，黄芩 10 g，沙参、地骨皮各 15 ～ 30 g，甘草 3 ～ 6 g，鲜生姜 3 g，大枣 2 枚。每日 1 剂，水煎服。

3.参蛤散

红参 24 g，北沙参 24 g，川贝母 24 g，五味子 24 g，白及 24 g，蛤蚧 1 对，紫河车 30 g，米炒麦冬 18 g，化橘红 18 g。上药研细末，和匀。用蜂蜜调服，每次 2 g，每天 3 次。

4.肺宁丸

制龟板 90 g，生地黄 90 g，熟地黄 90 g，制百部 90 g，北沙参 90 g，制鳖甲 60 g，川贝母 60 g，制乳没 60 g，白及 60 g，海藻 60 g，紫石英 30 g，生龙骨 30 g，阿胶 30 g，天冬 30 g，麦冬 30 g。上药共研细末，炼蜜为丸，每丸 9 g 重，每次 1 丸，每日 2 次，白开水送服。

5.保肺散

北沙参 12 g，茯苓 12 g，百合 9 g，玉竹 9 g，黑芝麻 9 g，炙紫菀 9 g，蒸百部 9 g，桔梗 6 g，陈皮 1 g，甘草 3 g，薄荷叶 2 g。将黑芝麻淘净炒香，其他药味烤燥，共研细末。每次服 6 g，每日 3 次，米汁或白糖开水冲服。

（郑德松 李建 戈艳蕾）

参考文献

[1] 郑德松，李旗，田福玲 . 消毒愈肌膏对大鼠糖尿病足溃疡组织 BMP-9、TGF-β1 表达的影响 . 环球中医药 . 2013.07

[2] 戈艳蕾，李建，王红阳 . 维生素 D 治疗慢性阻塞性肺疾病急性加重期合并低钙血症患者疗效观察 . 中国老年学杂志 . 2014.08

[3] 戈艳蕾，刘香玉，李建 . 丹红注射液及肝素雾化吸入治疗间质性肺炎疗效 . 时珍国医国药 2013，07

[4] 戈艳蕾，刘聪辉，曹书华 . 老年中重度慢性阻塞性肺病伴阻塞性睡眠呼吸暂停低参通气综合征患者认知障碍与相关因子水平 . 中国老年学杂志 . 2014.19

[5] 戈艳蕾，刘聪辉，崔紫阳 . 慢性阻塞性肺疾病合并阻塞性睡眠呼吸暂停综合征患者血清 Caspase-3 和 Caspase-9 水平与认知功能障碍的相关性研究 . 中国现代医学杂志 . 2016.11

[6] 李建，戈艳蕾，贾金红 . γ- 干扰素联合肝素治疗 IPF 的疗效观察 . 河北医药杂志 . 2013.05

第八节 慢性支气管炎

中医学认为应归属于中医"咳嗽"范畴。慢性支气管炎是我国十分常见、严重危害人民健康的常见病。据调查，我国约有 3000 多万人患此病，患者率约 3%，随着年龄增长而增加，50 岁以上者可高达 15% 左右。

一、病因病机

（一）外邪侵袭

常因重感风寒，邪袭于肺，外闭皮毛，内遏肺气，肺卫为邪所伤，肺气不得宣畅，气机壅阻，上逆作喘。若表邪未解，内已化热，或肺热素盛，寒邪外束，热不得泄，则热为寒郁，肺失宣降，亦气逆作喘。或因风热外袭，内犯于肺，肺气壅实，清肃失司；或热蒸液聚成痰，痰热壅阻肺气，升降失常，发为喘逆。如《景岳全书·喘促》说："实喘之证，以邪实在肺也，非风寒则火邪耳。"

（二）饮食不当

过食生冷、肥甘，或因嗜酒伤中，脾运失健，水谷不归正化，反而聚湿生痰；痰浊上干，壅阻肺气，升降不利，发为喘促。《仁斋直指方》说："惟夫邪气伏藏，痰涎浮涌，呼不得呼，吸不得吸，于是上气喘促。"即是指痰涎壅盛的喘证而言。如复加外感诱发，可见痰浊与风寒、邪热等内外合邪的错杂证候。若痰湿久郁化热，或肺火素盛，痰受热蒸，则痰火交阻于肺，痰壅火迫，肺气不降，上逆为喘。若湿痰转从寒化，可见寒饮伏肺，常因外邪袭表犯肺，引动伏饮，壅阻气道，发为喘促。

（三）情志所伤

情志不遂，忧思气结，肺气痹阻，气机不利，或郁怒伤肝，肝气上逆于肺，肺气不得肃降，升多降少，气逆而喘。《医学入门·喘》所说"惊扰气郁，惕惕闷闷，引息鼻张气喘，呼吸急促而无痰声者"即属此类。

（四）劳欲久病

慢性咳嗽、肺痨等肺系病证，久病肺虚，气失所主，气阴亏耗，不能下荫于肾，肾元亏虚，肾不纳气而短气喘促，或劳欲伤肾，精气内夺，肾之真元伤损，根本不固，不能助肺纳气，气失摄纳，上出于肺，出多入少，逆气上奔为喘。正如《医贯·喘》所言："真元损耗，喘出于肺气之上奔……乃气不归原也。"若肾阳衰弱，肾不主水，水邪泛滥，干肺凌心，肺气上逆，心阳不振，亦可致喘，表现虚中夹实之候。此外，如中气虚弱，肺气失于充养，亦可因气虚而喘。故《证治准绳·喘》说："肺虚则少气而喘。"

喘证的发病机理主要在肺和肾，涉及肝脾。因肺司呼吸，外合皮毛，内为五脏华盖，为气机出入升降之枢纽。肺的宣肃功能正常，则吐浊吸清，呼吸调匀。肾主摄纳，有助于肺气肃降，故有"肺为气之主，肾为气之根"之说。若外邪侵袭，或它脏病气上犯，皆可使肺失宣降，肺气胀满，呼吸不利而致喘。如肺虚，气失所主，亦可少气不足以息，而为喘。肾为气之根，与肺同司气体之出纳，故肾元不固，摄纳失常则气不归原，阴阳不相接续，亦可气逆肺而为喘。另外，如脾经痰浊上干，以及中气虚弱，土不生金，肺气不足，或肝气上逆乘肺，升多降少，均可致肺气上逆而为喘。喘证的病理性质有虚实之分。实喘在肺，为外邪、痰浊、肝郁气逆，邪壅肺气，宣降不利所致；虚喘责之肺、肾两脏，因阳气不足，阴精亏耗，而致肺肾出纳失常，且尤以气虚为主。实喘病久伤正，由肺及肾；虚喘复感外邪，或夹痰浊，则病情虚实错杂，每多表现为邪气壅阻于上，肾气亏虚于下的上盛下虚证候。喘证的严重阶段，不但肺肾俱虚，在孤阳欲脱之时，每多影响到心。因心脉上通于肺，肺气治理调节心血的运行，宗气贯心肺而行呼吸，肾脉上络于心，心肾相互既济，心阳根于命门之火，心脏阳气的盛衰，与先天肾气及后天呼吸之气皆有密切关系。故肺肾俱虚，亦可导致心气、心阳衰惫，鼓动血脉无力，血行瘀滞，面色、唇舌、指甲青紫，甚至出现喘汗致脱，亡阴、亡阳的危重局面。

喘证的预后与病程的长短、病邪的性质、病位的深浅有关。一般而论，实喘易治，虚喘难疗。实喘由于邪气壅阻，祛邪利肺则愈，故治疗较易；虚喘为气失摄纳，根本不固，补之未必即效，且每固体虚易感外邪，诱致反复发作，往往喘甚而致汗脱，故难治。《临证指南医案·喘》曾言："若由外邪壅遏而致者，邪散则喘亦止，后不复发，此喘证之实者也；若因根本有亏，肾虚气逆，浊阴上冲而喘者，此不过一二日之间，势必危笃，用药亦难奏效，此喘证之属虚者也。"《医宗必读·喘》亦说："治实者攻之即效，无所难也。治虚者补之未必即效，须悠久成功，其间转折进退，良非易也。"故对待虚喘应持之以恒地调治。若实喘邪气闭肺，喘息上气，胸闷如室，呼吸窘迫，身热不得卧，脉急数者，虚喘见足冷头汗，如油如珠，喘息鼻煽，摇身撷肚，张口抬肩，胸前高起，面赤躁扰，大便溏薄，脉浮大急促无根者，为下虚上盛，阴阳离决，孤阳浮越，冲气上逆之危脱证候，必须及时救治，慎重处理。

二、诊断及鉴别诊断

（一）诊断

根据咳嗽、咳痰或伴喘息，每年发病持续 3 个月，并连续两年以上，排除其他心、肺疾患（例如肺结核、尘肺、支气管哮喘、支气管扩张、肺癌、肺脓肿、心脏病、心功能不全等）之后即可做出慢性支气管炎诊断。如每年发病持续不足 3 个月，而有明确的客观检查依据（如 X 线检查、呼吸功能检查等）亦可诊断。慢性支气管炎可分为单纯型和喘息型。单纯型慢性支气管炎具有咳嗽、咳痰两项症状，喘息型慢性支气管炎除具有咳嗽、咳痰外尚有喘息症状。

（二）鉴别诊断

1. 肺结核

活动性肺结核常伴有低热、乏力、盗汗、咯血等症状；咳嗽和咳痰的程度与肺结核的活动性有关。X 线检查可发现肺部病灶，痰结核菌检查阳性，老年肺结核的毒性症状不明显，常因慢性支气管炎症状的掩盖，长期未被发现，应特别注意。

2. 支气管哮喘

起病年龄较轻，常有个人或家族过敏性病史；气管和支气管对各种刺激的反应性增高，表现为广泛的支气管痉挛和管腔狭窄，临床上有阵发性呼吸困难和咳嗽，发作短暂或持续。胸部叩诊有过清音，听诊有呼气延长伴高音调的哮鸣音。晚期常并发慢性支气管炎。哮嗜酸性粒细胞在支气管哮喘患者的痰中较多，而喘息型支气管炎患者的痰中较少。

3. 支气管扩张

多发生于儿童或青年期，常继发于麻疹、肺炎或百日咳后，有反复大量脓痰和咯血症状。两肺下部可听到湿啰音。胸部 X 线检查两肺下部支气管阴影增深，病变严重者可见卷发状阴影。支气管碘油造影示柱状或囊状支气管扩张。

4. 心脏病

由于肺瘀血而引起的咳嗽，常为干咳，痰量不多。详细询问病史可发现有心悸、气急、下肢浮肿等心脏病征象。体征、X 线和心电图检查均有助于鉴别。

5. 肺癌

多发生在 40 岁以上男性，长期吸烟者，常有痰中带血，刺激性咳嗽。胸部 X 线检查肺部有块影或阻塞性肺炎。痰脱落细胞或纤维支气管镜检查可明确诊断。

(三) 实验室和其他检查

1. 白细胞分类计数

缓解期患者白细胞总数及区别计数多正常，急性发作期并发细菌感染时白细胞总数和中性粒细胞可升高，合并哮喘的患者血嗜酸性粒细胞可增多。

2. 痰液检查

急性发作期痰液外观多呈脓性，涂片检查可见大量中性粒细胞。合并哮喘者可见较多的嗜酸性粒细胞，痰培养可见肺炎链球菌、流感嗜血杆菌及卡他摩拉菌等生长。

3. X 线检查

早期可无明显改变，反复急性发作者可见两肺纹理增粗、紊乱、呈网状或条索状及斑点状阴影以下肺野为明显。此系由于支气管管壁增厚，细支气管或肺泡间质炎症细胞浸润或纤维化所致。

4. 肺功能检查

一秒用力呼气量和一秒用力呼出量 / 用力肺活量比值。早期多无明显变化，当出现气流受阻时，第 1 秒用力呼气容积和 FEV_1 与肺活量或用力肺活量的比值则减少。当小气道阻塞时，最大呼气流速 - 容量曲线在 75% 和 50% 肺容量时的流量可明显降低，闭合容积可增大。

三、辨证论治

(一) 辨证纲目

喘证的辨证首当分清虚实。实喘者呼吸深长有余，呼出为快，气粗声高，伴有痰鸣咳嗽，脉数有力，病势多急；虚喘者呼吸短促难续，深吸为快，气怯声低，少有痰鸣咳嗽，脉象微弱或浮大中空，病势徐缓，时轻时重，遇劳则甚。《景岳全书·喘促》云："实喘者，气长而有余；虚喘者，气短而不续。实喘者，胸胀气粗，声高息涌，膨膨然若不能容，惟呼出为快也；虚喘者，声低息短，惶惶然若气欲断，提之若不能升，吞之若不能及，劳动则甚，而唯急促似喘，但得引长一息为快也。"

实喘又当辨外感内伤。外感起病急，病程短，多有表证；内伤病程久，反复发作，无表证。虚喘应辨病变脏器。肺虚者劳作后气短不足以息，喘息较轻，常伴有自汗，易感冒；肾虚者静息时亦有气喘，动则更甚，伴有面色苍白，颧红，怕冷，腰酸膝软；心气、心阳衰弱时，喘息持续不已，伴有发绀，心悸，浮肿，脉结代。

1. 实喘

(1) 风寒壅肺：喘息咳逆，呼吸急促，胸部胀闷，痰多稀薄而带泡沫，色白质黏，常有头痛，恶寒，或有发热，口不渴，无汗，苔薄白而滑，脉浮紧。

(2) 表寒肺热：喘逆上气，胸胀或痛，息粗，鼻煽，咳而不爽，吐痰稠黏，伴形寒，身热，烦闷，身痛，有汗或无汗，口渴，苔薄白或微黄，舌边红，脉浮数或滑。

(3) 痰热郁肺：喘咳气涌，胸部胀痛，痰多质黏色黄，或夹有血色，伴胸中烦闷，身热，有汗，口渴而喜冷饮，面赤，咽干，小便赤涩，大便或秘，舌质红，舌苔薄黄或腻，脉滑数。

(4) 痰浊阻肺：喘而胸满闷塞，甚则胸盈仰息，咳嗽，痰多黏腻色白，咯吐不利，兼有呕恶，食少，口黏不渴，舌苔白腻，脉象滑或濡。

(5) 肺气郁痹：每遇情志刺激而诱发，发时突然呼吸短促，息粗气憋，胸闷胸痛，咽中如窒，但喉中痰鸣不著，或无痰声。平素常多忧思抑郁，失眠，心悸，舌红苔薄，脉弦。

2. 虚喘

(1) 肺气虚耗：喘促短气，气怯声低，喉有鼾声，咳声低弱，痰吐稀薄，自汗畏风，或见咳呛，痰少质黏，烦热而渴，咽喉不利，面颧潮红，舌质淡红或有苔剥，脉弱或细数。

(2) 肾虚不纳：喘促日久，动则喘甚，呼多吸少，呼则难升，吸则难降，气不得续，形瘦神惫，跗肿，汗出肢冷，面青唇紫，舌淡苔白或黑而润滑，脉微细或沉弱；或见喘咳，面红烦躁，口咽干燥，足冷，汗出如油，舌红少津，脉细数。

(3) 正虚喘脱：喘逆剧甚，张口抬肩，鼻煽气促，端坐不能平卧，稍动则咳喘欲绝，或有痰鸣，心慌动悸，烦躁不安，面青唇紫，汗出如珠，肢冷，脉浮大无根，或见遏止，或模糊不清。

(二) 审因论治

喘证的治疗应分清虚实邪正。实喘治肺，以驱邪利气为主，区别寒、热、痰、气的不同，分别采用温化宣肺、清化肃肺、化痰理气的方法。虚喘以培补摄纳为主，或补肺，或健脾，或补肾。至于寒热并见，虚实夹杂者，又当权衡标本，辨证选方用药。

1. 实喘

(1) 风寒壅肺：宣肺散寒。予麻黄汤合华盖散加减。麻黄 10 g，半夏 10 g，橘红 20 g，杏仁 10 g，苏子 15 g，紫菀 15 g，白前 15 g。

若表证明显，寒热无汗，头身疼痛，加桂枝配麻黄解表散寒；寒痰较重，痰白清稀，量多起沫，加细辛、生姜温肺化痰；若咳喘重，胸满气逆者，加射干、前胡、厚朴宣肺降气化痰；如寒饮伏肺，复感寒邪而引发者，可用小青龙汤发表温里。

(2) 表寒肺热：解表清里，化痰平喘。予麻杏石甘汤加减。麻黄 10 g，黄芩 15 g，桑白皮 15 g，石膏 20 g，苏子 15 g，杏仁 10 g，半夏 10 g，款冬花 20 g。

表寒重加桂枝解表散寒；痰热重，痰黄黏稠量多，加瓜蒌、浙贝母清化痰热；痰鸣息涌加葶苈子、射干泻肺消痰。

(3) 痰热郁肺：清热化痰，宣肺平喘。予桑白皮汤加减。桑白皮 20 g，黄芩 15 g，知母 20 g，浙贝母 15 g，射干 15 g，瓜蒌皮 20 g，前胡 15 g，地龙 15 g。

如身热重，可加石膏辛寒清热；如喘甚痰多，黏稠色黄，可加葶苈子、海蛤壳、鱼腥草、冬瓜仁、苡仁清热泻肺，化痰泄浊；腑气不通，痰涌便秘，加瓜蒌仁、大黄或风化硝，通腑清肺泻泻壅。

(4) 痰浊阻肺：祛痰降逆，宣肺平喘。予二陈汤合三子养亲汤加减。法半夏 10 g，陈皮 15 g，茯苓 15 g，苏子 15 g，白芥子 10 g，莱菔子 20 g，杏仁 10 g，紫菀 15 g，旋覆花 15 g。痰湿较重，舌苔厚腻，可加苍术、厚朴燥湿理气，以助化痰定喘；脾虚，纳少，神疲，便溏，加党参、白术健脾益气；痰从寒化，色白清稀，畏寒，加于姜、细辛；痰浊郁而化热，按痰热证治疗。

(5) 肺气郁痹：开郁降气平喘。予五磨饮子加减。沉香 10 g，木香 10，川朴花 15 g，枳壳 15 g，苏子 15 g，金沸草 10 g，代赭石 20 g，杏仁 10 g。

肝郁气滞较著，可加用柴胡、郁金、青皮等疏理肝气之品以增强解郁之力；若有心悸、失眠者加百合、合欢皮、酸枣仁、远志等宁心；若气滞腹胀，大便秘结，可加用大黄以降气通腑，即六磨汤之意。在本证治疗中，宜劝慰患者心情开朗，配合治疗。

2. 虚喘

(1) 肺气虚耗：补肺益气养阴。予生脉散合补肺汤加减。党参 20 g，黄芪 20 g，冬虫夏草 5 g，五味子 20 g，炙甘草 10 g。

若咳逆，咯痰稀薄者，合紫菀、款冬花、苏子、钟乳石等温肺止咳定喘；偏阴虚者加补肺养阴之品，如沙参、麦冬、玉竹、百合、诃子；咳痰稠黏，合川贝母、百部、桑白皮化痰肃肺。病重时常兼肾虚，喘促不已，动则尤甚，加山萸肉、胡桃肉、脐带等补肾纳气。兼中气虚弱，肺脾同病，清气下陷，食少便溏，腹中气坠者，配合补中益气汤，补脾养肺，益气升陷。

(2) 肾虚不纳：补肾纳气。予金匮肾气丸合参蛤散加减。附子 10 g，肉桂 5 g，山萸肉 20 g，冬虫夏草 5 g，胡桃肉 20 g，紫河车 2 g，熟地 20 g，当归 15 g。

若脐下筑筑跳动，气从少腹上冲胸咽，为肾失潜纳，加紫石英、磁石、沉香等镇纳之；喘剧气怯，不能稍动，加人参、五味子、蛤蚧以益气纳肾；肾阴虚者，不宜辛燥，宜用七味都气丸台生脉散加减以滋阴纳气，药用生地、天门冬、麦门冬、龟板胶、当归养阴；五味子、诃子敛肺纳气。本证一般以阳气虚者为多见，若阴阳两虚者应分清主次处理。若喘息渐平，善后调理可常服紫河车、胡桃肉以补肾固本纳气。

(3) 正虚喘脱：扶阳固脱，震慑肾气。予参附汤送服黑锡丹，配合蛤蚧粉。人参 10 g，黄芪 20 g，炙甘草 10 g，山萸肉 20 g，冬虫夏草 5 g，五味子 10 g，蛤蚧 (粉)2 g，龙骨 20 g，牡蛎 20 g。

若阳虚甚，气息微弱，汗出肢冷，舌淡，脉沉细，加附子、干姜；阴虚甚，气息急促，心烦内热，汗出黏手，口干舌红，脉沉细数，加麦冬、玉竹，人参改用西洋参；神味不清，加丹参、远志、菖蒲安神祛痰开窍；浮肿加茯苓、炙广蟾皮、万年青根强心利水。

四、古方令用

(一) 苏子降气汤 (《太平惠民和剂局方》)

组成：紫苏子、半夏各 75 g，当归 45 g，甘草 60 g，前胡、厚朴各 30 g，肉桂 45 g。

制法：加生姜 2 片，枣子 1 个，苏叶 2 g，水煎，用量按原方比例酌定。

服法：去滓热服，不拘时候。

方解：方中紫苏子降气平喘，桂痰止咳，为君药。半夏燥湿化痰降逆，厚朴下气宽胸除满，前胡下气祛痰止咳，三药助紫苏子降气祛痰平喘之功，共为臣药。君臣相配，以治上实。肉桂温补下元，纳气平喘，以治下虚；当归既治咳逆上气，又养血补肝润燥，同肉桂以增温补下虚之效；略加生姜、苏叶以散寒宣肺，共为佐药。甘草、大枣和中调药，是为使药。诸药合用，标本兼顾，上下并治，而以治上为主，使气降痰消，则喘咳自平。

(二) 泻白散 (《小儿药证直诀》)

组成：地骨皮、桑白皮 (炒) 各 30 g，甘草 (炙)3 g。

制法：上药锉散，入粳米一撮，水二小盏，煎七分。

服法：水煎服。

方解：本方主治肺有伏火郁热之证。肺主气，宜清肃下降，火热郁结于肺，则气逆不降而为喘咳；肺合皮毛，肺热则外蒸于皮毛，故皮肤蒸热；此热不属于外感，乃伏热渐伤阴分所致，故热以午后为甚，其特点是轻按觉热、久按若无，与阳明之蒸蒸发热、愈按愈盛者有别；舌红苔黄，脉象细数是热邪渐伤阴分之候。治宜清泻肺中郁热，平喘止咳。方中桑白皮甘寒性降，专入肺经，清泻肺热，平喘止咳，故以为君。地骨皮甘寒入肺，可助君药清降肺中伏火，为臣药。君臣相合，清泻肺热，以使金清气肃。炙甘草、粳米养胃和中以扶肺气，共为佐使。四药合用，共奏泻肺清热，止咳平喘之功。

（三）葶苈大枣泻肺汤（《金匮要略》）

组成：葶苈子9g，大枣12枚。

制法：葶苈子熬令色黄，捣丸如弹子大（9g），大枣12枚，上药先以水三升煮枣，取二升，去枣，加葶苈，煮取一升。

服法：顿服。

方解：本方为痰水壅实之咳喘胸满者而设。葶苈子泻肺降气，逐痰饮、消水肿，力峻性急，配大枣同用，以护中气，奏泻肺行水，下气平喘之功。本方与泻白散均有泻肺作用，但泻白散是泻肺中伏火，本方是泻肺中痰水。

五、中成药治疗

（一）七味都气丸

组成：五味子、山茱萸、茯苓、牡丹皮、熟地黄、山药、泽泻。

适应证：滋肾纳气。用干咳嗽气喘，呃逆滑精，腰痛者。

用法：口服，每次1丸，一日1～2次。

（二）参蛤散

组成：人参、蛤蚧。

适应证：纳气归肾。用于喘促日久，动则喘甚，呼多吸少，气不得续，舌淡白，脉细弱者。

用法：口服，每次0.5～1g，一日1～2次。

（三）黑锡丹

组成：黑锡、硫黄、川楝子、葫芦巴、木香、肉豆蔻、阳起石、制附子、沉香、肉桂、补骨脂。

适应证：震慑肾气。用于喘逆剧甚，张口抬肩，鼻煽气促，汗出如珠，肢冷脉浮大无根者。

用法：口服，每次0.3～0.6g，一日1～2次。

六、其他疗法

（一）针刺疗法

取穴：

①大椎、肺俞、风门、厥阴俞；

②鱼际、尺泽、孔最、丰隆。每次选一组穴位，两组轮换，每日1次，10次为一疗程，共治3个疗程。

（二）穴位贴敷疗法

取白芥子、细辛、甘遂、莪术、玄胡、硫黄，比例为6∶5∶6∶4∶3∶1，诸药混合研末（过60目筛），每100g药末另加麝香0.9g，逐次和匀。贴敷前先绞生姜取汁，取冰片溶入75%的酒精制成饱和溶液，把姜汁与冰片酒精溶液按5∶1的比例混合，随即以此混合液调药末（每100g药末约需120mL姜汁冰片混合液），制成药糊密封备用。取大椎、定喘（双）、肺俞（双）、膏肓（双）、心俞（双），计九个穴位，以酒精棉球擦除皮肤汗垢，擦至皮肤微红，使毛孔充分舒张，取药糊置于穴位上，呈直径 2 cm、厚约 0.5 cm 的圆饼状，上覆盖以 1 寸见方的塑料薄膜，以防药物挥发，并用胶布封贴固定。每次贴敷时间为 4～6 小时，小儿为 2 小时。贴敷后患者背部即有不同程度的烘热及烧灼感，揭除药饼后可见穴位表皮形成红斑或为水泡，此为正常的穴位反应。若水泡较大，可用消毒针头刺破放水，注意勿令感染，以免影响下一次贴敷治疗。

（三）穴位注射疗法

取天突穴，取 5 mL 注射器，用牙科 5 号长针头抽取核酪注射液 2 mL，注射方法仿毫针刺法，天突穴常规消毒之后快速直刺 0.2～0.3 寸，然后沿胸骨柄后缘，气管前缘缓慢向下刺入 0.5～1.2 寸，回抽无血后将注射药缓慢推入。隔日 1 次，5 次为一疗程，一般治疗 2 个疗程。

（四）穴位套管埋线疗法

埋线用具：特制医用 9 号腰穿针（针心尖部磨平）.2 号羊肠线，剪刀，2 cm×2 cm 纱布块消毒备用，2% 碘酒、75% 酒精、医用胶布。取穴原则：急性期以直通肺气，清热止咳平喘为主。取穴：大椎、定喘、风门、肺俞、内关、足二里、丰隆。慢性期以补肾健脾、化湿利痰为主。取穴：肾俞、脾俞、肺俞、膻中、关元、足三里、丰隆、太溪。随症加穴：以咳为主加孔最，以喘为主加鱼际，瘀血明显加膈俞。操作方法：施术者带上消毒手套，取出高压消毒过的特制腰穿针，把羊肠线放入针套内（长度根据穴位深浅而定），穴位由助手常规消毒，右手持埋线针，左手固定穴位，以 90°角将针快速刺入皮下，然后向下慢慢进针，深度基本同针刺深度，躯干部穴位不宜深刺，不可刺激出血，得气后，套管向外慢慢退出，同时针心向下推动羊肠线至穴下，针眼处放置无菌纱布块，用胶布固定 2～3 天即可。半个月埋线 1 次为 1 个疗程。

（五）拔罐配合穴位贴药疗法

主穴：肺俞、中府、膏肓、肾俞均取双侧。配穴：痰多加天突、膻中；平素咳甚加尺泽；喘甚加定喘；气短加关元、足三里。药物配制：白芥子、地龙、细辛各 30 g，甘遂、川椒、元胡各 20 g，洋金花、冰片、樟脑各 10 g，附子 60 g，海浮石 15 g。上述药物均打细末封存，用时均用生姜汁调匀至软膏状。操作方法：以直径 8 cm 口径的火罐，在肺俞与肾俞穴上拔罐，用闪火法留罐 8～15 分钟，起罐后，常规消毒局部皮肤，用梅花针轻叩肺俞、中府、膏肓、肾俞等穴，以皮肤红润、轻微渗血为度。然后用薄木板将 2 g 左右药糊置敷料中央贴敷穴位上，外用 4 条胶布"井"字固定，最后用手掌在穴位上按压片刻。24 小时后取掉。个别患者出现痒甚或者灼痛，可提前取下。治疗时间：每年入伏后开始治疗，每伏拔罐贴药 1 次，可连续治疗 2～3 个月。

（六）单验方疗法

1. 麻杏二三汤

炙麻黄、杏仁、茯苓、白芥子、紫苏子各 10 g，陈皮、半夏各 15 g，炙甘草 5 g 组成。水煎服，每日 1 剂，早晚服用。

2. 罗克聪效验方

白前 10 g，前胡 15 g，冬花 10 g，马兜铃 10 g，桑白皮 15 g，苏子 10 g，葶苈子 15 g。水煎服，每日 1 剂，早晚服用。

3. 陈亦人效验方

桃、杏仁各 10 g，苡仁 10 g，冬瓜仁 10 g，芦根 20 g，石韦 15 g，海浮石 10 g。水煎服，每日 1 剂，早晚服用。

4. 田从豁效验方

制附片 10 g，大蓟炭 10 g，木通 10 g，当归 10 g，桃仁 10 g，细辛 10 g，生甘草 3 g。水煎服，每日 1 剂，早晚服用。

（郑德松 李建 戈艳蕾）

参考文献

[1] 郑德松，赵岩，李旗，等 . 复式针刺补泻对臀大肌挛缩术后髋关节和膝关节屈伸角度的影响 . 针灸推拿医学 J. Acupunct. Tuina. Sci. 2015，13 (1): 58-62

[2] 郑德松，李旗，田福玲，等 . 黄芪穴位注射配合药物吸入治疗支气管哮喘急性期临床观观察 . 辽宁中医药大学学报 .2014.11

[3] 郑德松，李旗，田福玲，等 . 消毒愈肌膏对大鼠糖尿病足溃疡组织 BMP-9、TGF-β1 表达的影响 . 北京环球中医药 .2013.7

[4] 郑德松，赵岩 . 针刺治疗中风后呃逆临床观察 . 上海针灸杂志 .2016 .4

[5] 戈艳蕾，李建，王红阳，等 . 维生素 D 治疗慢性阻塞性肺疾病急性加重期合并低钙血症患者疗效观察 . 中国老年学杂志 .2014(08)

[6] 戈艳蕾，刘香玉，李建，等 . 丹红注射液及肝素雾化吸入治疗间质性肺炎疗效 . 时珍国医国药 .2013，24(07)

[7] 戈艳蕾，刘聪辉，曹书华，等 . 老年中重度慢性阻塞性肺病伴阻塞性睡眠呼吸暂停低参通气综合征患者认知障碍与相关因子水平 [J]. 中国老年学杂志 .2014，34(19)

[8] 戈艳蕾，刘聪辉，崔紫阳，等 . 慢性阻塞性肺疾病合并阻塞性睡眠呼吸暂停综合征患者血清 Caspase-3 和 Caspase-9 水平与认知功能障碍的相关性研究 [J]. 中国现代医学杂志 .2016，26(11)

[9] 戈艳蕾，李建，王红阳，等 . 丹红联合乙酰半胱氨酸治疗特发性间质性肺炎疗效观察 . 临床肺科杂志 .2014. 17(12):2172-2173.